RECHERCHES

SUR

LE COEUR ET LE FOIE

CONSIDÉRÉS AUX POINTS DE VUE

LITTÉRAIRE, MÉDICO-HISTORIQUE, SYMBOLIQUE, ETC.

PAR

LE DOCTEUR Félix ANDRY,

ancien chef de clinique de la Faculté de médecine de Paris,
membre de la Société de médecine du département de la Seine, etc.

PARIS

GERMER BAILLIÈRE, LIBRAIRE-ÉDITEUR

RUE DE L'ÉCOLE-DE-MÉDECINE, 17.

—

1858

RECHERCHES

sur

LE COEUR ET LE FOIE.

Paris. — Imprimé par E. Thunot et Cⁱᵉ, rue Racine, 26.

RECHERCHES

sur

LE COEUR ET LE FOIE

CONSIDÉRÉS AUX POINTS DE VUE

LITTÉRAIRE, MÉDICO-HISTORIQUE, SYMBOLIQUE, ETC.

PAR

LE DOCTEUR Félix ANDRY,

ancien chef de clinique de la Faculté de médecine de Paris,
membre de la Société de médecine du département de la Seine, etc.

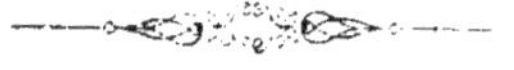

PARIS

GERMER BAILLIÈRE, LIBRAIRE-ÉDITEUR,
RUE DE L'ÉCOLE-DE-MÉDECINE, 17.

1858

AVANT-PROPOS.

Le travail que je soumets aujourd'hui à l'appréciation du public porte spécialement sur le cœur, et accessoirement sur le foie. Dans des publications antécédentes (1), j'ai étudié le cœur au point de vue médical proprement dit ; dans celle-ci, je l'étudie sous des points de vue dont plusieurs sont différents en apparence, et je dirai même presque insolites, et cependant ont bien droit aussi à l'attention des médecins. Quel est d'ailleurs, à vrai dire, l'objet des méditations ou des recherches de l'esprit humain, qui ne touche par quelque point au vaste domaine de l'art médical ? Quel est, dans la science de l'humanité, le détail que le médecin ne soit autorisé à approfondir et à s'approprier, le médecin,

---

(1) *Manuel de diagnostic des maladies du cœur, précédé de recherches cliniques pour servir à l'étude de ces affections. — Manuel pratique de Percussion et d'Auscultation;* et divers articles dans nos journaux de médecine.

a

qui peut si légitimement et à tant de titres se dire *ministre et interprète de la nature* (1), le médecin qui, mieux que le personnage de Térence, doit avoir pour devise :

Homo sum : humani nihil a me alienum puto (2)?

Pour mon compte, j'ai appliqué depuis plusieurs années aux principaux organes de notre économie le mode d'investigations dont le présent volume est comme le spécimen, et cette sorte d'étude rétrospective et comparée m'a plus d'une fois paru féconde en résultats utiles, autant qu'inattendus. Puisse la sympathie de mes lecteurs encourager cet essai !

Diverses connexions entre le cœur et le foie, dignes à mon avis d'être mises en lumière, m'ont décidé à rapprocher ces deux organes, et à les envisager ainsi en quelque sorte d'un coup d'œil simultané. Ce rapprochement pourra étonner de prime abord quelques-uns de ceux qui me liront; ils verront là comme une fantaisie littéraire, comme le caprice d'un auteur en quête de l'imprévu. Qu'ils ne prononcent à cet égard qu'après m'avoir entendu. J'espère que certaines au moins des particularités communes aux deux histoires ne tarderont point à dissiper leur impression première, et me

---

(1) Baglivi, *De praxi medicá*, lib. 1, cap. 1.
(2) *Heautontimorumenos*, act. I, sc. I.

justifieront suffisamment à leurs yeux. Voici maintenant en peu de mots le plan, ou, si l'on veut, le canevas, de cet ouvrage.

Dans mon premier chapitre, j'énumère les attributions diverses que la langue française affecte au mot *cœur*. Je constate que, sous ce rapport, elle n'est que la continuation et comme l'écho des langues latine et grecque; qu'elle répète à son tour les idées métaphysiques accréditées relativement aux fonctions intellectuelles ou morales du cœur par les philosophes de l'antiquité, idées que transmirent jusqu'à nous les écrivains du moyen âge, et dont l'origine première avait été l'Orient, et peut-être plus particulièrement l'Égypte.

A cette occasion, je passe en revue, après les Égyptiens, les différents peuples dont le langage nous est connu, depuis les Hébreux jusqu'aux Chinois, depuis les insulaires de l'Océanie jusqu'aux Finnois et aux Scandinaves. Je montre que chez tous ces peuples, les attributions morales du cœur, quelquefois varient, changeant d'un peuple à un autre peuple; quelquefois même manquent entièrement, usurpées alors par le foie.

Je cherche ensuite s'il n'y a pas, à certaines au moins de ces particularités, des raisons idiosyncrasiques de telle nature, que ces singularités elles-mêmes puissent devenir d'utiles indications au point de vue ethnographique.

Je termine enfin ce chapitre par quelques exemples encore d'intervention du cœur dans le langage, due aux qualités sensibles de ce viscère, plutôt qu'à ses fonctions intellectuelles ou morales.

De ces fonctions abstraites et idéales, je passe dans mon second chapitre aux fonctions physiologiques proprement dites; des philosophes, je passe aux médecins.

Cette nouvelle revue historique déroule sous nos yeux bien des erreurs, dont le reflet nous a été offert par les vices de langage, ou de théories métaphysiques, objets de notre premier chapitre. Et cependant, du sein de cette nuit profonde et si longtemps prolongée, quelques lueurs se dégagent par intervalles, et nous prenons soin de les signaler, pâles avant-coureurs du jour lointain où la circulation enfin bien comprise dépouillera le cœur de son rôle imaginaire, pour ne lui laisser en propre que son rôle vrai de pompe aspirante et foulante.

La discussion des derniers débris de son ancien prestige, que certains physiologistes semblent vouloir encore retenir pour le cœur; quelques données embryologiques sur cet organe, et de nouveaux rapprochements entre le cœur et le foie à ce point de vue; enfin des indications ethnographiques, notées plutôt, il est vrai, comme des espérances que comme des faits acquis, forment la conclusion et le résumé de ce second chapitre.

Les anciens se faisaient-ils une idée plus exacte

du cœur à l'état morbide, que du cœur à l'état normal? Cette question devait tout naturellement faire l'objet de mon troisième chapitre; et j'y établis, dès les premières pages, en donnant ce qui me paraît être la raison de ce fait, que les progrès de la science allaient être ici nécessairement plus lents encore que dans le domaine physiologique. Je prouve cette sorte de stagnation scientifique par un certain nombre de citations, qui me paraissent remonter toutes comme à leur point de départ à cette assertion d'Hippocrate : *nullus morbus in corde oritur.*

Mais, à défaut d'histoire authentique, il y a ce que nous pourrions appeler l'histoire légendaire du cœur malade; et cette histoire, si étrangère qu'elle puisse être à l'anatomie pathologique du cœur sainement entendue, n'est pas sans intérêt. Les Égyptiens nous en fournissent les premiers éléments. Je les trouve dans ce que ceux-ci appelaient la *phthiriase* du cœur, dont les prétendus vers de ce même organe furent plus tard les analogues. J'énumère aussi ces calculs, ces os, ces poils du cœur, singulier témoignage aux yeux des anciens du courage ou de l'habileté de celui qui en était porteur, et je m'efforce de ramener toutes ces soi-disant merveilles à leurs véritables manières d'être.

Le volume du cœur fixe ensuite notre attention, et je note, chose singulière, que, pour les anciens, un cœur volumineux était plutôt l'attribut de la lâcheté que du courage. Des écrivains ultérieurs, la plupart se sont faits les échos de cette opinion ; quelques-uns ont soutenu l'opinion contraire ; tous, généralement, ont pris le cœur du lion comme type de ce que doit être le cœur de l'individu courageux, ce qui m'amène à discuter deux choses en passant : 1° le volume du cœur du lion ; 2° le courage de cet animal.

Pour Aristote, et par conséquent pour bien d'autres ensuite, le courage, non-seulement siégeait au cœur, mais encore avait sa cause dans la chaleur de ce viscère. Cette chaleur joue un bien autre rôle dans la pathologie des anciens; car la fièvre n'était pour eux, en général, que l'exagération de cette chaleur. Quelle est d'ailleurs, dans la fièvre, la part qui revient au cœur, au point de vue, soit de sa chaleur, soit de certaines autres conditions qui lui ont été attribuées, ou qu'on lui attribue même encore? C'est ce que j'examine ensuite, en parcourant rapidement les principales théories de l'état fébrile, depuis Hippocrate jusqu'à MM. Broussais et Bouillaud.

Après cet historique, viennent d'autres désordres plus ou moins imaginaires : ainsi le froid du cœur, par opposition à son excès de température ; ainsi le retrait des esprits animaux qu'il doit retenir; ainsi le renversement, la duplicité, de cet organe; ses vices de situation, sa tendance à absorber les principes toxiques, malfaisants, qui peuvent agir sur notre économie ; et tous ces désordres sont

pour nous une occasion nouvelle de rapprochements entre le cœur et le foie.

Après le cœur malade, s'offre à nous, dans un
quatrième chapitre, ce que je pourrais appeler le
cœur médicament ; puis même, le cœur instrument
de sorcellerie ; le cœur instrument de vengeance
ou de châtiment ; le cœur, enfin, moyen de divination et d'autres pratiques religieuses.

Le cœur de différents animaux, et celui du cerf
particulièrement, a longtemps figuré dans nos recueils pharmaceutiques. J'énumère les principales
parmi les prétendues indications de ce singulier
médicament, et de cette recherche je passe bientôt,
assez naturellement, à un autre emploi du cœur,
à ses usages divers dans la magie et la sorcellerie.
A cet égard, les peuples les plus variés, les plus
sauvages, et avouons-le, même les plus civilisés,
nous apportent leur contingent de formules ou
de pratiques superstitieuses, pratiques le plus
souvent inspirées par des idées de haine ou de
vengeance.

Mais quelquefois c'est contre le cœur lui-même
d'un ennemi que ce dernier sentiment va porter
ses coups, ou exercer les raffinements de sa cruauté.
J'en donne plusieurs exemples que je rencontre, soit
dans nos historiens, soit dans nos romanciers du
moyen âge, soit même dans nos légendaires religieux. Nous y voyons le cœur humain servi comme
aliment, à l'insu de celui qui le mange, le cœur,
celui-même des animaux, objet d'horreur pour les

anciens, au point de vue alimentaire. Nous voyons le cœur arraché sur le vivant, et cela parfois en manière de châtiment juridique, et d'autres fois après la mort, comme moyen de conjurer les réapparitions posthumes.

Le cœur ne pouvait rester étranger aux cérémonies religieuses des anciens. Je passe en revue, sous ce rapport, les Hébreux, les Hindous, les Grecs, les Latins, et même certaines peuplades d'Amérique ou d'Afrique, en étudiant chez tous ces peuples, soit leurs sacrifices, soit leurs pratiques divinatoires.

Après ces cruautés, ou ces traits de barbarie superstitieuse, un sujet tout autre repose nos esprits; après les supplices et l'immolation, viennent en quelque sorte les honneurs funéraires : je veux parler de l'inhumation isolée du cœur humain. C'est l'objet de mon cinquième chapitre.

Depuis quand le cœur de l'homme a-t-il le privilége d'un culte funéraire spécial? Cet usage, aujourd'hui si répandu, existait-il dans l'antiquité proprement dite ? A quelle époque remonte, suivant nous, le premier fait d'inhumation du cœur ? Quels sont les principaux noms qui figurent sur cette liste nécrologique; et que devons-nous penser du prétendu cœur de saint Louis, trouvé à la Sainte-Chapelle en 1843 ? Pour élucider ces questions, j'interroge nos plus anciennes annales, et je fouille avec soin, non-seulement les caveaux de nos cathédrales, mais les monographies de nos abbayes les plus célèbres, et les monuments de nos musées.

Dans cette étude historique, j'ai dû me restreindre à la France. Je termine cependant par un emprunt à l'histoire d'Écosse, qui confine, comme on pourra le voir, par un point de contact assez intime, à mon chapitre suivant.

Après la mort et l'inhumation, l'apothéose ; à côté, ou mieux à la place de ce qui est, l'ombre, l'image, le symbole ; après l'étude du cœur et de ses diverses manières d'être, l'étude du symbolisme du cœur. Et, en effet, quel emblème fréquemment figuré! quelle forme idéale et allégorique prodiguée partout, on peut le dire! et comme la plastique s'est faite à cet égard l'interprète trop fidèle de ces fantaisies du langage, sujet de notre premier chapitre!

En a-t-il été toujours ainsi? Cette représentation du cœur, en tant que symbole, était-elle familière aux anciens? Est-ce un cœur que nous présente certain amulette étrusque cité quelquefois à ce propos? Est-ce bien un cœur que figurait la bulle transmise aux Romains par les Étrusques? La numismatique retrouve-t-elle à bon droit cette même figure sur les médailles où elle nous la donne comme incontestable? La science archéologique nous la signale-t-elle avec raison sur les monuments funéraires, et en particulier sur les sarcophages de nos premiers chrétiens, et ailleurs?

Je discute tous ces points, et j'arrive à déterminer, je crois, positivement, l'époque où s'institua l'usage de figurer le cœur, et l'inspiration première de cette institution, ce qui me conduit à signaler en passant les cœurs votifs métalliques, et à chercher quel est le plus ancien exemple de cette représentation du cœur, aujourd'hui si commune.

Même recherche, à propos du blason ; et, à cette occasion, excursion dans la Frise et dans le Danemark, dont nous analysons avec soin les armoiries, sans oublier même les insignes des Goths, ancêtres des Danois, et qui, eux aussi, nous disent quelques historiens, avaient des cœurs sur leurs étendards.

A cette dissertation succède l'énumération des principales armoiries dans lesquelles figure le cœur ; le cœur, précédé dans le blason, comme ailleurs, par une figure soi-disant analogue et qui devait lui imposer la forme sous laquelle les artistes ont pris l'habitude de le travestir ; le cœur, devenu pour nous, par la date précise de son adoption, une sorte de point de repère, dans la chronologie héraldique.

Même étude ensuite pour le cœur des cartes à jouer. Depuis quand figure-t-il parmi ces emblèmes ; et le cœur de nos cartes actuelles était-il bien un cœur à l'origine ?

Nous voici au xv°, et bientôt au xvi° siècle, et à l'apogée du symbolisme en général, et du symbolisme du cœur en particulier. Les croisades ont importé d'Orient en Europe l'amour de l'allégorie; en même temps, l'interprétation un peu forcée de nos livres saints a fait naître elle-même d'une façon toute spéciale l'abus du cœur allégorique. Cet abus, nous en trouvons alors des exemples dans les littératures profane et religieuse, dans les œuvres de la statuaire, dans les productions les plus variées de l'imagination des artistes.

Mais que dis-je, et n'allons-nous pas voir, au xviiᵉ siècle, s'infiltrer cet abus jusque dans le domaine lui-même des pratiques religieuses! N'allons-nous pas le voir, grâce aux hallucinations de deux pieuses filles, hallucinations évidemment déterminées par l'allégorie dominante, créer dans l'Église une fête de plus, la fête des Sacrés-Cœurs de Jésus et de Marie?

Ceci m'amène, après avoir jeté un coup d'œil sur la plastique religieuse du cœur, à résumer l'histoire de la fête du Sacré-Cœur, et des luttes assez vives que son institution fit éclater entre les partisans de ce nouveau culte, ou *Cordicoles*, et les anti-novateurs, peinés, en raison même de son point de départ, de voir se grossir de cette nouvelle création l'antique héritage de nos cérémonies traditionnelles.

Ici aurait pu, ou peut-être aurait dû, se terminer notre étude du cœur. Et cependant, pour la parachever en quelque sorte, je consacre un dernier chapitre à l'examen comparatif des mots qui désignent le cœur dans les principaux idiomes qui ont dénommé cet organe. Je parcours à cet

effet les langues asiatiques, européennes, africaines, océaniennes et américaines, et du rapprochement de tous ces mots je déduis ensuite
quelques considérations relatives aux affinités des
langues qui nous les ont fournis, et par conséquent à la parenté primitive des peuples qui les
parlent.

Je sais que, pour un pareil objet, les analogies
de constructions grammaticales sont d'une bien
autre valeur que les analogies de mots; mais il
me semble, tout en restreignant à ce qu'elle est
réellement la portée du travail auquel nous nous
livrons, qu'il n'est pas cependant sans nous avoir
fait rencontrer quelques aperçus au moins curieux.

Ainsi la recherche du mot *cœur* dans les langues
indo-germaniques met pour nous en relief d'une
façon toute particulière l'étymologie vraie de ce
mot, sur lequel, à ce point de vue, tant d'extravagances ont été débitées, dont j'énumère les principales.

Un peu plus loin, à l'occasion de l'hindoustani,
du copte et de quelques autres idiomes, nous
nous adressons, et nous tranchons, par une hypothèse, il est vrai, dont le lecteur appréciera le
degré de vraisemblance, la question de savoir quel
est le plus ancien des mots qui désignent le cœur.

Quelques autres considérations nous frappent
également dans cette étude des noms du cœur, ainsi
de les voir, et dans les langues modernes, et dans
les langues les plus anciennes, refléter, soit par eux-

mêmes, soit par leurs homonymes, ou leurs analogues, les idées rapportées au cœur par les inspirations instinctives, physiologiques, ou philosophiques, des différents peuples, et par exemple les idées d'amour, de courage, de chaleur, de rougeur, etc.

Après cette étude du cœur, j'arrive à celle du foie.

A part les Égyptiens, chez tous les peuples d'Orient, généralement, dès la plus haute antiquité, on attribua au foie, soit isolément, soit concurremment avec le cœur, ce rôle moral que nous venons de voir affecté au cœur d'une façon spéciale et comme exclusive par les peuples ultérieurs. Ainsi le courage et l'amour étaient localisés dans le foie par les Hébreux, qui de plus avaient cru trouver dans la bile un médicament, et même une sorte de stupéfiant, ou d'anesthésique. Ainsi les Arméniens localisaient l'amour dans le foie, et les Persans y plaçaient le courage, comme ils y placent aujourd'hui encore nos facultés intellectuelles et morales. Chez les Hindous et les Chinois, même corrélation, bien vraisemblablement du moins pour les premiers, entre l'intelligence, ou le courage, et la glande hépatique. Chez quelques peuples d'Océanie, la bravoure est en rapport avec le volume du foie, et cet organe joue, à leurs yeux, divers autres rôles que j'énumère successivement.

Chez les Grecs aussi, le foie, avant le cœur, fut le siége du courage, de l'amour, de l'ensemble lui-même de nos facultés vitales ou intellectuelles, et son importance ne fut pas moindre au point de vue pathologique ; doctrines qui toutes se continuèrent chez les Latins.

Contrairement au cœur, le foie des animaux, chez les anciens, occupa dans l'art culinaire une place dont la gastronomie moderne est loin de l'avoir dépossédé. Comme le cœur, le foie des animaux fut un moyen de médication, un moyen de magie, un moyen de divination augurale. Comme le cœur, le foie donna son nom à divers objets, dont plusieurs, ainsi la pierre précieuse nommée hépatite, l'ont conservé jusqu'à nous.

C'est au reste un fait intéressant à signaler, que la longue propagation d'âge en âge, et je dirai presque la longévité sous ce rapport, de certains souvenirs, ou systèmes, traditionnels. Le foie nous présente, au sein des théories qu'il a fait naître, plus d'un exemple de ce fait, que j'ai pris soin de noter, et qui m'ont été fournis par les prétendues fonctions de cet organe, soit morales, soit physiologiques.

A la suite de ce bagage héréditaire, je rassemble en peu de mots ce qu'ont plus laborieusement et plus dûment acquis les recherches contemporaines ; et ceci me donne l'occasion de mettre en lumière : 1° de nouvelles corrélations entre le foie et le cœur ; 2° des affinités parfois assez intimes entre ces découvertes modernes, et les premiers aperçus de la physiologie ancienne. Puis, à propos de quelques idées ingénieuses de M. le professeur Serres, j'envisage le foie lui-même, comme j'ai envisagé le cœur, au point de vue ethnographique.

Je termine enfin par une étude du mot *foie* sous le rapport philologique et comparé, qui nous révèle, si je ne m'abuse, la véritable étymologie de ce mot, jusqu'ici mal comprise.

Cette étude philologique du foie, comme celle du cœur, nous fait encore entrevoir cette parenté des langues les plus diverses, et cette convergence plus ou moins appréciable de toutes les langues généralement vers une langue unique et primitive. Elle nous offre aussi, par l'étymologie du mot *foie*, comme par quelques-uns des mots qui dans d'autres langues sont homonymes ou analogues à celui-ci, une nouvelle empreinte des théories d'autrefois sur les attributions physiologiques ou morales de cet organe. Je m'arrête en passant sur ces considérations, sans m'exagérer cependant leur degré d'importance ; et je finis ce long travail par un résumé rétrospectif et comparé des principaux traits communs que cette double histoire du cœur et du foie nous a mis à même de recueillir.

PREMIÈRE PARTIE.

LE CŒUR.

—

CHAPITRE PREMIER.

DES DIVERSES ATTRIBUTIONS DU CŒUR DANS LE LANGAGE, OU DANS LES IDÉES PHILOSOPHIQUES, DES DIFFÉRENTS PEUPLES.

Pour peu que nous aimions à nous demander compte de la valeur des termes les plus usuels de la langue que nous parlons, il est impossible que nous ne soyons pas frappés du nombre et de la diversité des acceptions affectées au mot *cœur*, en même temps que surpris de ce qu'il y a de bizarre, et souvent même d'antiphysiologique, dans les rôles si variés prêtés ainsi à l'appareil central de la circulation. En sa faveur, pour commencer par le plus fréquent peut-être de ces vices de langage, nous avons dépossédé l'estomac. Quand nous disons : *j'ai mal au cœur, ceci me soulève le cœur*, il est aisé de comprendre que nous déplaçons le siége des impressions que nous exprimons, pour les attribuer à un organe qui leur est complétement étranger. Est-il plus vrai de dire de telle odeur qui ranime ou excite l'ensemble des forces vitales, qu'elle *réveille*, qu'elle *stimule le cœur?* Et que d'emprunts n'avons-nous pas faits au principe immatériel qui, chez nous, sent et pense, pour en revêtir le cœur, pour personnifier en lui la partie intelligente et morale de notre être ! Nous lui donnons le courage :

> Rodrigue, as-tu du cœur?   (CORNEILLE.)

la mémoire : *Je sais par cœur, ce souvenir est gravé dans mon cœur ;* l'amour :

Mon cœur, pour vous chercher, volait loin devant moi ; (RACINE.)

tous les sentiments affectueux en général : *L'esprit*, a dit la Rochefoucauld, *ne saurait jouer longtemps le personnage du cœur. Les grandes pensées viennent du cœur*, a dit Vauvenargues ; et la distinction que ces deux dernières citations nous expriment se reflète encore dans cette expression : d'*esprit et de cœur.*

Dans le cœur nous localisons notre âme tout entière :

Le jour n'est pas plus pur que le fond de mon cœur, (RACINE.)

et nos pensées les plus intimes : L'homme sincère a *le cœur sur les lèvres*, ou *sur la main*, etc.; nous lui prêtons même nos manières d'être les plus opposées: sommes-nous gais, nous rions *de tout notre cœur ;* sommes-nous tristes, nous avons *le cœur gros ;* un spectacle attendrissant nous *saigne le cœur*, la vue d'une noble action nous *dilate*, nous *épanouit le cœur.*

Est-ce donc que pour nous le cœur soit toujours la même chose que l'âme ? non pourtant ; car, en disant de deux amis qu'ils ne font *qu'un cœur et qu'une âme,* nous laissons à penser qu'une certaine nuance les différencie l'un et l'autre. Et, en effet, le cœur est bien souvent le représentant de l'âme, mais cependant il symbolise spécialement ce qu'elle a de qualités aimantes ; que dis-je, ne va-t-il pas jusqu'à symboliser en dehors de l'âme elle-même tout ce qui est aimable, et parfois jusqu'à la beauté? *Mon cœur* n'est-il pas dans la bouche de celui qui aime une de ses expressions les plus tendres, et le vocabulaire de la galanterie ne nous enseigne-t-il pas qu'on est *joli comme un cœur?* J'ajoute, et ce sera le dernier exemple de ces paradoxes anatomiques, que le cœur est encore synonyme du milieu d'un tout quelconque, témoin *le cœur de Paris, le cœur de l'été,* etc.

Les acceptions si nombreuses que je viens d'énumérer se rattachent apparemment, soit à la manière dont on a compris les fonctions physiques ou morales du cœur, soit à l'idée que l'on s'est faite de sa forme, ou de sa situation. Cherchons, en commençant par le premier de ces deux points de vue, qui est sans contredit le plus intéressant, si les idiomes antérieurs au nôtre, ou si les principaux parmi les idiomes contemporains ont attribué au mot cœur des significations semblables à celles que nous-mêmes lui attribuons.

Et d'abord, toutes les locutions ci-dessus sont communes aux langues dites néo-latines. Elles existent dans le portugais ; dans l'espagnol ; dans le catalan, que Raynouard distingue de l'espagnol ; dans l'italien, qui va jusqu'à dire comme termes de tendresse *occhi del cuore,* ou *cuore degli occhi,* et dans notre langue romane proprement dite. Nous les retrouvons à chaque page dans les œuvres de nos troubadours ; nous les retrouvons dans la basse latinité ; nous les retrouvons enfin dans la langue latine, point de départ de tous ces idoimes. Montrons même par quelques citations que les Latins poussèrent plus loin que nous cet abus du cœur dans le langage.

Indépendamment de la confusion du cœur et de l'estomac ; de la localisation dans le cœur du courage, de l'amour, etc.; indépendamment de tant d'autres analogies que nous indiquent sous ce rapport leurs expressions *concordes, vecordes, egregiè cordati, habere cordi* (avoir à cœur), *corroborare* (fortifier), *corculus* (homme sage, homme habile), etc., nous voyons, en latin, le cœur personnifier en quelque sorte l'homme tout entier : *Cor jubet hoc Enni*, dit Perse (6,2) pour *Ennius hoc jubet;* et parce que Ennius parlait trois langues : grec, osque et latin, ce poëte disait de lui-même qu'il avait trois cœurs (1). Un des personnages de Plaute met en question le courage de son interlocuteur : Je vais savoir, lui dit-il, si tu as du vinaigre au cœur : *Nunc experiar sit-ne aceto tibi cor acre in pectore.*

En voilà assez, je pense, pour prouver qu'à propos du cœur nous sommes loin de nous être approprié toutes les hardiesses de la langue latine.

Comme nous reflétons la langue latine, celle-ci, dans un bon nombre de ses locutions, reflète la langue grecque. En grec, καρδία, le cœur, ce *cardia* dont nous avons fait en anatomie un des orifices de l'estomac, est souvent pris pour l'estomac lui-même. Les anciens, nous dit Suidas, appliquaient à l'estomac le nom du cœur. De là, ajoute-t-il, le mot καρδιωγμός, *id est cordis morsus, vel stomachi dolor.* Le mot καρδιώττειν, nous dit-il encore, signifie

---

(1) A. Gelle, l. 17, ch. 17.

chez les Siciliens souffrir la boulimie, et εὐκάρδια, c’est-à-dire *cor corroborantia* (les cordiaux), s’applique aux *stomachum corroborantia*, aux stomachiques. Il suffit d’ailleurs de jeter les yeux dans un dictionnaire grec sur les composés divers de καρδία, pour y retrouver presque tous les composés latins dont *cor* est le radical. Il n’y a pas jusqu’à cette singulière expression latine de *vinaigre au cœur*, qui ne retrouve son analogue dans l’ὀξυκάρδιος d’Aristophane. Le même poëte nous offre encore une autre expression non moins étrange, et qui, ainsi que la précédente, désigne un homme colère, c’est μελανοκάρδιος, *homme au cœur noir*.

Chose curieuse, la même image existe chez les Arabes, qui disent *avoir le cœur blanc* pour *avoir le cœur pur*, et chez un autre peuple bien plus éloigné des Grecs, chez les Cafres: « Ton cœur est noir pour moi, disent ceux-ci; vous avez noirci mon cœur; laissez votre cœur redevenir blanc à mon égard (1). » Il est vrai que, chez les Cafres, ces expressions ont trait plus spécialement aux sentiments affectueux.

Chez les poëtes grecs, au contraire, tous nos sentiments, toutes nos passions, sont attribués au cœur. Ainsi l’amour et le courage, que plusieurs d’entre eux, parmi les plus anciens, à l’exemple de certains écrivains d’Orient, rapportèrent souvent au foie, furent plus généralement, et même, on peut le dire, devinrent exclusivement, l’apanage du cœur. « Un feu bien doux s’était allumé dans le cœur de la vierge Héro, » nous dit Musée (2). Achille accusant Aga-

______

(1) *Voy*. Delegorgue, *Voyage en Afrique Australe, passim*, et en particulier tome 2, p. 472 et 474.

(2) *Héro et Léandre*, v. 167.

memnon de lâcheté, lui reproche d'avoir «les yeux
d'un dogue et le cœur d'une biche» (1). Ulysse, indi-
gné à la vue des désordres nocturnes de son palais,
s'adresse à son propre cœur et lui dit en se frappant
la poitrine : «Allons, mon cœur, supporte encore cet
affront» (2); et son cœur révolté rugissait alors au
dedans de lui,

κραδίη. δὲ οἳ ἔνδον ὑλάκτει (3).

Image énergique, et que les Latins adoptèrent,
tout en mitigeant un peu son expression, puisque
nous lisons dans Ennius : *animusque in pectore latrat.*
Les Grecs avaient placé dans le cœur nos plus
hautes facultés intellectuelles, témoin le κραδίης νόερον
κύτος d'Orphée, *la profondeur*, ou *la capacité intelligente,
de notre cœur* (4). Chez eux, comme chez les Latins,
et je pourrais dire comme dans les langues ultérieures
et dans la nôtre en particulier, nous trouvons les
expressions de *cœur de pierre,* λιθοκάρδιος, *cœur d'airain,* χαλκεοκάρδιος, etc. Ne voyons-nous pas aussi le
point de départ de notre expression de *cœur ouvert,*
expression qui se retrouve jusque dans certaines
langues américaines, dans la fable suivante que nous
raconte Lucien : Minerve, Neptune et Vulcain voulurent un jour lutter d'industrie : Neptune fit un
taureau, Minerve inventa l'art de construire les maisons et Vulcain donna naissance à l'homme. Momus,
juge de ce débat, adressa aux deux premiers con-

---

(1) *Iliade,* 1, v. 225.
(2) *Odyss.* 20, v. 18.
(3) *Ibid.* v. 13.
(4) *De Deo,* v. 6.

currents des critiques que je passe sous silence;
quant au troisième, il le blâma de n'avoir pas pra-
tiqué sur la poitrine de l'homme une petite fenêtre,
pour qu'en l'ouvrant chacun pût voir quels étaient
ses désirs et ses pensées, s'il mentait, ou disait la
vérité (1).

Ainsi, bien souvent, et en particulier pour ces locutions étranges que je citais en commençant, nous
traduisons nos devanciers comme ceux-ci traduisirent
les leurs. Exemple, pour les Grecs eux-mêmes, le
mot εὐκάρδιος traduction évidente du mot sanscrit
SUHÆRD, *affectueux*, de SU, *bien* et HÆRD, *cœur*.

Toutes les locutions que nous venons de citer eurent manifestement leur origine dans les idées métaphysiques que, relativement au cœur, les philosophes
ou les médecins avaient accréditées. Et, en effet, bon
nombre de philosophes ou de médecins, parmi les
Grecs d'abord, puis chez les Latins, et plus tard dans
notre moyen âge, qui ne fut à vrai dire que le reflet
de l'antiquité, placèrent dans le cœur l'âme et ses
facultés, ou ses penchants les plus divers. Ainsi
nous lisons dans Athénée que Anacréon conseille de
parfumer chez sa maîtresse le sein sous lequel est
situé le cœur, pour que ce parfum y porte le calme
par ses émanations; et Athénée ajoute à ce propos :
On pratiquait cet usage, non-seulement parce que les
agréables émissions du parfum se portent naturellement de la poitrine à l'odorat, mais parce qu'on pen-

---

(1) *Voy*. Lucien, *Hermotime*, ou *Le choix des sectes*.

La statuaire moderne s'est plus d'une fois inspirée de ce souvenir, témoins, entre autres, la statue de l'Amitié, par Pietro
Olivieri, dans notre Musée de la Renaissance, et celle de la Vérité,
par le cavalier Bernin, dont nous reparlerons plus loin.

sait que l'âme a son siége dans le cœur, selon la doctrine de Praxagoras et de Philotime, qui tous deux étaient médecins » (1).

Écoutons d'ailleurs Hippocrate. Pour lui, indépendamment d'un feu caché, cause des mouvements du cœur, il existe dans le ventricule gauche de cet organe un principe intelligent qui, de là, régit le reste de l'âme : « *Mens enim humana in sinistro ventriculo a natura insita est et reliquæ animæ imperat.* » Ce principe, ajoute Hippocrate, ne se nourrit, ni des aliments, ni des boissons qui vont à l'estomac, mais d'une substance pure et semblable à la lumière, qui se sépare du sang (*Liber de corde*).

Je me demande même à ce propos, si ce ne seraient pas ce feu et cette âme que plus tard le stoïcisme devait confondre, en enseignant qu'un esprit matériel, bien que subtil et intelligent, un feu, âme du monde, qui le gouverne encore après l'avoir tiré du chaos, développe aussi le corps humain lui-même et préside à ses fonctions. Suivant Zénon, créateur, comme on le sait, de cette philosophie, c'est dans le cœur que réside la partie principale de notre âme, celle où se forment les images que l'âme conçoit, où naissent les penchants, les désirs, et tout ce qu'on exprime par la parole (2).

Bien avant Zénon, Platon avait donné à entendre que, pour lui, *cœur* et *âme*, καρδία et ψυχή, étaient apparemment synonymes : « ayant le cœur, ou l'âme, ou comme vous voudrez l'appeler, » dit-il dans un passage du Banquet, « frappé et touché des discours

---

(1) *Deipnosoph.,* l. 15, ch. 10.
(2) *Voy.* Diogène Laerce, *Vie de Zénon.*

de la philosophie. » Et cependant Platon, s'expli-
quant ailleurs avec plus de détails à cet égard, admet
deux âmes, l'une immortelle qu'il place dans le cerveau et la moelle, l'autre mortelle, dont la partie la
meilleure, la partie virile et courageuse, habite la
poitrine et spécialement la région du cœur, tandis
que sa partie imparfaite, sensuelle, réside sous le
diaphragme (1). Ailleurs il lui attribue la mémoire,
et fait à ce propos un de ces rapprochements qu'il
recherche trop souvent peut-être entre κῆρ, *cœur*, et
κηρός, *cire* (2).

Aristote, qui fut presque le contemporain de Platon, se fit à peu près l'écho de ces idées. Dans le
cœur, nous dit-il, naissent et meurent la joie, la tristesse, et en un mot tous les sentiments (3). C'est le cœur
qui, pour Aristote, est le *sensorium* commun (4). A
ses yeux, la densité des parois du cœur et surtout
l'ampleur de ses cavités sont en rapport avec le degré
de l'intelligence ou du courage (5).

Galien entrevit bien que les fonctions essentielles
du cœur ne sont pas des fonctions intellectuelles, car
il fait quelque part cette observation, que ceux qui
succombent à des blessures du cœur conservent jusqu'à la fin l'usage de leurs facultés, et ceci, ajoute-
t-il, renverse le système de ceux qui placent dans le
cœur le siége de l'intelligence. Cependant, par une de
ces contradictions qui ne sont pas très-rares chez les

----

(1) *Timée*. Nous reviendrons sur ces idées de Platon, en étudiant le cœur au point de vue physiologique.

(2) *Théétète.*

(3) *De part. animal.*, l. 3, ch. 4.

(4) *De respir.*, ch. 3.

(5) *De part. animal.*, l. 3, ch. 4.

anciens philosophes, Galien admet ailleurs les attributions du cœur que je viens de citer, et il leur ajoute même la colère (1), comme ces stoïciens dont parle Sénèque, qui prétendaient que la colère s'excitait dans la poitrine par l'ébullition du sang autour du cœur (2).

Avant Galien, les Latins en général n'avaient fait que reproduire les opinions de leurs devanciers. Cicéron, en le rappelant, dit textuellement : *aliis cor ipsum animus videtur* (3), et Pline assure que les ventricules du cœur sont le siége de l'âme, *ibi mens habitat* (4).

Même répétition chez les Arabes et chez les écrivains ultérieurs. « L'organe de la colère, nous dit Némésius, évêque d'Émisse vers la fin du quatrième siècle, est le cœur, viscère musculeux, susceptible d'un mouvement énergique, ... de même que le foie, viscère mou, est l'organe des affections molles (5); » et ailleurs : « La colère est un bouillonnement du sang autour du cœur, produit par les vapeurs de la bile, ou par sa perturbation (6). »

« Toute sollicitude et toute science résident au cœur, nous dit Vincent de Beauvais. Il est voisin du poumon, afin que, quand la colère s'allume, il soit rafraîchi par l'humidité du poumon. . . . . La colère et l'audace indiquent la chaleur du cœur. . . . . la

---

(1) *De usu part.*, ch. 18.
(2) Sénèque, *de la Colère*, l. 2, ch. 19.
(3) *Tuscul.*, l. 1, § 18.
(4) *Ibid.*, l. 11, ch. 37.
(5) *Nature de l'homme*, ch. 16.
(6) *Ibid.*, ch. 21.

crainte et la tristesse indiquent le froid et la séche-
resse de ce même organe (1) ».

Pour Paracelse, l'homme n'est pas un corps, c'est
un cœur, *non corpus homo est, sed cor est homo* (2).
De même que la semence jetée en terre donne naissance à tel ou tel végétal dont les caractères indiquent
ce qu'était la semence elle-même, de même le cœur
est la semence de l'homme (3).

Cette pensée de Paracelse est bien analogue à celle-
ci d'un chroniqueur espagnol dont le nom m'é-
chappe : *la racine de l'homme est son cœur*. Ailleurs,
Paracelse nous dit plus positivement encore : *Omnis
in homine imaginatio ex corde procedit* (4).

Le siége de la joie et du chagrin est le cœur pour
Zacutus Lusitanus. Y placerons-nous aussi le sommeil,
ajoute-t-il? « Non, la cause occasionnelle du sommeil
n'est pas le retrait de la chaleur vitale vers le cœur,
ainsi que le croient les péripatéticiens, mais plutôt le
retrait de la chaleur animale vers le cerveau, ainsi
que le maître Galien l'a enseigné (5) ».

Riolan fait du cœur le siége de la colère, *irascibilis
animæ sedes*. C'est, au reste, pour lui comme pour la
plupart de ses prédécesseurs, le plus noble de nos
organes ; c'est le soleil de notre économie : *Ut solem
cor mundi, ita cor eleganter veteres hominis solem vo-
carunt* (6).

Je pourrais facilement pousser plus loin ces cita-

---

(1) Vincent de Beauvais, *Specul. natur.*, l. 28, ch. 58, sq.
(2) *Probatio super artes incertas.*
(3) *Probatio particularis in artem signatam.*
(4) *De pestilitate tractatus primus.*
(5) *Hist.*, l. 6, quest. 5.
(6) *Anthropograph.*, l. 3, ch. 12.

tions. Et cependant, nous voici arrivés à l'époque où le génie d'Harvey mit en lumière et démontra le véritable rôle du cœur dans notre économie, et l'on conçoit que, du moment où l'on ne dut plus voir dans cet organe qu'une pompe aspirante et foulante, le prestige de ses anciennes attributions et son intérêt au point de vue moral s'évanouirent nécessairement. Au reste, je remets au chapitre suivant, plus particulièrement consacré à la physiologie du cœur, le complément de cet historique. Ce que j'ai dit suffit d'ailleurs à nous montrer que ce fut de par la médecine et la philosophie que le moyen âge et l'antiquité latine et grecque localisèrent l'intelligence dans le centre circulatoire. Cette localisation était, nous l'avons vu, populaire chez les Grecs, populaire à tel point, que les Athéniens, devenus maîtres d'Aristomène le Messénien, qui tant de fois avait su leur échapper, s'empressèrent d'ouvrir son cadavre, pour examiner ce cœur où devait résider tant d'esprit, nous dit l'écrivain à qui j'emprunte ce fait (1).

La plupart de ces idées, les Grecs les avaient reçues de l'Orient, et je crois pouvoir ajouter que ce fut de l'Égypte spécialement. Nous verrons dans un autre chapitre que le vieux mot grec ἦτορ est bien évidemment d'origine égyptienne. Avec ce mot, transmis sans doute par les colons phéniciens ou égyptiens, qui passèrent en Grèce pendant le séjour des Hébreux en Égypte, les Hellènes ne durent-ils pas recevoir les idées qui s'y rattachaient? Or, c'était la croyance des Égyptiens, que le cœur est le siége de l'âme, et qu'elle

---

(1) Val. Max., l. 1. ch. 8, *Externa*, § 15.

s'y nourrit de sang. Ainsi s'expriment Jablonski (1), et avant lui Horapollo (2). Voici d'ailleurs les principales des expressions composées qui, dans l'ancienne langue égyptienne, avaient le mot cœur pour radical, et le sens que les Égyptiens leur prêtaient :

Petit cœur, ... craintif, lâche.
Cœur pesant, ou *lent de cœur,* . . . . . . patient.
Cœur haut, ou *haut de cœur,* . . . . orgueilleux.
Cœur dur, ... inclément.
Ayant deux cœurs, ... indécis.
Cœur fermé, ... obstiné.
Sans cœur, ... insensé.
Mangeant son cœur, ... repentant.
Placer son cœur, ... se confier.
Remplir le cœur, ... satisfaire.
Cœur dans l'œil, ... naïf, ingénu (3).

Ces expressions et un certain nombre de phrases hiéroglyphiques citées par Champollion dans sa grammaire égyptienne, nous prouvent, à n'en pas douter, que des sentiments bien divers et le courage lui-même étaient rapportés au cœur par les Égyptiens, comme par les Grecs, qui, je le répète, me paraissent leur avoir emprunté plusieurs de ces localisations. Il n'y a pas jusqu'à cette sombre expression de *rongeant son cœur,* que les Grecs, et les Latins après eux, n'aient reproduite elle-même. « Jusques à quand, dit Thétis à Achille, plongé dans la douleur et les larmes, ron-

---

(1) Liv. 3, ch. 1.
(2) *Hiérogl.*, l. 1. ch. 7.
(3) *Voy.* Champollion, *Syst. hiéroglyph..* p. 284 à 289.

gerez-vous votre cœur, σὴν ἔδεαι κραδίην ? » (1) et les
Latins redirent à leur tour :

Ipse suum cor edens, hominum consortia vitans (2).

Tout le monde sait que les Grecs déposaient dans
la bouche de leurs morts une pièce de monnaie destinée à payer la barque de Caron. Ce qu'on sait moins
généralement, c'est que cet usage était lui-même d'o-
rigine égyptienne, et, si je signale encore cet emprunt,
c'est qu'il va nous fournir une nouvelle occasion de
constater les significations morales que les Égyptiens
affectaient au mot cœur. Dans les caisses de momies,
bien souvent, à côté du mort, on trouve un grand
scarabée de pierre dure. Ce scarabée, qui avait été
placé sur la région précordiale du mort, devait être
présenté par lui aux gardiens des différentes portes
qu'il avait à franchir dans le monde inférieur, et sur
le plat de ce scarabée, ou quelquefois à sa place sur
un petit vase cordiforme dont nous reparlerons ailleurs (3), on lit aujourd'hui les paroles suivantes,
dont M. Lenormand a donné la traduction, et qui
constituent le chapitre 30 du *Rituel funéraire* : « Mon
cœur est celui que j'ai reçu de ma mère ; mon cœur
est celui que j'avais sur la terre pour me préserver de
la destruction, pour me rapprocher des anges royaux,
pour me mettre en présence des dieux, pour faire
mon repos en présence du Dieu grand, seigneur de
l'Amenti ! honneur à toi, qui réveilles les cœurs !.....

---

(1) *Iliad.*, 24, v. 129.
(2) Cicer. *Tuscul.*
(3) Ce petit vase est quelquefois alors surmonté d'une tête humaine, ou d'une tête de scarabée.

Que je ne sois pas comme un ennemi dans l'Amenti ; que je brille sans être renversé éternellement ! » Quelquefois, soit sur le scarabée, soit sur le petit vase cordiforme, on voit gravé le héron à aigrette, nommé par les Égyptiens *Bennou*, qui était consacré à Osiris, et dont le nom signifie l'*ouvreur, celui qui pénètre* (1).

J'ai fait observer que le courage lui-même était rapporté au cœur par les Égyptiens et par les Grecs, parce que, chez plusieurs peuples d'Orient et chez les Hébreux en particulier, le cœur était généralement (2) étranger au courage, dont le siége était plutôt le foie, ou ce que nos livres saints appellent les reins. *Les liens de leurs reins se relâchèrent*, dit Moïse, en parlant des ennemis effrayés qui fuyaient devant l'armée d'Israël. Il en était de même de l'amour que les Hébreux plaçaient dans le foie, comme nous le verrons en étudiant cet organe. Cette dernière localisation eut-elle cours aussi chez les Égyptiens ? Je ne trouve dans Champollion aucun texte qui m'autorise à l'affirmer. Cependant, ce qui me porterait à le supposer, indépendamment de la connexité possible, au moins à cet égard, entre les Égyptiens et les Hébreux, c'est que l'amour ne figure, ni parmi les rôles variés que nous avons vus affectés au cœur par la langue copte, ni dans les différents textes hiéroglyphiques dont j'ai consulté la traduction, en vue d'é-

---

(1) Ces détails sont extraits du catalogue de la Collection Anastasi, vendue en 1857, catalogue rédigé par M. François Lenormand.

(2) Je dis *généralement*, car je sais qu'il y a dans le texte biblique quelques passages où le cœur est cité, exceptionnellement, comme siége du courage. *Voy.* en particulier, 1. 2, *des Rois*, ch. 17, v. 10. Nous aurons l'occasion d'y revenir.

clairer cette question; c'est qu'enfin, chez les plus anciens poëtes de la Grèce, chez ceux qui furent le plus rapprochés de cette époque de la colonisation phénicienne que je rappelais tout à l'heure, et, par exemple, dans les poésies dites d'Anacréon, le foie est le siége de l'amour.

Tout en partageant ainsi jusqu'à un certain point son rôle intellectuel et moral avec d'autres organes, tels que le foie et plus souvent les reins, le cœur, chez les Hébreux, n'en jouissait pas moins d'une prédominance dans le langage qu'une foule d'exemples pourrait nous démontrer.

Engraissez le cœur de ce peuple, rendez ses oreilles sourdes et fermez-lui les yeux, lisons-nous dans Isaïe (1). *Le juste meurt et nul ne le met sur son cœur*, c'est-à-dire n'en conserve le souvenir, dit Jérémie (2); et ailleurs: *Je sonde les reins et les cœurs* (3). *J'enlèverai leur cœur de pierre et je leur donnerai un cœur nouveau*, dit Ézéchiel (4). *Il faut briser vos cœurs, et non déchirer vos vêtements*, s'écrie Joël (5). Rentrer en soi-même, c'est, dans le style de la Bible, *revenir à son cœur;* être le maître de ses pensées, c'est *posséder son cœur;* consoler un affligé, c'est lui *parler au cœur*, etc. Nous retrouverons plus tard le reflet et comme le retentissement éloigné de ces expressions figurées dans la légende et le symbolisme du cœur. Au reste, Jésus-Christ lui-même devait prêter à son tour la consécration de sa parole divine à ces locu-

____

(1) Chap. 6, v. 10.
(2) Chap. 12. v, 11.
(3) Ch. 17, v. 10.
(4) Ch. 11, v. 19.
(5) Ch. 2, v. 13.

tions qu'il n'entrait point dans sa mission de réfor-
mer, et il s'ensuivit ultérieurement certaines inductions pour le moins problématiques, témoin ce passage
de Saint-Jérôme : « Les philosophes se demandent où
réside l'âme. Platon prétend que c'est dans le cerveau ; mais Jésus-Christ nous apprend que c'est dans
le cœur : *Bienheureux*, dit-il, *ceux qui ont le cœur pur,
parce qu'ils verront Dieu ;* et ailleurs : *Les mauvaises
pensées partent du cœur,* etc. (1). »

Terminons ce qui concerne les Hébreux en remar-
quant qu'ils affectent aussi au cœur les fonctions de
l'estomac. Si je ne me trompe, ils n'ont même pas
d'autre mot pour désigner ce dernier organe.

Dans les autres langues orientales et anciennes en
même temps, le cœur, généralement, est plutôt le siége
ou l'organe de l'intelligence, que du sentiment ou
des passions. Chez les Arabes, il est vrai, non-seulement l'intelligence, mais de plus le courage, l'amour,
etc., résident dans le cœur ; mais à quelle époque remontent les manuscrits arabes les plus reculés ? et qui
ne sait qu'ils sont de beaucoup postérieurs à nos
livres saints ?

Ainsi, par exemple, un poëte arabe, voulant peindre son amour, parle de son cœur percé d'une flèche, malgré sa cuirasse ; mais cet Arabe est un Maure
d'Espagne, il écrit au ixe siècle, et déjà il prélude
à la galanterie, je dirai presque à l'afféterie, des âges
chevaleresques. Deux siècles avant, le Coran rapportait que l'ange Gabriel ouvrit la poitrine de Mahomet
pour enlever de son cœur une tache de sang noir ;
mais ce curieux emprunt à l'idée chrétienne de la

____

(1) *Lettres choisies de saint Jérôme,* liv. 3, lettre 4.

tache originelle a trait sans doute à l'ensemble des sentiments ou des passions, plutôt qu'à l'amour spécialement.

Même observation pourrait s'appliquer aux auteurs arméniens. Pour eux le cœur n'est pas apparemment étranger au courage, puisque, *sird* signifiant le cœur, *vadasird* (sans cœur) signifie lâche. Mais, chez eux aussi, je le tiens de notre savant professeur M. Dulaurier, ce *sird* est le plus ordinairement, comme dans la Bible, le siége de l'intelligence, le νοῦς des Grecs, et on pourra voir par une citation que je rapporterai à propos du foie, que le foie partage chez les Arméniens le rôle moral du cœur.

Chez les Persans aussi, le cœur est surtout l'organe intellectuel et moral, et c'est au foie plus qu'au cœur qu'appartient le courage.

Chez les Indous, la distinction entre ces deux viscères est encore plus tranchée. Ainsi en sanscrit, et même en indoustani, le cœur préside bien quelquefois au courage, mais c'est surtout le foie, ou même le rein; quant au cœur, il préside plus fréquemment et plus essentiellement à l'intelligence et à l'amour. L'amour et *ses flèches qui blessent nos cœurs* sont bien souvent cités dans le *Mahabharata*. Dans les Védas, le cœur partage avec le cerveau le siége de l'intelligence; le cœur est le siége de tous les sens et de toutes les facultés (1); *Djiw Atma*, l'âme universelle, et *Brahm*, le créateur, ont chez l'homme trois demeures : l'ombilic, le cœur et la tête. Dans l'ombilic, ils président à la génération et aux déjections du corps humain; dans le cœur, à la parole, à la vue, à

____

(1) *Oupnekhat*, tome 1, p. 42.

l'ouïe, à la respiration, à la vie enfin ; dans la téte, à l'intelligence (1).

Chez les Malais, le cœur, apparemment, est le siége du courage. On a pu lire dans le compte-rendu d'un procès contemporain, le procès d'Hippolyte de Bocarmé, que celui-ci avait été nourri par une femme de couleur et élevé au milieu des Malais, et que, *suivant les usages du pays*, on lui avait fait, disait-on, manger du cœur de lion (2).

D'après une remarque sur laquelle nous reviendrons plus tard, il doit y avoir ici confusion du tigre avec le lion, qui manque entièrement en Malaisie. Nous verrons qu'un général hollandais très-brave avait reçu des Malais le surnom de *colonel au cœur de tigre*.

Ce que j'ai dit des Indous, pour la distinction entre le courage et l'intelligence, je puis le répéter des Chinois. Et, en effet, je tiens d'une obligeante communication de M. Stanislas Julien que les Chinois placent le courage dans la vésicule du fiel plutôt que dans le cœur. Je vois dans Confucius, dans Mencius (Meng-tseu), dans le grand dictionnaire chinois de M. de Guignes (61ᵉ clé, ou clé du cœur, etc.), de nombreux passages qui me démontrent que tous les sentiments, toutes les pensées, tous les mouvements de l'âme, toutes ses passions et l'amour en particulier sont attribués au cœur par les Chinois. Je remarque même dans Meng-tseu quelques phrases qui indiquent que, pour le courage lui-même, une certaine part est faite au cœur ; ainsi je vois : « la bravoure qui naît de l'impétuosité du

----

(1) *Oupnekhat*, p. 214, 373, 25, 155.
(2) *Gazette des Tribunaux* du 25 mai 1851.

sang » (1), et un peu plus loin : « la fermeté d'âme,
ou, mot-à-mot, nous dit le traducteur, l'inébranlabi-
lité du cœur. »

Les Thibétains, d'après une légende lamanesque
relative à l'origine des peuples, et que rapporte le
Père Huc dans son *Voyage en Tartarie, au Thibet et en
Chine* (2), placent le courage dans la poitrine et dans
le cœur lui-même probablement. On pourrait bien
supposer qu'ils tiennent cette localisation des peuples
d'occident, comme la légende dont il s'agit, mais le
même auteur nous raconte un peu plus loin ce fait
plus significatif, que les Kolo, Thibétains orientaux
qui habitent vers les sources du fleuve Jaune et se
livrent au brigandage, mangent le cœur de leurs prisonniers dans le but d'entretenir et de fortifier leur
courage (3).

Dans la langue si rudimentaire des Siamois, ce
sont les émotions de l'esprit, c'est le bonheur, par
exemple, qui résident dans le cœur, ou même que le
cœur personnifie en quelque sorte et symbolise. *Moi
cœur beaucoup*, signifie en siamois : *je suis très-content.*
J'emprunte cette citation à M. Philarète Charles (4),
et je ne doute pas que, parmi les langues que j'ai
passées en revue avant celle-ci, plus d'une ne m'eût
fourni des exemples analogues, si j'avais pu remonter
aussi près de leur origine. M. Philar. Chasles fait, à
propos de la phrase ci-dessus, cette réflexion très-
vraie, que les langues naissantes, les langues encore

---

(1) Liv. 1, ch. 3.
(2) Tome 2, p. 161.
(3) Tome 2, p. 187.
(4) *Essai sur les destinées et les sources des langues teutoni-
que et latine.*

informes et grossières, expriment, non les idées abstraites, mais les objets sensibles auxquels ceux qui les parlent rattachent ces idées. Sous ce point de vue, on conçoit que le cœur, cet organe que tant d'émotions mettent en jeu, a dû nécessairement être pris de fort bonne heure pour le symbole, ou pour le siége, de ces émotions. C'est ce que nous allons voir aussi dans les langues océaniennes.

Chez les habitants des îles Tonga, l'âme humaine, c'est-à-dire la partie la plus fine, la plus aériforme du corps humain, quelque chose qui est à notre corps ce que le parfum est à la fleur, existe dans la totalité du corps, mais particulièrement dans le cœur, et le battement de ce dernier organe exprime la force et le pouvoir de cette âme, ou de cet esprit. Pour eux encore, l'oreillette droite du cœur est le siége de la vie. C'est dans le foie qu'ils placent le courage (1). Il est aisé de remarquer qu'il y a déjà là une analyse assez fine de l'homme physique et moral, et que nous sommes loin de l'enfance toute primitive du langage siamois. Mais ne généralisons pas, n'appliquons point à l'ensemble des Océaniens ce qui peut n'être vrai des îles Tonga que par exception. Car nous lisons dans Mœrenhout que, si l'on demande aux Océaniens où est l'âme, ils désignent le ventre, ou les entrailles. Ils ne conçoivent pas, dit notre auteur, que le cerveau puisse être le principe de la pensée, ni le cœur le siége des sentiments, des affections. Ils en donnent pour preuve l'agitation du *obou* (des entrailles), dans le désir, dans la crainte, et dans toute autre forte émotion de

____

(1) *Voy.* Mariner, *An account of the natives of the Tonga islands*, t, 2, p. 127.

l'homme (1). Les habitants des îles Sandwich placent dans les intestins, qu'ils nomment *na-au*, la pensée, les affections, l'âme enfin. Le cœur ne joue chez eux aucun rôle moral ; s'ils veulent dire une peine de cœur, c'est le mot *na-au* qui leur sert de radical (2), comme aux Taïtiens, leurs voisins, qui, faisant de l'abdomen le siége de la science, appellent l'ignorance, la nuit intestinale, *naau-po*.

Ces derniers exemples sont on ne peut plus significatifs. Ils nous montrent d'abord quelle dépendance intime existe fréquemment, dans les langages primitifs, entre l'expression de telle idée, et le nom de tel ou tel de nos organes, et, en second lieu, la différence des manifestations physiologiques, et quelquefois morbides, suivant les différents climats. Qui ne sait que, dans les pays chauds, dans ceux où nous venons de voir le ventre, les entrailles, le foie, ou les reins, investis de tel rôle intellectuel ou moral, placé ailleurs dans la poitrine, les affections abdominales prédominent incontestablement sur les affections thoraciques ? Au reste, continuons cette revue des langages divers, sous le rapport du rôle moral qu'ils attribuent au cœur, et voyons si nous n'y rencontrerons pas de nouvelles preuves à l'appui de cette observation.

Dans les langues, pour la plupart bien imparfaites et si dissemblables en apparence, que parlent les nombreuses peuplades de l'Afrique, je ne vois pas qu'en général cœur soit synonyme de courage, du moins dans l'Afrique centrale. Il y a cependant chez

---

(1) *Voyages aux îles du grand Océan*, t. 1, p. 431.
(2) Voy. *A vocabulary of words in the Hawaiian language*, 1836.

les Achantis un usage qui paraît indiquer, de la part
de cette tribu, la synonymie dont nous parlons.
Quand on est en guerre, les prêtres qui suivent l'armée coupent en morceaux plusieurs cœurs d'ennemis,
les mêlent à différentes herbes, et les font manger à
ceux qui n'ont encore tué personne, de peur que,
quand ils auront eu cette gloire, l'âme errante du
guerrier mort ne vienne anéantir leurs forces et leur
courage. Mais remarquons que c'est là comme l'application d'une formule magique, où le cœur, s'il
n'est pas tout simplement un excipient, ou un ingrédient secondaire, pourrait bien, à la rigueur, représenter autre chose que le courage proprement dit.
« Le roi et le dignitaire, ajoute le voyageur anglais
que je cite en ce moment, se partagent ainsi le cœur
d'un ennemi célèbre. On m'a montré un homme connu
pour manger le cœur de tout ennemi qu'il tuait » (1).
Voici d'ailleurs un autre exemple de cette même coutume, et qui lui prête un tout autre motif : les Umburmi (au nord du golfe de Guinée) mangent toujours
leurs ennemis tués en combattant, et même blessés,
et les cœurs sont réclamés par les chefs. Si on leur
demande pourquoi ils mangent de la chair humaine,
ils répondent qu'elle est préférable à toute autre, et
que le cœur, ainsi que la mamelle chez la femme, est
la meilleure partie du corps (2). Les Cafres, qui habitent une contrée moins brûlante, nous fournissent un
fait plus probant : « Chez certaines tribus cafres, nous

---

(1) Bowdich. *Mission from cape coast castle to Ashantee*, etc.
London, 1819.

(2) *Deuxième voyage du capit. Clapperton dans l'intérieur de
l'Afrique*, t. 2, p. 159.

dit Delegorgue, ainsi chez les Amazoulous, quand on élit un chef, un homme doit être immolé, afin que le sang serve à ce nouveau chef pour frictionner ses articulations, et que le cœur rôti lui soit présenté et qu'il en mange, comme pour fortifier son corps et doubler son cœur » (1). Et cependant, chez ces derniers peuples eux-mêmes, d'après certaines expressions que j'ai citées au commencement de ce chapitre, en les empruntant à ce même voyageur, le cœur serait moins le siége du courage que celui des sentiments affectueux. Ailleurs encore, en Afrique, et plus près du centre, je vois le cœur symboliser la générosité : « Mon ami, me dit-il (c'est un nègre qui parle), il faut avoir le cœur large, quand on voyage chez les noirs. » J'extrais ce passage du *Voyage de Mollien dans l'intérieur de l'Afrique* (2). Enfin, dans la langue des Berbères, le désir, la peine et certains sentiments qui, chez tous les peuples, peuvent faire palpiter le cœur, sont rapportés à cet organe, mais le courage ne me paraît pas être du nombre. Je ne trouve dans le dictionnaire de Venture, ni le mot *courage*, ni le mot *audace*. Un brave se dit littéralement *celui qui sait manier le fer*, et Venture nous fait observer dans sa grammaire, que cette langue si ancienne, et analogue sous plusieurs rapports aux langues sémitiques, ne possède aucun terme abstrait, que c'est l'idiome d'un peuple sauvage qui n'a de mots que pour exprimer ce qu'il voit et ce qu'il palpe. Cependant chez les indigènes de nos possessions algériennes, le cœur est bien évidemment l'organe du courage, car on peut lire

---

(1) *Voyage dans l'Afrique australe*, tome 1, p. 181.
(2) Tome 2, p. 30.

dans *La chasse au lion par Jules Gérard* (1) : qu'après la mort d'un lion « les mères de famille reçoivent chacune un petit morceau du cœur de l'animal, qu'elles font manger à leurs enfants mâles pour les rendre forts et courageux. »

En Amérique, chez les Caraïbes eux-mêmes, cœur et courage sont désignés par le même mot, et, comme nous le verrons plus tard, chez bien d'autres peuples le courage est en rapport avec le volume du cœur. Dans la langue des femmes, qui, chez ce peuple vraiment curieux à étudier, était autre que celle des hommes, l'amour lui-même se rapporte au cœur (2). Mais c'est surtout chez les sauvages de l'Amérique septentrionale, que nous voyons attribuer au cœur les sentiments les plus variés et le courage en particulier. John Long, voyageur anglais, a recueilli un certain nombre de dialogues entendus par lui au sein des tribus indigènes de l'Amérique du nord, et j'y note les expressions suivantes : « Nous espérons que *le Chat* (c'est le surnom de l'autre interlocuteur) ôtera la peau de son cœur, pour qu'il soit clair comme les nôtres (3). » « Elle lui dit que j'étais un grand guerrier dont le cœur avait toujours été ouvert pour eux (4). » Suivant l'expression des Indiens eux-mêmes : « chasser de son cœur le mauvais esprit (5). » Voici une demande en mariage que je rencontre un peu plus loin : « Mon père, j'aime votre fille. Voulez-

---

(1) P. 47.
(2) Voy. *le Dictionnaire caraïbe*, du P. Raymond.
(3) *Voyage en Amérique septentrionale*, p. 133.
(4) *Ibid.* p. 135.
(5) *Ibid.* p. 198.

vous me l'accorder, afin que les tendres racines de
son cœur puissent se mêler avec celles du mien, de
manière que le souffle du vent le plus rude ne les sépare jamais (1). » «Mon cœur est fort, dit ailleurs un
Indien des montagnes Rocheuses (2). » « Mon cœur
est dans le désespoir, *my heart is distressed* (3). » Je
vois, dans un autre ouvrage du major Long, un chef
des Ioways dont le nom est *cœur dur, hard heart* (4).
Enfin, pendant son séjour au milieu des *Têtes plates*,
M. Ross Cox assiste à l'exécution d'un prisonnier qui
reste impassible malgré les affreuses tortures qu'on lui
fait subir; et puis, cependant, la patience lui échappe
et il exhale sa colère contre ses bourreaux. Voici,
dit notre voyageur, ses paroles que notre interprète
nous traduisit : « Mon cœur est fort, vous ne me
faites aucun mal….. Vous n'êtes pas des braves, vous
avez de petits cœurs, et vous avez toujours peur de
combattre, etc. (5). »

Revenons maintenant sur le continent asiatique.
Un peuple va s'y présenter à nous, comme transition
entre la haute Asie, entre les Chinois, par exemple,
de race mongole comme lui, et les peuples devenus
septentrionaux. Ce peuple est la nation turque. Chez
les Turcs, le même mot *ïurek* signifie le cœur, le
courage, et le ventre. Chez les Hongrois, au contraire,
et surtout chez les Finnois, les Lapons et autres peuples septentrionaux de cette race finnoise qui relève
aussi, comme on sait, de la grande famille mongole,

---

(1) *Voyage en Amérique septentrionale*, p. 248.
(2) *Ibid.* p. 289.
(3) *Ibid.* p. 291.
(4) *Voyage aux montagnes Rocheuses*, t. 1, p. 229.
(5) *The Columbia river*, by Ross Cox ; London, 1832.

il n'en est plus de même, l'abdomen fait place au
thorax, et, relativement au courage, le cœur reprend
toute son importance. Les Sagas Scandinaves nous
en fourniraient plus d'un exemple. Je me contenterai
de celui-ci : On lit dans Atla-mâl, l'un des poëmes
qui composent l'Edda, qu'Atli, roi des Huns (Attila),
après avoir isolé l'un de l'autre ses deux prisonniers,
Gunther et Hagen, deux frères *au cœur d'ours*, dit le
même poëte un peu plus loin, les menace de mort s'ils
ne lui révèlent où est le trésor dont il a été dépossédé. « Hagen et moi, répond Gunther, nous nous
sommes juré de ne pas le dire; je ne le dirai pas, tant
que Hagen sera vivant. » Alors on lui apporte un
cœur sanglant sur un plateau : « Oh ! ce n'est pas là
le cœur d'Hagen l'intrépide, s'écrie Gunther. C'est le
cœur du lâche Hialla; il tremble sur ce plat, il trem-
blait deux fois plus fort dans sa poitrine. » On tue
alors Hagen et on lui arrache le cœur. « Je reconnais
celui-ci, s'écrie Gunther, il ne tremble pas du moins,
c'est le cœur de Hagen (1). »

Cette attribution du courage au cœur, nous la retrouverions dans toutes les langues germaniques,
dans les langues celtiques, dans la langue basque,
et enfin, comme je l'ai déjà dit, dans toutes les langues modernes néo-latines, avec toutes les autres attributions dont j'ai donné plusieurs exemples en
commençant. Une seule famille, parmi les langues
anciennes que je viens de citer, la grande famille
des langues slaves, comme pour ajouter cette preuve
de plus à celles qui nous démontrent l'affinité si in-

---

(1) *Voy.* dans *la Revue des Deux-Mondes* du 1ᵉʳ décembre
1852, p. 871, *Légende d'Attila*, par Am. Thierry.

time qui l'unit au sanscrit et aux temps primitifs,
n'admet pas le courage parmi les rôles du cœur, con-
servant, par cette exclusion même, comme un souvenir des habitudes premières de son lieu d'origine. Et,
en effet, excepté dans l'idiome de Croatie et de Dalmatie, dans tous les autres idiomes slaves, ainsi en
russe, ainsi en polonais, cœur est synonyme de
bonté, de générosité, d'intelligence, d'amour, mais
nullement de courage. Je puis invoquer, à l'appui de
cette assertion, l'autorité si considérable en pareille
matière de M. Cyprien Robert, professeur de langue
slave au collége de France.

En résumé, pour jeter un coup d'œil général sur
les inductions qui ressortent de cette première étude,
chez tous les peuples, dans tous les temps que nous
pouvons atteindre, le cœur a joué dans le langage un
rôle moral. Presque partout on lui a rapporté l'intelligence, très-souvent l'amour; plus souvent encore,
mais postérieurement à l'intelligence, on lui a attribué le courage. Localisations curieuses, et dont la
progression est comme le reflet de ce qui se passa
sans doute dans le développement psychologique de
l'homme, qui, en présence des beaux spectacles de
ce monde, dut admirer, comprendre et aimer, avant
d'avoir à lutter et à combattre; qui fut intelligent et
penseur avant d'être courageux et brave. Dans le
sanscrit, l'un des langages les plus reculés, les plus
lointains; dans le chinois, si ancien lui-même que
la chronologie chinoise a pu longtemps se poser avec
les apparences du vrai comme contemporaine de la
chronologie indienne; chez les Slaves, partis après
les Celtes et les Germains, et par conséquent le plus
longtemps soumis à l'influence des idées primitives;

chez les Basques eux-mêmes, dont les ancêtres, les Ibériens, précédèrent la migration celtique, le cœur est l'organe de l'intelligence plutôt que du courage. L'amour et le courage furent primitivement affectés aux organes abdominaux, et dans certains pays et sous l'influence probablement de certaines conditions climatériques, cette attribution a persisté jusqu'à nos jours. On peut même se demander si, pour quelques-uns des problèmes de l'ethnographie, et par exemple pour l'appréciation comparative de l'origine ou de l'ancienneté de certains peuples, il n'y aurait pas quelques indications utiles à déduire de ces aperçus. Enfin ne peut-on pas dire que la variété, ou la multiplicité des rôles du cœur dans une nation donnée, est en rapport avec les développements intellectuels, avec les progrès de la civilisation, et spécialement avec ceux de la philosophie ou de la poésie?

Avant de clore ce premier chapitre, un mot encore sur quelques autres emprunts faits aussi par le langage, non plus aux fonctions du cœur, mais à ses qualités sensibles et extérieures, ainsi à sa situation, à sa forme, etc., plus ou moins exactement appréciées.

Bien souvent et dans bien des langues, depuis l'hébreu, l'arabe, etc., jusqu'aux langues les plus modernes, le cœur représente un milieu quelconque. Tyr est dans le cœur de la mer, dit Ézéchiel (ch. 7, v. 4), comme nous dirions : Paris est au cœur de la France; ce n'est pas cependant que ce rôle lui appartienne exclusivement et universellement. Assez fréquemment, il le partage avec l'ombilic, ou même il le lui cède entièrement.

La forme du cœur, ou plutôt l'idée qu'on s'en est

faite, et quelquefois même sa couleur, ont donné lieu à des applications plus nombreuses et souvent moins justes encore. Pline nous parle d'une pierre nommée *encardie*, parce qu'on y remarque l'effigie d'un cœur ; et d'une autre très-estimée des Perses, chez qui elle se trouve appelée *télicardie*, et qui est de la couleur du cœur (1). Les conchyliologistes nous citent parmi les bivalves le *cœur de bœuf*, le *cœur de Vénus*, coquilles de mer qui rappellent tant bien que mal la forme d'un cœur ; et les *cordimanes* sont des mollusques dont le nom est dû à ce que leurs pattes sont en cœur. Par la même assimilation, les botanistes affectent à certains pétales et à certaines feuilles l'épithète de cordiformes ; *semence de cœur* (heart-seed) désigne chez les Anglais la fleur que nous nommons la *pensée*, et le *cœur de bœuf* est un arbuste de nos colonies (*annona reticulata*) dont le fruit, très-recherché par les nègres, présente à peu de chose près la conformation et le volume du cœur du bœuf. Nous-mêmes, pour caractériser un individu qui pince ses lèvres d'une façon mignarde et affectée, ne disons-nous pas, familièrement, qu'il *fait la bouche en cœur?* Enfin nos astronomes, par des raisons, il est vrai, plutôt empruntées à la situation du cœur qu'à sa configuration, n'ont-ils pas différencié au sein des milliers d'étoiles dont ils ont créé les noms : le *cœur de Charles*, le *cœur de l'hydre*, le *cœur du lion* et le *cœur du scorpion?*

C'est assez, je pense, de ces citations. Elles nous fournissent une nouvelle preuve de la fréquente occurrence du cœur dans le langage et de ses attributions

____

(1) Liv. 37, ch. 10.

les plus communes. Il en est quelques autres encore,
mais plus rares, exceptionnelles, et que je n'aurais
pu signaler ici sans empiéter sur notre étude du cœur
au point de vue de la philologie comparée. Passons
donc maintenant à l'étude historique de cet organe,
appliquée à ses fonctions physiologiques proprement
dites.

CHAPITRE II.

DU CŒUR, AUX POINTS DE VUE PHYSIOLOGIQUE PROPREMENT DIT, EMBRYOGÉNIQUE ET ETHNOGRAPHIQUE.

La perception des bruits et des battements du cœur
remonte, sans aucun doute, au berceau même de
l'humanité. Dès que le premier époux reposa sa tête
sur le sein de son épouse, il put entendre ce tic-tac
continu et régulier du principal ressort de notre économie; et, sans prétendre, assurément, me mesurer
contre l'impénétrable mystère du langage primitif, je
me demanderai plus loin si le *het*, ou *hit*, des Égyptiens n'appartiendrait pas à la classe des onomatopées,
si nombreuses dans la langue égyptienne; si ce mot
n'aurait pas désigné le cœur par l'imitation plus ou
moins éloignée de ses bruits. De la notion des bruits à
celle des battements du cœur, il n'y eut qu'un pas
peut-être, car chez nos premiers pères eux-mêmes,
que de circonstances diverses purent accélérer les
mouvements du cœur, au point de les rendre sensibles : ainsi la marche, ainsi la course, ainsi même
les plus douces émotions de l'âme ! Que de fois, longtemps avant le médecin d'Antiochus et de Stratonice,

dut-on observer que l'amour peut se trahir par les palpitations du cœur, bien que plusieurs écrivains hébreux et autres, oubliant cette remarque à laquelle on devait revenir plus tard, aient placé dans l'abdomen le siége de ce sentiment !

Au reste, dès les temps historiques les plus reculés, l'importance du cœur au point de vue de la vie et sa situation étaient déjà parfaitement connues. Cambyse, excité par l'ivresse, veut tuer de sa main le fils de Praxaspe, son favori, et c'est au cœur qu'il le frappe d'une flèche. Dans un manuscrit égyptien, analysé par M. Emmanuel de Rougé, sorte de roman fantastique, contemporain de Moïse, nous voyons que Satou, l'un des personnages de ce roman, dépose son cœur au milieu des fleurs d'un acacia, de façon que si l'arbre est coupé ce cœur tombera, et lui-même alors mourra. Ce malheur arrive en effet, mais Anepou, frère du défunt, et que celui-ci a instruit par anticipation de ce qu'il devra faire, cherche ce cœur, le plonge dans un vase plein d'une liqueur à libations, et dès qu'il a fait boire au cadavre un peu de cette liqueur, le cadavre se ranime, le cœur y reprend sa place, et Satou ressuscite (1).

L'histoire des Égyptiens nous fournit encore, à propos du cœur, quelques données intéressantes, et que je vais citer, bien qu'elles soient plutôt anatomiques que physiologiques. On a dit souvent que les Égyptiens étaient étrangers à l'anatomie. Ils devaient l'être de par leurs institutions religieuses qui leur faisaient un devoir d'éterniser, et, par conséquent, de res-

____

(1) Voy. *Rev. archéol.*, du 15 octobre 1852.

pecter notre dépouille mortelle, pour que l'âme, en y rentrant, au jour de la résurrection, la retrouvât encore intacte. Cependant, les soins eux-mêmes de l'embaumement les amenèrent à connaître au moins extérieurement et à étudier jusqu'à un certain point les principaux de nos viscères, et le cœur parmi ceux-ci. Nous trouverons même, dans la suite de ce travail, la preuve qu'ils se livrèrent aussi peut-être à quelques recherches d'anatomie pathologique (1). Mais que d'inexactitudes dans ces observations, essentiellement superficielles et incomplètes! Ainsi, suivant eux, le cœur d'un enfant qui vient de naître pèse deux drachmes (2), comme l'ibis qui vient d'éclore (3); et ces deux drachmes de Plutarque équivalent à 8 grammes 70 centigrammes. Or, d'après quelques recherches qui me sont propres, le cœur d'un enfant qui vient de naître pèse généralement de 10 à 11 grammes.

Mais voici qui était plus erroné encore. A Alexandrie, nous dit Censorin, d'après le témoignage de Varron et de l'astrologue Dioscoride, c'est une opinion reçue parmi ceux qui ont l'habitude d'embaumer les morts, que l'homme ne peut vivre plus de cent ans, et ils tirent cette opinion de l'examen du cœur de ceux qui ont péri le corps sain et exempt de toute altération. En pesant le cœur à différentes époques, ils ont observé les accroissements et les pertes de chaque âge, et ils prétendent que cet organe pèse, à un an, deux drachmes; à deux ans, quatre, et qu'il aug-

---

(1) *Voy.* ch. 3.

(2) D'après un passage de Censorin que je rapporterai tout à l'heure, ce serait même jusqu'à un an que le cœur aurait ce poids.

(3) *Voy.* Plutarq. *Sympos.*, liv. 4, quest. 5.

mente ainsi de deux drachmes par année, jusqu'à cinquante ans. A partir de la cinquantième année, où ce poids est de cent drachmes, chacune des années suivantes lui enlève deux drachmes, de telle sorte qu'à cent ans, le cœur étant redescendu au poids de la première année, la vie ne peut se prolonger au delà (1).

Cette bizarre théorie était-elle fausse en tout point? Suivant elle, le cœur, jusqu'à cinquante ans, prenait chaque année un accroissement représenté par un poids de 8 grammes 70 centigrammes. Donc, à vingt-cinq ans, le cœur pesait 247 grammes 50 centigrammes ; à trente ans, 261 grammes. Or, le poids moyen du cœur chez l'adulte, c'est-à-dire à partir de vingt-cinq ans, est, suivant les recherches précises de M. Bouillaud, de 250 à 280 grammes, et suivant M. Cruveilhier, de 192 à 224 grammes. On voit donc que, pour l'âge adulte, les chiffres des anciens Égyptiens étaient assez voisins des nôtres. Mais aussi, comme il ressort des recherches modernes que le poids moyen du cœur ne varie guère depuis vingt-cinq ans jusqu'à cinquante, et même jusqu'à soixante, il est aisé de voir qu'au delà de trente ans les Égyptiens s'écartaient d'autant plus de la vérité, qu'ils se rapprochaient davantage de cinquante ans, et qu'à cet âge le poids de cent drachmes, c'est-à-dire 435 grammes, était singulièrement exagéré. Quant au décroissement de cinquante à cent ans, évidemment encore il est d'autant plus chimérique, qu'on se rapproche davantage de sa limite extrême. Remarquons cepen-

---

(1) Censorin, *du Jour natal*, ch. 17, et Pline, l. 9, ch. 37.

dant que, dans la vieillesse, il y a souvent amaigris-
sement, atrophie, des parties musculeuses, et que le
cœur participe quelquefois à cette sorte de dessicca-
tion. Une circonstance qui, chez nous, s'y oppose le
plus ordinairement, c'est l'état morbide des poumons,
ou du cœur lui-même, si fréquent chez nos vieillards.
De là, suivant le docteur Beau, cette hypertrophie.
comme providentielle, qui vient renforcer l'action du
cœur affaibli ainsi que les autres muscles, et dilaté
dans ses cavités par la résistance elle-même des ob-
stacles qu'il lui faut vaincre (1). La rareté relative
des affections pulmonaires, et peut-être cardiaques,
en Égypte, aurait-elle rendu plus sensible, et d'une
occurrence plus habituelle que dans nos climats, ce
ratatinement du cœur, résultat des progrès de l'âge,
et ici encore, par conséquent, un peu de vérité co-
existerait-il avec l'erreur? C'est ce que, pour ma part.
je n'oserais nier absolument.

Mais voici une dernière observation plus difficile
à justifier. « Les anciens Grecs, dit Aulu-Gelle, portaient un anneau au doigt de la main gauche le plus
voisin du petit doigt. On dit que cet usage a été général chez les Romains ; et Apion, dans ses *Égyp-
tiaques*, en donne la raison suivante : La science que
les Grecs appellent anatomie, et qui fut habituellement pratiquée en Égypte (2), fit découvrir, dit-il,
un nerf très-délié qui, chez l'homme, va de ce doigt

---

(1) Voy. *Mémoire sur l'hypertrophie du cœur*, in *Union Médic.* du 3 février 1853.

(2) Nous avons vu plus haut ce qu'il faut entendre par cette
anatomie des Égyptiens, et l'exemple lui-même qu'Apion va nous
citer montre bien ce qu'était cette prétendue science.

au cœur. Cette union avec la partie la plus noble de l'homme, *cum principatu cordis*, parut devoir lui mériter cette distinction (1). »

J'avoue que je ne saurais deviner ni l'interprétation, ni même le prétexte, de cette singulière assertion. Et pourtant plusieurs écrivains s'en sont faits les échos : ainsi Macrobe (2), ainsi Alexander ab Alexandro (3). Suivant celui-ci, c'était surtout l'anneau de mariage qui était placé à ce doigt, *quod in eo venam esse crederet rudis antiquitas ad cor usque pertingentem*. Je lis même dans un ouvrage latin de 1706 (*Syntagma de Annulis*, etc.), que ce n'est ni un nerf, ni une veine, mais bien une artère, qui de ce doigt va au cœur. C'est sans doute en mémoire de cette vieille tradition que les Allemands ont donné au doigt annulaire le nom de *doigt du cœur (herz-finger)*.

Si des Égyptiens nous passons chez les Indous, nous ne serons pas moins frappés de l'intérêt tout spécial accordé par eux à l'organe qui nous occupe. Les Védas nous parlent du cœur à chaque page. Le cœur préside à la vision et à l'audition (4) ; il est même le moyen d'action de tous les sens (5). Au milieu du cœur existe une flamme lumineuse (6). Du cœur part une veine avec laquelle communiquent toutes les autres veines (7). Le traducteur (Anquetil-Duperron) se demande à ce propos si cette veine ne

---

(1) Aulu-Gelle, *Nuits attiques*, l. 10, ch. 10.
(2) *Saturnal.*, l. 7, ch. 13.
(3) L. 2, ch. 29, et l. 4, ch. dernier.
(4) *Oupnekhat*, tome 1, p. 25.
(5) *Ibid.*, p. 42.
(6) *Ibid.*, p. 358.
(7) *Ibid.*, p. 228.

serait pas la veine cave, et si les anciens Indiens n'auraient pas été moins complétement ignorants de la structure interne du corps humain qu'on ne le croit généralement (1). Cette supposition me paraît peu vraisemblable en présence de bien d'autres erreurs anatomiques, et par exemple des soixante-douze mille veines dont il est question ailleurs, qui toutes arrivent au cœur (2), et de cette autre veine qui part du cœur, qui paraît n'être autre chose que l'œsophage (3), et à propos de laquelle le traducteur, mieux inspiré cette fois, nous dit lui-même : On voit quelle était la science anatomique des Indiens, et elle est encore telle aujourd'hui. Les dissections, seul moyen d'instruction vraie à cet égard, répugnent absolument à leurs usages et à leur caractère (4).

Je rappellerai que, pour les Indiens, le *Djiw âtma*, ou l'âme universelle, réside dans notre corps, et y occupe trois siéges bien distincts : le cerveau, le cœur et l'ombilic ; et que, dans le cœur, c'est sous le nom de *Brahma* qu'il habite, comme créateur, comme principe de la vie (5).

J'ajoute enfin, comme dernière preuve de cette prééminence du cœur dans les théories indiennes, que, dans le *Raurywaya*, l'un des enfers imaginés par les bouddhistes, la flamme pénètre par neuf ouvertures dans le corps des damnés, pour aller d'une manière toute spéciale y consumer leur cœur (6).

---

(1) *Oupnekhat*, tome 1, p. 630
(2) *Ibid.*, tome 2, p. 141.
(3) *Ibid.*, tome 1, p. 528.
(4) *Ibid.*, tome 1, p. 528
(5) *Ibid*, tome 2, p. 155.
(6) *Voy.* dans l'*Encyclopédie moderne* l'article *Enfer*, par M. A. Maury.

Les Chinois m'offriraient , je crois , peu de chose à noter sur le sujet qui nous occupe , alors même que leur littérature médicale me serait mieux connue. Je remarque seulement dans un ancien ouvrage latin , résumé fort peu attrayant des idées médicales chinoises, que les médecins comparent chacun de nos principaux organes à ce qu'ils nomment des éléments dans la nature, et que c'est à l'élément *feu* (*ignis elemento*) qu'ils assimilent le cœur (1).

On sait , depuis quelques années surtout, quelles corrélations étroites et nombreuses existent entre les Indous et les Grecs. L'histoire du cœur va nous en présenter de nouveaux exemples (2). Et d'abord, qui ne verrait un souvenir du *Djiw âtma* dont je parlais tout à l'heure, dans ce triple siége de l'âme humaine, suivant Platon : la tête, la poitrine et l'abdomen ? Dans le cerveau , c'est une âme immortelle, divine; c'est l'âme proprement dite. Dans le cœur, c'est une âme soumise à la première, virile, belliqueuse, destinée à combattre les inspirations mauvaises de la troisième, ou âme sensuelle, localisée dans le foie. Le cœur, principe des veines et source d'où le sang se répand dans tous les membres, est donc chargé du rôle d'une sentinelle obéissante et active. Quand la raison

---

(1) Voy. *Specimen medicinæ sinicæ*, etc. Edidit Andreas Cleyer Hasso-Casselanus. Francofurti, 1682.

(2) Les connexions entre la philosophie et la physiologie sont souvent si intimes, surtout chez les anciens, qu'il me sera difficile, dans ce qui va suivre, de ne pas répéter quelque peu le chapitre précédent. Il y a cependant cette distinction entre l'un et l'autre, que, dans le premier j'ai considéré le cœur au point de vue métaphysique, et que dans celui-ci j'en énumère plus spécialement les attributions physiologiques et anatomiques.

l'avertit que quelque chose se passe de contraire à
l'ordre, soit à l'extérieur, soit au dedans, quand la
partie belliqueuse de l'âme s'émeut, il faut que le
cœur transmette sur-le-champ, par tous ses canaux
et à toutes les parties du corps, les avis et les me-
naces de la raison ; de telle sorte, ajoute Platon, que
ce qu'il y a de meilleur en nous puisse ainsi gou-
verner tout le reste. Puis, comme les dieux pré-
voyaient que les excitations des battements du cœur
pourraient allumer en lui-même un feu anormal, pour
y remédier ils placèrent près de lui le poumon, organe mou, poreux comme une éponge, recevant l'air
et les breuvages, et lui donnèrent le double usage, et
de rafraîchir le cœur, et d'amortir la violence de ses
battements, à l'instar de ces coussins protecteurs
que, dans les siéges, on oppose aux chocs des bé-
liers (1).

Toutes ces idées de Platon sur le rôle actif du cœur,
sur ce gouvernement qu'il exerce, n'ont-elles pas
leurs analogues dans le système des Indous, qui,
dans un passage que j'aurais pu citer encore, comparent le cœur à un cocher dirigeant un char et en con-
duisant les chevaux où il veut ? Nous avons dit que
certains sens avaient été aussi prêtés par eux au
cœur. N'y aurait-il pas chez Platon un souvenir, et de
cette attribution, et de l'anatomie elle-même des Indous, dans cette théorie singulière de la gustation.
« Quand des objets composés de terre pénètrent dans
les veines dirigées de la langue jusqu'au cœur comme
des messagères, et que, placés dans les parties hu-

____

(1) Platon, Timée.

mides et molles de la chair, ils viennent à se liquéfier, alors ils contractent et dessèchent les veines et nous paraissent aigres s'ils sont plus rudes, et surs s'ils le sont moins? (1)»

Voilà chez le *divin* Platon, chez le plus célèbre des philosophes grecs, des rêveries sur la physiologie du cœur, qui, aujourd'hui, nous semblent bien grossières. Voyons si les médecins proprement dits nous fourniront des données plus satisfaisantes.

Et d'abord Hippocrate, dans ce *Liber de corde* qu'on lui attribue, nous donne une description du cœur qui nous signale toute la distance déjà existante alors entre les notions des anatomistes grecs et celles des Indous. La différence de capacité des deux ventricules, leurs colonnes charnues, les valvules elles-mêmes qui ferment leurs orifices, et le liquide séreux de la cavité péricardique n'y sont point oubliés. Mêmes observations pour Aristote. Celui-ci nous dira bien que le cœur a trois ventricules : le droit qui est le plus grand, le gauche qui est petit, et celui du milieu qui est de grandeur moyenne (2); mais, suivant la remarque de Sénac, cette erreur anatomique peut n'être qu'apparente et tenir à l'irrégularité du ventricule droit que sa grande valvule, quand elle est abaissée comme dans les cadavres, partage en deux cavités, l'une sous l'orifice auriculaire, l'autre sous l'artère pulmonaire, vers le bas de la cloison, où elle se termine en forme d'entonnoir. N'est-ce pas cet entonnoir, dit Sénac, qui aura été

----

(1) *Platon*, trad. de Cousin, t. 12, p. 188.
(2) *De part. animal.*, lib. 3, cap. 4.

regardé comme un troisième ventricule ? (1) Cependant, et malgré ce correctif, il y a loin des descriptions du cœur par Hippocrate et Aristote à celles des anatomistes de nos jours, à celles mêmes de Vésale ou de Winslow ; et à vrai dire, pour trouver quelques renseignements exacts sur la véritable structure du cœur, il faut aller jusqu'à Galien.

Mais combien est plus vaste encore le champ que les anciens devaient laisser aux découvertes physiologiques ! Ce qui les frappe le plus vivement dans l'état physiologique du cœur, c'est sa chaleur. Ainsi, quel usage assignent-ils au liquide péricardique ? Celui de défendre le cœur contre l'excès de sa température. Venu du poumon, qui, chaque fois que nous buvons, le reçoit en très-petite quantité par le moyen de la trachée, ce liquide est attiré par le cœur dans sa propre cavité, d'où il sort ensuite en partie par la même voie, et en partie par transsudation dans le péricarde. Telle est la doctrine que nous trouvons dans ce *Traité du cœur*, qui, pour avoir été effacé des œuvres d'Hippocrate, n'en est pas moins un précieux monument des connaissances de son époque.

« Le cœur, nous dit Aristote, sans le liquide péricardique qui le rafraîchit, serait torréfié par sa continuelle agitation..... C'est l'organe principal, c'est le plus chaud de tous nos organes, c'est le principe de la vie, etc. (2). » Il nous explique ailleurs que la diastole, ou dilatation du cœur, a pour effet d'y faire venir du poumon, d'une part le sang que la veine cave

----

(1) Introduct. au *Traité du cœur*, p 57.
(2) *Synopsis analytica doctrinæ peripateticæ*.

y amène dans le ventricule droit, d'où il passe dans le ventricule gauche à travers la cloison qui les sépare; et d'autre part l'air que l'artère veineuse amène au ventricule gauche dans ce double but : 1° de rafraîchir le cœur; 2° en s'y mêlant au sang, de donner naissance aux esprits vitaux. La systole au contraire a pour effet de chasser : 1° par l'aorte la presque totalité des esprits vitaux dans le reste du corps; 2° par l'artère veineuse la portion de ceux-ci destinée aux poumons, et surtout les vapeurs fuligineuses, résidu sans doute de la combinaison de tout à l'heure, et dont il faut que le cœur se débarrasse. Quant aux oreillettes, leur usage est de recevoir le sang et l'air que le cœur aspire avec une grande force, et de prévenir l'engorgement de cet organe, ou la rupture de la veine cave et de l'artère veineuse (1).

Voilà les idées qui ont eu cours pendant une longue suite de siècles. Galien les avait à peu près adoptées; et l'on sait de quelle vogue Aristote et Galien devaient jouir dans l'École arabe et dans nos écoles du moyen âge (2).

Galien cependant avait entrevu, non-seulement la structure vraie du cœur et l'anatomie du cœur du fœtus, mais même le mystère de la circulation. Pour

---

(1) Aristot , *Loc. cit.*, et *De part. animal.*, l. 3, c. 4 *passim*.

(2) C'est en 1546 que, pour la première fois, on osa émettre des doutes sur l'infaillibilité de Galien, et, chose singulière, ce fut dans un petit traité *Des usages et des propriétés du quinquina*, par Vésale. Vésale voulut ainsi sonder le terrain avant de jeter le masque et d'aborder ces attaques ouvertes et véhémentes sous lesquelles Galien devait être terrassé. (*Cours de M. le professeur Andral, sur l'hist. de la médecine* in *Union Méd.*, du 21 mars 1854.)

lui, les deux orifices de chaque ventricule sont destinés, l'un à l'entrée du sang, l'autre à son issue, et
c'est dans ce but que les valvules sont diversement
construites et diversement placées. Pour lui, le sang
circule, non dans les veines seulement, mais aussi
dans les artères qui ne contiennent pas d'autre fluide.
Il admet des anastomoses entre les veines et les artères, et le cœur est comme un réservoir qui attire le
sang par une ouverture et le renvoie par une autre.

À côté de ces idées, si voisines de la vérité, nous
voyons dans Galien que l'origine des veines est dans
le foie; que le sang du ventricule droit passe dans le
ventricule gauche au travers de sa cloison, et qu'entre les artères veineuses et les veines artérielles il y a
échange réciproque et alternatif des liquides qui les
parcourent. Galien ne toucha donc point au but, tout
en l'approchant d'assez près, et quand on songe à la
faible distance qui le sépara de la vérité, on s'étonne
du temps qu'il fallut à ses successeurs pour la franchir. Reconnaissons même, pour être juste, que, bien
avant Galien, Érasistrate avait le premier décrit assez
exactement les valvules du cœur, indiqué leurs usages
en les déduisant de leur conformation, et déjà par
conséquent presque découvert la circulation. Il était
du moins arrivé beaucoup plus près de cette découverte qu'Aristote, son grand-père, auquel certains
historiens ont voulu à tort en faire honneur.

À l'époque où la belle découverte d'Harvey souleva contre lui tant de passions jalouses, on voulut
absolument reculer jusqu'aux premiers siècles de
notre ère la vraie théorie de la circulation, et on l'attribua spécialement à Némésius, cet évêque d'Émisse
que j'ai déjà cité. J'ai lu Némésius avec le plus grand

soin, et, comme Sénac, j'ai acquis ainsi la conviction
que cet honneur était entièrement immérité. Je com-
prendrais tout autant qu'en raison de ce qu'il dit sur
le rôle du foie dans la nutrition on prétendît déposs-
séder en sa faveur notre savant et ingénieux physiologiste M. Bernard de ses belles découvertes sur les
fonctions de l'organe hépatique.

Les Arabes, je viens de le dire, ne modifièrent en
rien les idées que les anciens leur avaient léguées
sur la physiologie du cœur, et nos écrivains du
moyen âge les répétèrent à leur tour. Ouvrons le
Speculum naturale de Vincent de Beauvais, cette vaste
encyclopédie du moyen âge, et nous y trouverons
exposé sans conteste, comme théorie dominante alors
et appuyée sur l'autorité non-seulement d'Aristote,
mais encore de Razès, d'Avicenne, etc., que le cœur
est le point de départ et la source de la chaleur naturelle (1), et qu'il est animé de deux mouvements contraires, dont l'un aspire l'air du dehors préparé par
le poumon à devenir esprit vital et destiné de plus à
rafraîchir le cœur, et dont l'autre élimine ces vapeurs
fumeuses et superflues, *superfluas fumositates*, qui de-
viendraient incompatibles avec la vie, et qui vont apparemment se traduire à la superficie de la poitrine
par la sécrétion pileuse qui l'ombrage, dont la quantité indique la chaleur du cœur, comme son absence
en indique le froid, *propter privationem materiæ
fumi* (2).

Mêmes idées dans les écrivains des siècles sui-

---

(1) *Cor caloris nativi quo animal regitur quasi fons quidam,
ac domicilium* (Galien, *De usu part.*, l. 6, c. 7).

(2) *Speculum natur.*, l. 28. ch 58 à 63.

vants (1), et presque toujours cette tendance à faire
du cœur, d'après les anciens, un foyer de chaleur
pour le corps tout entier. « Le cœur, nous dit Zerbi, a
été créé dur et solide, suivant Avicenne, afin d'être
moins exposé aux lésions, et pour que cette solidité
même s'opposât à l'exhalation de l'esprit et de la chaleur vitale dont il devait être le réceptacle. Destiné à
être le foyer de notre chaleur, il devait être, comme
un fourneau, construit solidement (2) ». Cette image
rappelle la comparaison d'Hippocrate, qui assimile les
oreillettes à des soufflets (3), et les étonnantes interprétations de la forme pyramidale du cœur, empruntées par Riolan à certains anatomistes, qui voyaient
dans cette forme l'effet de son calorique interne, et
dans le renversement de ce cône l'intention de pré-
munir le cerveau contre une trop abondante émission
de vapeurs (4).

Est-ce à dire que cette chaleur fût identique à celle
de nos brasiers domestiques? Non pourtant, telle
n'était pas l'idée que les anciens s'en étaient faite. Je
ne puis mieux le prouver qu'en empruntant à Piccolomini le passage suivant : « La chaleur qui part

---

(1) Dante prête au cœur dans le sexe masculin un usage tout
spécial : c'est de communiquer au plus pur de notre sang la puis-
sance génératrice, cette vertu qui, dit-il, procède du cœur du
père (Voy. *Purgat.*, ch. 25, v. 37 et suiv.). C'était sans doute aussi
en souvenir de ces idées, que plus tard notre Rabelais voyait dans
le cœur une *officine* qui *affinait* le sang déjà élaboré par le foie
et purifié par les reins et la rate. «Le cueur, dit-il, par ses mou-
vemens, le subtilie et enflambe tellement que, par le ventricule
dextre, le met à perfection et par les venes l'envoye à tous les
membres. » (*Pantagruel*, l. 3, ch. 4.)
(2) Zerbi, *Anatomia.*
(3) *De corde.*
(4) *Voy.* Riolan, *Anthropograph.*, l. 3, ch. 12

du cœur, pour se distribuer à tous les organes, n'est pas innée dans le cœur lui-même; il faut donc qu'elle lui arrive d'autre part. Or, ce ne peut être que du sang ou de l'air envoyé dans le cœur par les poumons; ce n'est pas du sang.... donc, c'est de l'air. » « Mais quoi! se demande notre auteur, et quelle peut donc être cette chaleur, provenant de l'air du dehors, que nous appelons pour rafraîchir le cœur? C'est une chaleur céleste, et que le froid ne saurait affaiblir..... une chaleur que les anciens nommaient l'éther. » Piccolomini cite à ce propos Hippocrate (*De calore et spiritu cœlesti*), et Galien (*De usu part. ch. 1*). « Aristote, ajoute-t-il, adopte aussi ce même principe, quand il nous dit (*De generat. animal.*) que la graine contient en elle-même la cause de sa germination, c'est-à-dire une chaleur qui n'est ni ignée, ni aérienne, mais éthérée..... chaleur céleste, répandue sur la terre, inattaquable au froid, et qui fait germer nos semences sous la neige, et, par conséquent, vit à l'intérieur des sillons de nos campagnes, durcis par la gelée. » « Ainsi, reprend Piccolomini, avec l'air que nous inspirons s'introduit en nous cette chaleur céleste qui lui est combinée, et cette chaleur arrive au cœur par l'entremise du poumon.... Le poumon chauffe donc le cœur, c'est-à-dire renouvelle sa chaleur céleste, en même temps qu'il rafraîchit sa chaleur ignée, cette chaleur élémentaire produit de ses mouvements, et analogue à celle que développe le frottement de nos deux mains l'une contre l'autre » (1).

J'ai donné un peu au long la doctrine du physiolo-

---

(1) Piccolomini, *Anatomicæ prælectiones*, lib. 4, sectio 8.

giste italien, et parce que nous y trouvons un résumé
plus complet qu'ailleurs des rêveries des anciens et
de celles de son époque, sur le point qui nous occupe,
et parce que, cette époque étant la seconde moitié
du xvie siècle, nous avons là un curieux exemple de
cette immobilité qu'imposa si longtemps et si généralement aux théories médicales le culte de l'antiquité. Et qu'on ne croie pas que ces théories du médecin de Ferrare fussent particulières à l'Italie. Deux
ou trois citations prises au hasard dans d'autres nations nous démontreront leur universalité. Je lis dans
Zacutus Lusitanus, médecin de Lisbonne, qui mourut
à Amsterdam en 1641, que le cœur est le *nativi caloris focus uberrimus a quo per arterias tanquam rivulos
spiritus vivificus in omne corpus diffunditur ac derivatur* (1). Zacutus nous dit ailleurs : *Fuligines permixtione inspirati aeris purgantur, nam id quod aqua
pollet in expurgando linteo idem confert permixtio aeris
puri expurgando aeri fumoso intra cor contento* (2).
Laurent, médecin d'Henri IV, et professeur à Montpellier, enseigne de son côté que le cœur est le *primus
respirationis author;* que le poumon est chargé de rafraîchir, de nourrir et de purifier le cœur ; qu'il le
ventile de manière à empêcher que sa chaleur naturelle ne devienne une chaleur fébrile ; qu'il lui prépare l'air pur du dehors, pour qu'il en puisse faire
l'esprit vital; qu'il le purifie, en le débarrassant de
cette vapeur fumeuse qui l'étoufferait, de même qu'une
fumée trop épaisse peut éteindre le feu (3). Riolan

---

(1) Zacut, *Hist.*, l. 2, hist. 38.
(2) *Loc. cit.*, l. 4, quest. 11.
(3) *Historia anatomica humani corporis*, etc.. ch. 22.

enfin, comparant le cœur humain au paradis terrestre de la Genèse, « de même, nous dit-il, que tout l'univers est parcouru et arrosé par quatre grands fleuves qui sortent du paradis : le Nil, le Gange, le Tigre et l'Euphrate ; de même aussi quatre vaisseaux principaux fonctionnent au service du cœur : deux veines, la veine cave et la veine artérielle (l'artère pulmonaire), et deux artères, l'aorte et l'artère veineuse. Les veines appartiennent au ventricule droit ; la veine cave lui apporte le sang, que la veine artérielle conduit aux poumons.... L'aorte emporte du cœur et distribue dans tout le corps le sang et l'esprit vital. L'artère veineuse a trois usages : elle amène au cœur l'air inspiré, elle emporte dans le poumon les impuretés de l'esprit vital, en même temps qu'elle l'alimente de sang artériel, etc. » (1).

Il est curieux de voir Riolan s'arrêter à de pareilles hypothèses et les préférer à la théorie nouvelle qu'Harvey venait alors de créer. Mais Riolan ne peut, nous dit-il, admettre cette théorie qu'en partie ; il ne veut pas croire que le sang circule à travers les poumons ; il ne suppose pas possible que plusieurs fois par jour le sang parcoure le corps tout entier (2).

Nous voici en effet parvenus à cette belle phase dans l'histoire de la physiologie du cœur, à cette découverte consacrée par le nom d'Harvey, mais préparée, nous devons le reconnaître, par les travaux de plusieurs de ses devanciers.

Le premier de ceux-ci est un médecin théologien

---

(1) Riolan, *Anthropographie*, l. 3, ch. 12.
(2) *Ibid.*, *Sur la circulation du sang.*

du xvi⁰ siècle, Servet. Dans son cinquième livre théolo-
gique, où il traite du Saint-Esprit, Servet nous dit que
trois sortes d'esprits animent notre corps : l'esprit naturel, l'esprit vital et l'esprit animal. Le premier est le
sang, ce sont le foie et les veines qui en sont le réservoir ; le deuxième occupe le cœur et les artères, et le
troisième le cerveau et les nerfs. L'esprit vital est une
sorte de vapeur lumineuse composée des parties les
plus subtiles du sang et de l'air introduit dans les poumons. Le ventricule droit du cœur est sa source, mais
les poumons lui donnent sa perfection ; puis il passe
dans le ventricule gauche, et de là, par l'aorte, dans le
corps tout entier. Voilà bien la circulation pulmonaire.
Mais ce qui circule ainsi, ce qui, par l'intermédiaire
des poumons et du cœur, passe des veines dans les
artères, ce n'est, dans la théorie de Servet, que la
portion du sang la plus pure, et non pas toute la
masse sanguine. Realdo Columbo avait relevé cette
erreur ; il avait établi avec raison que c'est toute la
masse du sang, et non pas seulement l'esprit vital,
qui, en suivant ce trajet, parvient dans le ventricule
gauche. C'était un pas de plus vers la vérité, ce n'é-
tait pas tout cependant, et il restait même encore un
grand pas à faire. Il fallait comprendre comment le
sang circule en dehors du poumon ; comment, dans
le reste du corps, le sang revient des artères aux
veines, et remonte des extrémités jusqu'au cœur. Ce
complément si essentiel de la question, Servet et Columbo le méconnurent complétement, Césalpin l'entrevit, et enfin Harvey sut le saisir et le démontrer ;
Harvey, qu'entouraient encore tant de préjugés et
d'erreurs, et qui, seul contre tous ses contemporains,
reconnut et mit au jour, par des expériences pro-

bantes et par une argumentation victorieuse, ce filon de vérité, que d'autres, comme nous venons de le voir, avaient signalé avant lui, mais qu'ils n'avaient pu faire accepter par leurs contemporains, faute peut-être d'en avoir eux-mêmes dignement apprécié toute la valeur. Harvey vit donc la circulation, non dans quelques parties du corps seulement, mais dans toutes les parties et dans le foie lui-même, où, jusqu'alors, les anatomistes s'étaient égarés, et certes, à tous ces titres, Harvey peut et doit être considéré par la postérité comme le véritable auteur de la découverte de la circulation.

Ce n'est pas que, dans l'œuvre si capitale du médecin de Londres, nous ne rencontrions certains vestiges des théories erronées qui avaient dominé jusqu'alors, et qui régnèrent encore après lui. Ainsi, dans son livre (*De motu cordis et sanguinis in animalibus anatomica exercitatio*), nous retrouvons les fuliginosités des artères, les esprits qui existent dans le sang veineux, et plus abondamment dans le sang artériel, etc.; mais qui pourrait lui reprocher ces concessions à l'autorité des anciens maîtres, quand nous voyons Sénac lui-même, à qui j'ai emprunté quelques traits du résumé qui précède (1), nous parler d'un esprit animal renfermé dans le cœur, esprit animal provenant du cerveau et des nerfs, et qui d'ailleurs n'est sans doute autre chose que ce qu'on devait nommer après lui, que ce que nous nommons aujour-

---

(1) Ce résumé était rédigé quand M. Flourens publia son *Histoire de la découverte de la circulation du sang*. On peut lire dans ce remarquable opuscule certains détails dignes d'intérêt et qui n'ont pu trouver place dans ce chapitre.

d'hui nous-mêmes, non moins hypothétiquement, le
fluide nerveux?

La découverte d'Harvey fut sans contredit une des
découvertes les plus mémorables de notre art, et les
plus fécondes en déductions de toute sorte. Une de
ses conséquences les plus considérables fut le renversement des systèmes d'Aristote et de Galien relativement au foie; relativement à son rôle dans l'hématose, qui, dès lors, allait être attribuée au poumon;
relativement à son importance pathogénique. C'est
même un curieux spectacle que celui de la résistance
passionnée que les galénistes opposèrent à ce dépla-
cement de pouvoir; et on ne s'étonne pas que le souvenir de ces luttes, et je dois plutôt dire leur persistance désespérée, ait inspiré plus tard tant de
piquantes saillies à la verve railleuse des Molière et
des Boileau (1).

Au moyen de l'*esprit animal* dont je parlais tout à
l'heure, Sénac prétend donner la solution d'un problème qui touche de trop près à la circulation du
sang pour que nous n'en disions pas quelques mots :
je veux parler du moteur qui préside aux contractions du cœur. Suivant Sénac, l'impression du sang
à l'intérieur des parois du cœur y produit une irritation qui met en jeu l'esprit animal renfermé dans cet
organe, et ce sont les oscillations de cet esprit animal
qui déterminent les mouvements de diastole et de
systole. J'avoue qu'en présence d'une semblable hypothèse, je m'étonne de voir Sénac reprocher à Vieus-
sens, de Montpellier, comme hypothétique, son système du concours des esprits animaux et de la force

---

(1) Molière, *passim;* Boileau, *Arrêt burlesque.*

élastique des fibres musculeuses du cœur. Est-il plus en droit d'adresser le même reproche à Borelli, qui prétend que les esprits animaux, en se mêlant avec le sang, y excitent une effervescence qui cause les mouvements du cœur, ou à Chirac, qui les attribue à une fermentation causée par une matière acide que le sang verse dans des locules creusées par la nature dans le tissu des fibres du cœur? Au reste, toutes les théories relatives au phénomène dont je ne veux dire ici que quelques mots en passant, ont toujours porté l'empreinte des idées générales contemporaines. Ainsi, comment ne pas reconnaître le cachet de l'iatro-mécanique, ou de l'iatro-chimie, dans ces rêves de Borelli ou de Chirac, ou dans cette hypothèse de Descartes adoptée par plusieurs médecins, alors qu'on eut renoncé au feu concentré qui, suivant les anciens, était la cause des mouvements continuels du cœur? Suivant Descartes, il existe dans le cœur un ferment qui y donne aux humeurs une grande expansion. Aussi, dès qu'une goutte de sang y tombe, elle se raréfie, soulève les parois et donne passage au sang qui remplit les ventricules et s'élance dans les artères, après quoi les parois du cœur retombent.

On conçoit que l'animisme de Stahl avait dû triompher aisément de pareilles doctrines; de Stahl qui, tout en considérant comme stérile la recherche des causes de l'action du cœur, n'en prétendait pas moins l'expliquer par un agent spirituel présidant aux actions spontanées des corps animés, et transformation bien évidente de l'archée de Van Helmont.

Pour les animistes, une âme prévoyante gouverne habituellement et régularise les contractions normales du cœur, comme dans la maladie elle en précipite

les mouvements et en active la réaction, pour atténuer
alors un sang devenu trop épais, pour chasser au
dehors une matière morbifique.

Stahl, dans ce point spécial de sa doctrine, comme
pour l'ensemble de ses idées médicales, n'avait fait
d'ailleurs que revenir aux théories de la médecine
grecque, et notamment à ce principe intelligent
qu'Hippocrate, ainsi que nous l'avons vu dans notre
chapitre précédent, plaçait dans le ventricule gauche
du cœur, d'où il régissait le reste de l'âme.

A partir de l'époque où nous voici arrivés (première moitié du xviiie siècle), l'anatomie et la physiologie du cœur devaient sans doute s'enrichir et se
compléter par de précieux détails, dont l'énumération
ne peut trouver place ici ; mais, quant à son rôle moral, il ne devait aller qu'en s'atténuant de jour en
jour, et les progrès d'une saine métaphysique le voulaient ainsi. Ne devaient-ils pas tendre en effet à abstraire de plus en plus nos facultés pensantes, nos
sentiments, la partie intellectuelle de notre être, de sa
partie sensible et matérielle ? Quel est aujourd'hui, je
ne dirai pas le médecin, mais le philosophe même,
qui place encore dans le centre circulatoire : l'amour,
comme les poëtes grecs et latins ; l'intelligence, comme
Aristote et Pline ; la joie, comme Zacutus Lusitanus ;
la colère même, comme Riolan ?

Et cependant, relativement à l'amour, en 1848,
M. le docteur Rayer a lu devant l'Académie des
sciences un mémoire tendant à établir qu'un certain
nombre d'oiseaux domestiques plus ou moins ardents
pour l'acte reproducteur, tels que le coq, le faisan,
le pigeon et le canard, sont souvent atteints de maladies du cœur ; et il s'est demandé, en présence de

ce fait, s'il existerait quelque relation entre les passions amoureuses et ces lésions ; si l'opinion vulgaire
qui assigne à l'affectivité un siége matériel dans le
cœur, aurait raison contre la phrénologie qui parque
l'amour dans un coin du cerveau (1).

Il me semble que l'observation de M. Rayer doit
suggérer, et aura suggéré sans doute à la plupart
des médecins, une question plus naturelle et plus légitime que celle posée par ce savant, je veux dire la
question de savoir, non pas si le point de départ des
fonctions génitales ne serait pas le cœur, mais si le
point de départ des lésions du cœur ne pourrait pas
être quelquefois l'abus des fonctions génitales.

Le courage, aux yeux de certains de nos physiologistes modernes, serait peut-être à plus juste titre
revendiqué par le cœur. Ainsi MM. Richerand et Bé-
rard, proportionnant cette qualité morale au volume
du cœur, trouvent dans ce rapport *une des preuves
les plus frappantes de l'influence du physique sur le
moral de l'homme* (2). Mais j'avoue que, quant à moi,
cette dernière attribution elle-même est bien loin de
me paraître incontestable. Je ne puis pas croire que
le rôle du cœur dans les actes de courage ne soit pas
un rôle essentiellement secondaire, que le mobile de
tel ou tel des beaux faits d'armes si nombreux dans
nos fastes militaires ne soit pas ailleurs que dans le
centre circulatoire, et que la percussion, ou l'auscultation du cœur puissent nous dire par avance que tel

---

(1) *Voy.* le compte rendu de la séance du 12 juin 1848.

(2) Voy. *Éléments de physiologie*, 10ᵉ édit. 1835, t. 1 p. 465. Il y
a dans la phrase que je viens de citer *influence du moral sur le
physique*. Ce qui précède et ce qui suit prouvent que c'est là un
lapsus calami.

homme est un brave et tel autre un poltron. Au reste, je renvoie au chapitre suivant l'examen plus détaillé de cette question.

Jetons maintenant un coup d'œil rétrospectif sur le vaste terrain que nous venons de parcourir, soit pour en faire sortir quelques utiles déductions, soit même pour en éclairer mieux certains points.

Ce qui me frappe d'abord dans cet historique, c'est la lenteur des progrès de notre art; c'est de voir que, pour le problème de la circulation, la vraie solution, entrevue dès le IIIe siècle avant J.-C., ne fut complétement trouvée qu'au XVIIe de notre ère; que près de vingt siècles s'écoulèrent entre Érasistrate et Harvey.

Ce qui me frappe ensuite dans les théories que nous avons énumérées, et ce qui me paraît en ressortir de plus général, c'est une sorte de curieux antagonisme entre le cœur et le foie, au point de vue de la prédominance de l'un sur l'autre; et surtout l'analogie fonctionnelle de ces deux organes, comme foyers de la chaleur animale, comme siéges de l'hématose, et même, disons-le par avance, de certaines facultés intellectuelles. C'est enfin, au milieu de toutes les luttes que ces questions soulèvent, cette sorte de consensus relativement au cœur comme siége essentiel de la vie, depuis Aristote qui voit en lui, ainsi que son prédécesseur Empédocle, l'organe *primum vivens et ultimum moriens*, jusqu'à Harvey qui le proclame l'*imperator* ou le *rex* de notre économie (1), et qui va même, non-seulement jusqu'à dire que dans

----

(1) *Voy.* sur un manuscrit d'Harvey, dernièrement découvert à Londres, l'*Union médicale* du 22 avril 1851.

le cœur est le *primum vivens*, mais jusqu'à lui attribuer l'action formatrice du reste de l'organisme, jusqu'à prétendre que l'animal ne date que de l'apparition des mouvements de cet organe.

Il y avait là, comme dans le *primum vivens* lui-même des anciens, une exagération que l'embryologie moderne ne devait pas ratifier. Sans doute un des premiers appareils de notre économie vivante est ce cercle veineux qui se forme autour de la cicatricule et au centre duquel on ne tarde pas à distinguer un point *pulsatil* qui sera le cœur, mais dès lors, dès cette époque si rudimentaire de la vie, d'autres organes coexistent et déjà même présentent un degré de formation aussi avancé.

Puis-je toucher à cette question d'embryogénie, sans rappeler, au moins en passant et comme nouvel exemple d'antagonisme, ou de balancement entre le foie et le cœur, les ingénieuses considérations de M. Serres sur la loi d'équilibration des organismes, sur ces déplacements successifs de l'action formatrice qui du cœur se porte au foie, et qui, dans une autre période de la vie embryonnaire, du foie se reporte au cœur (1)? Puis-je encore ne pas saisir cette occasion toute naturelle de faire observer que, si c'est aujourd'hui une loi généralement admise que, dans la nature, les organismes vont se décomposant et se fractionnant de plus en plus à mesure qu'on descend l'échelle des êtres, le cœur est un des organes qui nous montrent le mieux la justesse de cette loi, le cœur si compliqué chez l'homme, compliqué encore

----

(1) *Voy.* Serres, *Anatomie transcendante*, t. 1.

chez les mammifères et les oiseaux, puis se décomposant graduellement, à mesure que nous descendons chez les reptiles et chez les poissons, de manière à n'être plus, chez les annélides, chez les insectes, et chez quelques crustacés, qu'un canal dont la structure musculeuse peut même alors être mise en question.

Une autre loi du même ordre, c'est que, dans son développement, tel organisme qui plus tard sera compliqué commence par être simple; de telle sorte que, dans les premiers temps de leurs formations, les animaux supérieurs correspondent aux inférieurs; de telle sorte encore que, chez l'homme lui-même, les organismes, en se développant pendant la vie embryonnaire, traversent successivement et momentanément les états que ces mêmes organismes nous présentent fixes et permanents dans les familles, dans les genres, dans les classes, qui constituent l'échelonnement du règne animal.

Le cœur encore nous prouve parfaitement la vérité de cette loi; le cœur qui, chez le jeune embryon humain, nous représente exactement et par sa structure et par sa forme, la forme et la structure du cœur chez les insectes, chez les annélides et chez certains crustacés; le cœur qui, dans les périodes suivantes, nous offrira successivement la disposition du cœur des invertébrés, puis des reptiles (1) et des ophidiens, démontrant ainsi, mieux que tout autre organe, que l'organogénie de l'homme est en petit la répétition de l'organogénie des animaux, que la constitution de

---

(1) *Voy.* dans le t. 1 des *Mémoires de la Société de biologie* l'observation tératologique d'un cœur humain n'ayant qu'un ventricule, analogue par conséquent aux cœurs des reptiles.

l'homme est bien ce petit monde, ce *microcosme*, déjà entrevu par les anciens philosophes (1).

Cette étude comparative du cœur chez les animaux et chez l'homme, m'amène à me demander si de l'homme à l'homme lui-même, si, au point de vue ethnographique, le cœur ne nous offre rien à noter. Et d'abord, le cœur en général a des dimensions un peu moindres chez la femme que chez l'homme. M. Bizot a établi ce fait, que M. Bouillaud avait déjà observé (2). Larrey qui, plus que tout autre, suivant la remarque du docteur Hollard (3), a professé la supériorité de la race arabe sur toutes les autres races, cite entre autres preuves le volume proportionnel du cœur chez les Arabes (4). M. Serres enseigne dans ses leçons que l'Éthiopien a le cœur situé plus bas que le Caucasien, et cette circonstance, qui lui paraît en rapport avec la brièveté du cou, aurait pour but d'atténuer les dangers de l'afflux du sang vers le cerveau. Enfin, contrairement aux conclusions du docteur Bizot, M. Bouillaud établit que, toutes choses égales d'ailleurs, le volume du cœur est en général directement proportionnel à la taille des sujets (5).

Voilà, si je ne me trompe, tout ce que la science nous donne aujourd'hui de renseignements relatifs à ce détail d'anthropologie comparée, qui n'a été encore, on peut l'avouer, qu'imparfaitement étudié.

---

(1) *Voy.* Geoffroy Saint-Hilaire, *Théorie des analog.;* Serres, *Anatomie transcend.*, etc.

(2) *Voy* Bouillaud, *Maladies du cœur*, t. 1, p. 84.

(3) *De l'homme*, p. 117.

(4) *Voy. Comptes rendus de l'Acad. des sciences*, t. 6, p. 771 sq.

(5) *Maladies du cœur*, t. 1, p. 86.

CHAPITRE III.

DES PRINCIPALES LÉSIONS PATHOLOGIQUES, MANIÈRES D'ÊTRE MORBIDES, ET ANOMALIES DIVERSES, ATTRIBUÉES AU CŒUR PAR LES ANCIENS.

Le cœur, nous venons de le voir, n'est point dans notre économie le premier organe qu'anime la vie, la première manifestation de l'existence, *primum vivens*, pas plus qu'il n'est toujours, rigoureusement parlant, l'*ultimum moriens* d'Aristote (1). Mais, les ressorts de notre organisation une fois en jeu, on peut dire qu'il fait partie intégrante de ce que nos physiologistes modernes ont nommé le trépied vital. Le cerveau, le cœur et le poumon, sont pour eux, en effet, les trois siéges essentiels de la vie ; et de ces trois organes, le cœur est certainement le principal, il est, du moins, comme le rouage capital et dominant, celui de qui dépendent les grands actes de la nutrition, si bien analysés par la physiologie moderne, et cet admirable mécanisme dans lequel M. Cl. Bernard a su rendre au foie la place qui lui appartient, et que les anciens avaient pressentie, sous l'inspiration plutôt du dérangement de ses fonctions, que de leur exercice normal (2).

---

(1) *De gener. animal.*, l. 2, ch. 6.

(2) Aux trois organes que je nommais tout à l'heure, les anciens ajoutaient le foie : *Cerebrum, cor, pulmones, jecur, hæc enim sunt domicilia vitæ* (Cicéron, *De nat. Deor*, l. 1, ch. 35). N'y avait-il pas dans cette addition d'un organe plus souvent malade en Orient qu'en Europe, comme un souvenir du berceau de l'humanité?

« Le cœur, nous dit M. Cl. Bernard, lance le sang dans le poumon, qu'il détermine ainsi à agir. L'acte de combustion qui constitue la respiration éveille à son tour une autre fonction destinée à fournir les matériaux de cette combustion, c'est la sécrétion du sucre dans le foie aux dépens du fluide alimentaire, amené dans cette glande par la veine porte et dont les reins éliminent les résidus. Il y a donc action du cœur sur le poumon, réaction du poumon sur le foie, réaction du foie sur les reins. C'est du cœur que part tout ce mouvement, c'est le cœur qui est le principe de la vie, etc. » (1).

Cette prééminence du centre circulatoire, les médecins de l'antiquité et ceux des temps ultérieurs l'avaient reconnue, pour la plupart; mais ils n'avaient pu en saisir, ni en interpréter sainement, les conditions; et de là cette lenteur de leurs progrès, lenteur plus notable encore, et plus prolongée peut-être, sur le terrain de la pathologie du cœur, que sur celui de sa physiologie. Chose singulière, ce fut cette notion elle-même, exacte et vraie cependant, de la prééminence du cœur, au point de vue de ses fonctions, qui enraya, et qui devait même, comme immobiliser, les observateurs dans leur étude du cœur, au point de vue de ses maladies; et je ne doute pas que cette cause n'ait été aussi puissante, à cet effet, que celle indiquée par Corvisart et Morgagni (2). La haute opinion

---

(1) Voy. *Leçons au Collége de France rédigées par M. Fauconneau Dufresne*, in *Union médic.*, tome 7, n° 88.

(2) Morgagni se demande comment il se peut que des affections aussi fréquentes que les anévrismes du cœur n'aient point été mentionnées par les anciens médecins; comment Galien, Paul d'Égine, Oribase, Aetius, Actuarius et Avicenne n'ont rien

qu'on avait du cœur, ce *viscus nobilissimum,* ce *soleil du corps humain*, etc. , excluait jusqu'à la possibilité qu'un pareil organe fût gravement, ou du moins fût longtemps malade. Le cœur est, pour Paracelse, le soleil de notre microcosme, *cor est sol in microcosmo* (1). Or, « de même, nous dit Riolan, que le soleil du monde ne peut subir ni altération dans sa nature, ni arrêt dans son mouvement, de même le cœur ne peut être affecté de longs désordres, ou de graves maladies » (2). Quelques voix isolées avaient bien protesté déjà contre cette erreur : ainsi, Laurent, médecin d'Henri IV, qui s'attache à démontrer, contre l'avis, dit-il, des plus graves observateurs, *gravissimorum virorum*, que le cœur est susceptible de toutes les maladies, *omnes affectus tolerat;* ainsi Zacutus Lusitanus et, chez les anciens, Cœlius Aurelianus (3); mais le plus grand nombre soutenait la thèse opposée; ainsi, toute l'école arabe pour le moyen âge, et, bien avant elle, Aristote et Hippocrate. « *Cor solum viscerum atque omnium par-*

---

dit des anévrismes du cœur et de ses gros vaisseaux. La cause de ce profond silence est, dit-il, que les animaux qu'on avait coutume de disséquer alors à la place des corps humains, sont rarement attaqués de maladies de cette espèce (27ᵉ *lettre*). Corvisart ne voit pas non plus d'autre raison de ce fait, que l'ignorance forcée de l'anatomie humaine qui se prolongea jusqu'à la Renaissance (Corvisart, *Discours préliminaire*).

(1) *De pestilitate*, Tractatus primus.

(2) *Anthropograph.*, l. 3, ch. 12.

(3) Suivant Zacutus, Galien aussi aurait prétendu que le cœur peut subir, sans que mort s'ensuive, des abcès, de graves affections, *validas intemperies*, et toutes les maladies. Zacutus ne dit pas dans quel passage il a trouvé cette assertion ; quant à moi, je lis dans le Traité de Galien : *De laborantium locorum notitiâ* (l. 1, ch. 5.), cette phrase bien différente : *Fieri non potest ut cor abscessum sustineat.*

tium corporis nullum vitium patitur grave » avait dit Aristote (1). Hippocrate n'avait pas été moins formel : « *Cor ita solidum ac densum est, ut ab humore non ægro-tet, propterea nullus morbus in corde oritur* » (2).

En présence de pareilles assertions, on comprend que l'anatomie pathologique du cœur soit demeurée aussi longtemps stationnaire, malgré les fréquents démentis qu'adressaient à cette prétendue loi, soit certaines morts dont les phénomènes précurseurs, ou la soudaineté, nous paraissent aujourd'hui signaler l'existence de graves et anciennes lésions du cœur ou de ses gros vaisseaux, et que parfois même les contemporains expliquèrent ainsi (3) ; soit surtout la croyance à tels ou tels désordres plus ou moins mal observés ou mal compris, mais qui de tout temps passèrent pour appartenir au cœur (4). Jetons un rapide coup

---

(1) *De part. animal.*, l. 3, ch. 4.

(2) *De morb.*, l. 4, num. 16.

(3) Pour ne donner ici que quelques-uns des noms qui pourraient figurer dans ce nécrologe, je citerai l'empereur romain Adrien, empereur débauché, *hydropique*, impatient, désirant la mort, et qui succomba tout à coup après un repas trop copieux ; Attila, roi des Huns, qui, s'il ne fut pas tué par sa dernière femme, comme M. Am. Thierry incline à le supposer, me paraît être mort d'un anévrisme *in coïtu* ; Alexandre, empereur d'Orient, mort, nous dit l'histoire, de la rupture de quelques gros vaisseaux ; puis, plus près de nous, bien que je ne veuille pas dépasser dans cette revue les premières années du xvıı^e siècle, le roi de Suède Gustave-Adolphe, dont le cœur offrit à l'autopsie le poids énorme de plus d'une livre et demie ; la reine Marie de Médicis et le pape Urbain VIII, dont les cœurs présentèrent des ossifications, etc.

(4) Exemple : l'hypertrophie du cœur et les anévrismes des gros vaisseaux que des médecins considérables (qu'il me suffise de nommer Morgagni) ont attribués à l'influence d'affections morales. Faut-il s'étonner dès lors qu'un homme du monde, nous racontant que le cœur de Marie de Médicis pesait de deux à trois

d'œil sur quelques-uns de ces désordres, et tâchons
de discerner, au flambeau des connaissances actuelles, ce qu'il y a de vrai et d'acceptable dans cette
sorte d'histoire, souvent légendaire, de l'anatomie
pathologique du cœur.

Si nous en croyons Pline, les rois d'Égypte faisaient faire des recherches cadavériques pour éclairer
l'étude des maladies, et on aurait constaté ainsi la
phthiriase du cœur : *Quando phthiriasin cordi intus
inhærentem non alio potuisse depelli compertum sit in
Ægypto, regibus corpora mortuorum ad scrutandos
morbos insecantibus* (1). Il est aisé de voir que cette
phthiriase, ou éruption pédiculaire, affection, il est
vrai, plus commune alors que de nos jours, n'en
était pas moins dans l'espèce, c'est-à-dire au cœur,
une maladie imaginaire, mais dont la supposition
était fondée sans doute sur l'existence d'ulcérations à l'intérieur de cet organe, que, faute de connaître alors l'endocardite et ses suites, on attribuait
à la présence de parasites internes.

Pas de doute, en effet, que ces ulcérations, qui ne
sont pas très-rares dans nos autopsies, n'aient pu
exister dès lors, et que, si les recherches dont Pline
nous parle ont été faites réellement, ces ulcérations,
en s'offrant aux anatomistes égyptiens, n'aient dû les
frapper aussi vivement que plus tard, à l'époque où

---

livres, ajoute la réflexion suivante : «Peut-être que les chagrins
et les afflictions de cette malheureuse princesse n'avaient pas
peu contribué à lui grossir le cœur, au moins est-ce le pro-
verbe, qui n'est pas fondé sur rien, que les gens outragés ont le
cœur gros » (Bonaventure d'Argone, *Mélanges d'hist. et de lit-
térat.*, tome 1, p. 70.

(1) L. 19, ch. 26.

chez nous se ralluma le flambeau des études nécroscopiques, elles frappèrent nos anatomistes modernes (1).

J'en dirai autant des végétations, *carunculæ cordis*, des caillots dans le cœur, dont les configurations diverses, quelquefois bizarres, vermiformes, durent suggérer les interprétations les plus étranges et faire admettre, par exemple, la présence de ces vers dans le cœur dont nous parlent surtout nos anatomistes des XVIe et XVIIe siècles (2).

Les ossifications et l'état crétacé des orifices du cœur tiennent aussi une place notable dans cette histoire. De là, sans doute, ces *calculs* que Laurent trouva dans le cœur d'une femme (3), et ceux que nous cite Zacut. Lusitanus (4). De là cet os, *ossiculum*, qui existait à la racine de l'aorte chez le président de Nicolaï, vieillard octogénaire, et dans le cœur de Marie de Médicis, et que Riolan compare à la substance osseuse qu'il dit avoir observée à l'orifice de l'aorte chez le cerf. Il cite, à propos de cette dernière observation, Albert le Grand, qui a vu cette même substance osseuse chez le cerf, chez un grand nombre d'autres animaux et chez l'homme. Il cite aussi Aristote, d'après lequel Galien avait répété qu'il existe un os dans le cœur des grands animaux, *stabilimentum quoddam et quasi sedes cordis* (Galien, ch. 19). On sait aujourd'hui qu'en effet on trouve quelquefois un ou plusieurs noyaux osseux dans la cloison interventri-

---

(1) *Voy*. en particulier dans le *Sepulchretum* de Bonnet, *Tabes ab ulceribus cordis*, etc.

(2) *Voy*. Zacut. Lusitanus, tome 2; Schenckius, liv. 2; *Éphémérides des cur. de la nat.*, etc.

(3) L. 9, quest. 18.

(4) *Loc. cit.*

culaire, près de l'origine de l'aorte, chez certains herbivores et surtout chez des pachydermes, des solipèdes et des ruminants ; qu'on en trouve même aussi dans d'autres classes, ainsi dans le cœur des chéloniens ; mais cette matière osseuse, qui est normale chez ces derniers seulement, est accidentelle chez tous les autres (1), et elle y est due sans doute aux mêmes causes morbides que chez l'homme, pour lequel cependant, suivant la remarque de Haller, elle n'est effacée des catalogues ostéologiques que depuis Vésale et Ingrassias (2).

Que dirons - nous des poils du cœur? Dans les écrits des anciens, qui nous en parlent assez souvent, c'est là plutôt une anomalie de bon augure qu'une lésion pathologique. J'ai dit plus haut que les Athéniens et les Lacédémoniens, suivant Pline, devenus enfin maîtres d'Aristomène le Messénien, avaient demandé à son cœur le secret du courage et de l'habileté dont il avait fourni de nombreuses preuves. Ce secret, ils crurent l'avoir trouvé dans ce fait, que le cœur d'Aristomène était hérissé de poils, *hirsutum* (3). Même cœur poilu chez Léonidas, à qui Xerxès avait fait arracher le cœur, si nous en croyons Aristide dans son premier livre de l'*Histoire de Perse*. Même cœur, d'après Suidas, chez Hermogène, rhéteur grec qui s'était fait remarquer par la précocité de son éloquence.

L'histoire moderne, bien entendu, devait avoir ses analogues à cet égard, et on peut voir dans Schenc-

----

(1) *Voy*. Cuvier, *Anatomie comparée*, 2ᵉ édit., tome 6, p. 292.
(2) *Voy*. Haller, l. 4, sect. 3, § 18.
(3) *Voy*. Pline, l. XI, ch. 37.

kius, professeur à Iéna au xviie siècle, la citation de
plusieurs brigands célèbres chez qui le cœur fut aussi
trouvé plus ou moins velu.

Pour peu qu'on ait quelque habitude des autopsies
du cœur, on voit tout de suite que ces faits ne sont
autre chose que des exemples de ces péricardites où,
comme dit Haller, *liquor pericardii in fila laminasque
abit, et cordi adhærescit, ut omnino pilosum videa-
tur* (1). Je ne m'arrêterai pas davantage sur ce point.

Le volume du cœur est encore une de ces particularités dont l'appréciation a été différente chez les
anciens de ce qu'elle est aujourd'hui. Disons-le tout
de suite, depuis que les travaux des observateurs modernes nous ont donné les limites de l'état normal du
cœur ; depuis que Laënnec, par une comparaison
généralement adoptée, nous a habitués à ramener,
à peu de chose près, son volume à celui du poing de
l'individu ; depuis que M. Bouillaud a précisé le
poids de cet organe d'une manière plus exacte qu'on
ne l'avait fait jusqu'à lui, nous avons des mesures
positives au delà et en deçà desquelles il y a pour
nous : hypertrophie dans le premier cas, atrophie
dans le second, état morbide dans l'un comme dans
l'autre. Quant au courage, si la nature même des
actes qui constituent ses principales manifestations
suppose le plus ordinairement un cœur sain, énergique, ou du moins bien constitué, ce sont là, sans
aucun doute, des conditions secondaires, et qui, quoi
qu'en dise une expression consacrée plutôt par la
routine et par les traditions de l'antiquité que par

---

(1) Haller, l. 4, sect. 1, § 22.

une rigoureuse philosophie, seraient insuffisantes par
elles seules à faire un *homme de cœur*. Les anciens en
jugeaient autrement, et, chose assez singulière, le
rapport entre le volume du cœur et le courage était
à leurs yeux un rapport inverse. L'interprétation de
ce rapport est même assez curieuse dans Aristote :
« C'est qu'il en est du cœur, nous dit Aristote, comme
d'une chambre dans laquelle une même quantité de
feu donne moins de chaleur si elle est grande que si
elle est petite (1). » Pline répète que « hardis et courageux sont les animaux qui ont le cœur petit, timides et craintifs ceux qui l'ont très-gros (2). » Nos
anatomistes de la Renaissance adoptèrent en général
cette théorie. Riolan nous cite à l'appui l'exemple
d'un audacieux brigand dont le cœur était très-petit
et dur comme un cartilage (3), et il aurait pu, comme
contre-partie de cette *preuve*, en rapprocher Philippe II, roi d'Espagne, le plus lâche des tyrans, qui,
de même que son cruel duc d'Albe, avait le cœur
énorme, selon la remarque de ceux qui furent chargés de les embaumer (4). Cependant ces prétendues observations devaient trouver des contradicteurs. Ainsi
Bartholin, pour démontrer qu'un cœur volumineux
n'est pas toujours l'attribut de la timidité, allègue le
fait d'un homme très-hardi et dont le cœur était des

---

(1) *De part. animal.*, l. 3, cap. 4. Ce que, dans ce passage,
Aristote dit du cœur, Galien apparemment devait le penser aussi
du foie. Car, suivant lui, chez les animaux timides, ainsi chez le
lièvre, le foie est remarquable par son grand développement.
(*Voy.* Galien, *De administrationibus anatomicis.*)

(2) **L. XI**, ch. 37.

(3) *Anthropograph.*, l. 3, ch. 12.

(4) Voy. *Encyclop. mod.*, article *Cœur*.

plus développés, *cor vastum* (1); ainsi, quand on ouvrit le corps du maréchal de Turenne, on observa que son cœur ne différait pas d'un cœur normal (2).

On comprend, au reste, que le rapport direct entre les proportions du cœur et celles du courage dut être plus volontiers et plus généralement accueilli que le rapport inverse. Un *grand cœur* est encore aujourd'hui chez nous, comme chez les Américains du Nord, ainsi que nous l'avons vu, synonyme d'un grand courage, plutôt que d'une grande lâcheté. Nous avons cité même un physiologiste moderne, M. Richerand, comme ayant prétendu donner à ce dicton populaire une sorte de consécration scientifique. Et ce préjugé, répandu ainsi en dépit de la science d'autrefois, date de loin apparemment. Brantôme nous raconte que *dans les vieux romans* (3) on appelait le frère de M. de la Palice « le petit lyon rempli d'un grand cœur, encore, ajoute-t-il, que les anatomistes et médecins disent que le petit cœur est meilleur en un homme que le grand ; aussi le lyon l'a très-petit, et non si grand que les autres animaux. »

Cette assertion, relative au cœur du lion, et que Brantôme empruntait aux naturalistes de son temps, est encore inexacte, comme la proposition contraire,

---

(1) Cent. 4, *Hist. anat.* 6.

(2) *Mélanges d'hist. et de littér.*, par Vigneul Marville, t. 1, p. 70.

(3) J'ai sous les yeux l'extrait d'un ms. de Bertolais, trouvère qui vivait à Cambrai dans les premières années du xi° siècle, et j'y vois que, pour apprécier le courage de deux guerriers morts en combattant, on compare leurs cœurs, et que l'un des deux est *petit comme celui d'un enfant*, et l'autre *aussi grand que celui d'un taureau.*

qui fut elle-même soutenue à son tour (1). Le cœur
du lion n'a rien de notable, quant à son volume ; tout
au plus, peut-être, doit-on y remarquer l'épaisseur
de la couche graisseuse qui l'enveloppe. Pour m'en
assurer, j'ai mis le cœur d'un ours de notre Musée
d'anatomie comparée à côté de deux cœurs de lions,
et le premier m'a paru beaucoup plus volumineux relativement. J'ajoute que M. Laurillard, et chacun sait
quels étaient son expérience et son savoir sur ces
questions, m'avait affirmé que le cœur du lion ne lui
avait jamais rien offert de bien remarquable sous le
rapport du volume.

J'ai cru devoir m'arrêter un instant sur ces détails,
en raison de l'habitude si ancienne et si commune
d'emprunter au lion, et souvent même au cœur du
lion, l'expression du courage. Hésiode appelle
Achille θυμολέοντα (2). Homère donne le même nom à
Hercule (3). *Cœur de lion*, avec le sens dont nous parlons, et que lui donnent nos littératures européennes,
se retrouve dans toutes les littératures orientales,
sauf peut-être la littérature malaise (4). En hindoustani, *chet-singh* signifie mot à mot *cœur de lion*,
et a la même valeur, lisons-nous dans le dictionnaire

---

(1) *Voy.* Vigneul Marville, *loc. cit.*

(2) *Théogonie*, v. 107.

(3) *Hymnes d'Homère*, hymne 15 de l'édition Dugas-Montbel.

(4) Le général hollandais Michiels avait pris part à un grand
nombre de combats dans les Indes. Intrépide, aventureux, les
Malais lui avaient donné le surnom de *Kornel madjang, Colonel
au cœur de tigre*. En l'absence du lion, inconnu dans la Malaisie,
le tigre est devenu pour la population de l'archipel Indien l'emblème du courage, et non pas celui de la férocité. (*Souvenirs
d'une station dans les mers de l'Indo-Chine*, par Jurien de la
Gravière, *Revue des Deux-Mondes* du 1ᵉʳ janvier 1853, p. 64.)

anglais de Gilchrist, que notre surnom du roi Richard. La Bible elle-même, comme pour nous prouver que chez les Hébreux le cœur ne resta pas toujours et absolument étranger au courage, nous dit quelque part : *Alors les plus braves d'entre vos gens, ceux qui ont un cœur de lion*, etc. (1).

L'universalité de ce point de comparaison tient sans doute à ce fait bien connu, que le lion était jadis répandu dans tout l'ancien monde, et à l'idée un peu trop flatteuse qu'on a toujours eue du courage de cet animal. Disons-le, pour terminer cette digression, cette idée, qui s'est reproduite jusque sous la plume élégante de Buffon, était encore une idée fausse. On sait aujourd'hui, et M. Isid. Geoffroy-Saint-Hilaire le démontre dans ses leçons, que le *roi des animaux* est loin d'en être le plus brave.

Nous avons vu tout à l'heure que, pour Aristote et par conséquent pour un bon nombre de ses successeurs, le courage, non-seulement siégeait au cœur, mais encore avait sa cause dans la chaleur de cet organe. Cette chaleur du cœur joue un rôle bien plus considérable encore aux yeux de la plupart des pathologistes de l'antiquité, dans l'interprétation de l'état morbide le plus fréquent peut-être de tous ceux qui figurent dans nos cadres nosologiques, de cet état morbide dont les diverses manières d'être constituent, suivant Sydenham, les deux tiers des maladies. On comprend que je veux parler de la fièvre. Certes, je ne vais pas entreprendre de faire ici l'histoire de la fièvre. Cette histoire m'entraînerait bien au delà des limites de mon sujet. Mais, sans en

---

(1) 2 *Reg.* 17, 10.

sortir, je veux signaler, aussi brièvement que possible, la part qui revient au cœur dans cette question, au point de vue, soit de sa chaleur, soit de
quelques autres des conditions qui lui ont été attribuées, ou qu'on lui attribue même encore aujourd'hui.

La fièvre était appelée par les Grecs πυρετός, de πῦρ,
feu, et ce feu, c'est surtout au cœur qu'il avait son
point de départ. La fièvre, pour Hippocrate, est une
violente effervescence du sang et des humeurs, et à
défaut des signes fournis par le pouls, et que Praxagoras de Cos devait découvrir, c'est en appliquant la
main sur l'abdomen et la poitrine que le père de la
médecine constatait l'état fébrile. Après l'École dog-
matique, fondée par les successeurs d'Hippocrate, et
à laquelle appartint Platon, vient le stoïcisme qui,
ainsi que nous l'avons vu plus haut, devait expliquer
l'organisation du monde et le développement du corps
humain par le feu, sorte d'âme universelle, d'esprit
ou de πνεῦμα. De là le pneumato-humorisme d'Érasistrate d'Alexandrie. Pour lui, le *pneuma* parcourt les
artères, le sang parcourt les veines, et comme ces
deux ordres de vaisseaux se touchent par leurs em-
bouchures, si une cause violente vient à pousser le
sang des veines dans les artères, le *pneuma*, qui arrive
du cœur, rencontre cet obstacle, est gêné dans son
mouvement, et la fièvre s'allume; si même le sang a
été poussé assez avant pour se mélanger à ce principe
igné, l'inflammation en résulte. Celse devait reprocher à Érasistrate d'avoir dit même qu'il n'y a guère
de fièvres sans inflammation. C'est là un tort dont
certains de nos observateurs modernes devaient se
charger de l'absoudre.

Je passe l'empirisme et le méthodisme, qui ne nous

offrent rien de notable, à notre point de vue, pour arriver à la doctrine d'Athénée. Suivant Athénée, le principe général, universel, qui, chez l'homme malade,
reçoit les premières atteintes des causes morbifiques,
est un esprit, ou *pneuma*. C'est lui qui nous exprime sa
souffrance par l'état du pouls, lequel n'est autre chose
que le résultat d'un mouvement, d'une dilatation de
ce *pneuma* contenu dans les artères et dans le cœur.

Le rôle de la chaleur reparaît ensuite dans les théories de Galien. Le pouls, selon lui, sert à entretenir
la chaleur, à attirer de l'air froid dans le cœur. La
chaleur est-elle fixée dans les esprits qui circulent au
moyen des artères, il y a fièvre éphémère. Est-ce
dans le cœur, il y a fièvre hectique.

Mêmes théories, à peu de chose près, chez les
Arabistes. Pour Avicenne, la fièvre est une chaleur
étrangère allumée dans le cœur, et qui, de là, se répand dans tout le corps, par les artères et par les
veines, au moyen des esprits et du sang.

Nous avons déjà vu plus d'une fois que le moyen
âge proprement dit ne fut, médicalement, que l'écho
des siècles qui le précédèrent. En voici une nouvelle
preuve : Gilbert d'Angleterre, qui vivait au xiii° siècle,
nous donne de la fièvre la définition suivante : « C'est
une chaleur contre nature qui part du cœur, se propage
dans les artères et trouble les fonctions du corps. »

Rien qui nous intéresse dans les deux siècles suivants. Au xvi°, décadence de Galien et retour aux
principes d'Hippocrate. Ce sont ces principes que
nous retrouvons en grande partie dans Horace Au-
genio, auteur d'un abrégé de la médecine du xvi° siècle, qui fixe le siége de la fièvre dans le cœur, et lui
assigne, pour cause principale, une chaleur contre

nature, chaleur pouvant résulter, ou de l'augmentation de la chaleur naturelle, ou de l'altération des humeurs par des vapeurs putrides.

Cependant les années ultérieures et les systèmes médicaux qu'elles virent éclore atténuèrent pour un temps ce rôle pyrétogénique du centre circulatoire. L'iatro-chimisme, dont Paracelse fut le père, l'animisme lui-même enfanté par Van-Helmont, tout en respectant l'importance physiologique du cœur, appelèrent ailleurs l'attention des pyrétologistes. On sait, en effet, que ce n'est plus dans le cœur, mais dans l'estomac, que Van-Helmont fait résider cette maîtresse archée, dont la frayeur ou l'ébranlement constitue le frisson précurseur de la fièvre, dont les mouvements désordonnés constituent la fièvre elle-même. Tous les médecins ne voient alors dans nos humeurs que fermentation ou décomposition chimiques. Chose étonnante, malgré la découverte d'Harvey, dont Richard Lower devait si bien développer les conséquences pathologiques (1) ; malgré les efforts de Bartholin pour substituer, en pathologie, le cœur au foie, on s'obstine à trouver dans la fièvre, tantôt une lutte entre l'esprit vital et la maladie (Thomas Campanella) ; tantôt la combustion du sel, du soufre ou du tartre de Paracelse (Pierre Poterius, 1645), etc.

Bientôt pourtant l'iatro-chimisme cède la place à une tout autre doctrine, fille des sciences mathématiques et mécaniques : Borelli fonde la secte mécanico-mathématique, ou celle des iatro-mécaniciens, et alors le cœur, dont Sténon vient de démontrer la

____

(1) Voy. *Tractatus de corde*, Amsterdam, 1671.

structure musculaire, ne tarde pas à reparaître sur la scène. Suivant Borelli, ce n'est plus l'altération du sang qui produit la fièvre, c'est le fluide nerveux qui, devenu âcre, va irriter le cœur.

Les solidistes qui suivirent les iatro-mécaniciens tenaient trop de compte des contractions de la fibre animale pour ne pas prêter au cœur un rôle important dans la fièvre. Si nous consultons Hoffmann, qui fut un solidiste plus pur que Boerhaave, il nous dira que la fièvre est une affection spasmodique des systèmes nerveux et vasculaire, avec action sur les parties nerveuses d'une cause irritante, qui en détermine la contraction. De cette contraction résulte le reflux des fluides vers l'intérieur; puis, par l'accroissement de la force du cœur et des artères, une réaction vive qui reporte ces fluides au dehors.

Ce jeu des organes dont nous parlons, l'animisme de Stahl devait l'adopter et le consacrer à son tour, mais en lui assignant une place secondaire. La fièvre, dans les idées de Stahl, n'est autre chose qu'une réaction générale, ayant pour agents le cœur et les centres nerveux, réaction intelligente et non pas purement mécanique et aveugle, développée sous l'influence de l'âme et tendant vers un but commun, la conservation du corps.

Le vitalisme germanique de Stahl fut vaincu, moins peut-être par le solidisme, son congénère et son compatriote, que par un tout autre adversaire, et qui, né avant lui, allait pourtant lui survivre, je veux parler de l'humorisme. Disons pourtant, à propos de l'humorisme, ce que nous aurions pu dire des différents autres systèmes, que la dénomination du système s'applique plutôt au fond qu'aux accessoires, lesquels présentent en général comme un certain reflet des doctrines contemporaines et quelquefois même rivales. Nous le prouverions aisément, pour l'humorisme en particulier, en y montrant des traces, ou de vitalisme, ou de chimisme, ou même de solidisme. Ne nous étonnons donc pas si, dans Sydenham, nous ne voyons rien de neuf à prendre pour le sujet qui nous occupe, si nous trouvons dans l'Hippocrate anglais la définition suivante de la fièvre : *Naturæ instrumentum, quo partes impuras a puris secernat.*

L'humorisme dont nous venons de parler prédomina pendant tout le siècle qui suivit celui de Sydenham. Mais le solidisme n'était pas mort, et un rejeton auquel il avait donné naissance, l'irritabilité de Haller, devait modifier une fois encore la pyrétologie, disons mieux, devait imprimer une forme un peu différente à des théories déjà émises. Qu'était la fièvre pour Hoffmann ? un reflux du sang vers l'intérieur, par suite du spasme des systèmes nerveux et vasculaires, puis une réaction du cœur et des artères. Qu'est la fièvre pour Cullen ? Une accélération des contractions du cœur, ayant pour but de rétablir l'énergie du cerveau et des petits vaisseaux de la surface du corps, dont certaines puissances sédatives ont affaibli l'irritabilité. C'est donc ici encore une réaction du centre circulatoire vers la périphérie. Pour Junker, c'est une exaltation de l'irritabilité du cœur et des vaisseaux. Pour Stoll lui-même, bien plus humoriste que solidiste, la cause de la fièvre est l'accroissement de l'irritabilité du cœur et des artères. Qui ne voit là le point de départ de cette idée de Broussais, que la fièvre n'est que le résultat d'une irritation du cœur, soit primitive, soit sympathique.

irritation qui elle-même n'est autre chose qu'une augmentation de l'irritabilité normale du cœur? Qui ne sait enfin que M. Bouillaud, étendant aux vaisseaux l'irritation concentrée dans le cœur par Broussais, considère la fièvre inflammatoire comme une inflammation du cœur et des vaisseaux, comme une angiocardite?

Bien des réflexions assurément pourraient nous être suggérées par le nouveau point de vue sous lequel nous venons d'envisager le cœur; mais je ne suis et ne veux être ici qu'historien, et j'ai hâte d'achever cette étude des lésions vraies ou fausses du cœur par l'énumération des quelques désordres qui me restent encore à indiquer.

Ces désordres, je le dis par avance, sont tous purement imaginaires, et leurs contrastes, soit entre eux, soit relativement aux diverses manières d'être du cœur que nous venons de passer en revue, pourraient nous démontrer qu'à propos de cet organe l'imagination des médecins a comme pris à tâche d'épuiser toutes ses ressources. Dans la fièvre, nous venons de le voir, le cœur avait été considéré comme péchant par excès de chaleur. Voici certaines circonstances, ainsi le sommeil, ainsi surtout la syncope et la frayeur, si nous en croyons Zacutus Lusitanus (1. 6, quest. 5), où le cœur au contraire est moins chaud que d'habitude. Il y a alors, nous dit Zacutus, en s'appuyant cette fois encore sur *le maître Galien*, retrait de la chaleur animale vers le cerveau. D'autres fois, ce sont les esprits animaux qui abandonnent le cœur et le laissent dans un tel épuisement à cet égard, qu'une mort soudaine peut en être la conséquence. Rabelais explique de cette façon la mort

subite par excès de joie. Il en résulte que « le cuœur
est interiorement espars, et patit manifeste résolution
des esperitz vitaulx ; » et il ajoute que, d'après Avicenne, le safran lui-même « tant esiouyt le cuœur
qu'il le despouille de vie, si on en prend en dose ex-
cessifue, par résolution et dilatation superflue (1). »

Cette prétendue action du safran me rappelle que
Bonnet, dans son *Sepulchretum*, nous cite un cœur
qui, à l'ouverture, exhala l'odeur des émulsions, des
juleps, en un mot des potions *cordiales* dont on avait
fait usage chez le malade pour relever ou soutenir ses
forces, d'où Bonnet conclut que ces sortes de médi-
caments passent des premières voies jusque dans l'intérieur du cœur (2).

Parlerai-je des cœurs retournés, *corda inversa* (3),
des cœurs bifides, des cœurs doubles, etc. ? (4) Cette
duplicité du cœur, je le dis en passant, les anciens
naturalistes l'admettaient chez certains animaux,
ainsi les perdrix de la Paphlagonie, comme d'autres
admettaient la duplicité du foie chez certains lièvres (5). C'est là un nouveau rapprochement entre le
foie et le cœur. Mais en voici un autre non moins
singulier. Riolan nous raconte, sans oser se prononcer sur cette question, que, suivant Nicolas Massa,
ceux qui ont la base du cœur inclinée vers la gauche,
sont gauchers, et ceux qui ont le cœur placé droit au
milieu de la poitrine, sont ambidextres (6). Or, chez

---

(1) *Gargantua*, l. 1, ch. 10.
(2) Tome 3, p. 544.
(3) *Miscell cur. nat.*, t. 2, p. 139.
(4) *Ibid*.
(5) *Voy.* Aulu Gelle, l. 16, ch. 15.
(6) Riolan. l. 3, ch. 12.

un peuple presque sauvage de la Polynésie, le peuple
des îles Tonga, on croit que les hommes gauchers ont
le foie situé plus à gauche qu'à droite (1).

Je vais terminer ce chapitre par un trait de l'histoire nécroscopique du cœur, qui, à la rigueur, relève
plutôt de la toxicologie que de l'anatomie pathologique, et qui va nous offrir une nouvelle analogie
entre le foie et le cœur, ces deux organes dont la
double histoire offre des points de contact si nombreux.

Vitruve nous dit qu'un usage des anciens temps
était, avant de s'établir dans une localité, d'examiner
le foie des animaux qui l'habitaient. Si l'on trouvait
ce foie malade, on en concluait que cette localité était
malsaine, et on allait ailleurs (2). Cette idée de voir dans
le foie comme l'aboutissant des principes toxiques ou
malfaisants absorbés par l'économie, on l'eut aussi
pour le cœur. « On assure, nous dit Pline, que le
cœur de ceux qui ont succombé à la maladie cardiaque (3), ne peut se brûler; même assertion pour
ceux qui sont morts par le poison. Toujours est-il que
nous avons un discours de Vitellius, où il accuse Pison d'empoisonnement, en s'appuyant sur cet argu-
ment; et il attesta publiquement que le cœur de Ger-
manicus ne put être consumé par le feu, à cause du

---

(1) *Voy.* Mariner, *Tonga Islands*, tome 2, p. 127.

(2) L. 1, ch. 4.

(3) La maladie cardiaque était une affection caractérisée par
des défaillances et des sueurs très-abondantes. Elle paraît avoir
eu de grandes ressemblances avec la suette; M. Hecker la croit
éteinte et particulière à l'antiquité. *Voy.* son très-intéressant
mémoire *Der englische schweiss*, Berlin, 1834, p. 185. (Note de
M. Littré.)

poison. La nature de la maladie fut alléguée pour la défense de Pison (1). » Les modernes devaient accueillir jusqu'à cette étrange assertion. Riolan qui la répète, en l'étayant d'un fait analogue rapporté par de Thou, se demande si c'est par une vertu occulte, ou parce que, dans le cas d'empoisonnement ou de maladie cardiaque, le cœur est rempli d'un sang épaissi et coagulé. Le cœur, ajoute-t-il, résiste au feu, parce qu'il est plus humide, mais pourtant il finit par brûler, comme tout ce qui est charnu (2). Quant au fait rapporté par de Thou, ce n'est point un fait d'empoisonnement : il s'agit du fameux Zuingle pris en combattant le 11 octobre 1531, et condamné à être brûlé vif. Les flammes, dit notre historien, ne purent agir sur son cœur ; ce que ceux de Zurich et leurs alliés regardèrent comme une marque visible de la protection du ciel sur l'auteur de leur secte (3).

Nous venons de parcourir un bien grand nombre de rôles, la plupart imaginaires, attribués au cœur par les anciens, grâce aux idées physiologiques ou morales affectées à cet organe et que nous avons passées en revue. Sous la même inspiration, on a fait servir le cœur en substance et matériellement à des usages non moins divers, et le plus souvent tout aussi chimériques. Ce sont ces usages qui vont faire l'objet du chapitre suivant.

---

(1) Pline, l. XI, ch. 71. *Voy.* aussi Suétone, *Calig.* 1.
(2) Riolan, *loc. cit.*
(3) De Thou, *Hist. univ.*, tome 1, p. 57.

CHAPITRE IV.

DU COEUR AUX POINTS DE VUE DE LA THÉRAPEUTIQUE ; DE LA
SORCELLERIE ; DES MOYENS DE VENGEANCE, OU DE CHATI-
MENT , INDIVIDUELS , OU JURIDIQUES , ET DES PRATIQUES
RELIGIEUSES CHEZ LES ANCIENS.

L'art de guérir a cru trouver dans le cœur de certains animaux un médicament propre à remplir plusieurs de ses indications. Au premier rang, sous ce
rapport, je citerai le cœur du cerf. Pline avait dit
que le cœur de ce mammifère n'est point sujet aux
maladies fébriles, et que même il en préserve (1). De
là, sans doute, l'emploi de ce cœur en thérapeutique,
qui se prolongea jusque dans le courant du siècle
dernier. Je vois, dans un ouvrage de pharmacie imprimé à Cologne en 1703 (2), plusieurs formules
d'eau cordiale faite avec le cœur d'un cerf récemment
tué ; et les écrivains des siècles précédents pourraient
me fournir bien des citations analogues. J'ouvre, par
exemple, Arnold Weickard, auteur d'un *Thesaurus
pharmaceuticus Galeno-chimicus* (3), et j'y trouve indiqué, parmi les *corroborantia cordis efficacissima*, un
cœur de cerf, si l'on peut, ou, à son défaut, un cœur
de bœuf ou de porc, en y ajoutant des cœurs d'oiseaux et surtout de perdrix, plus du citron, du
santal, de l'aloès, etc., le tout mêlé ensemble (4). J'y

---

(1) L. 8, ch. 32.
(2) Jacobi Mangeti, *Bibliotheca pharmaceutico-medica*.
(3) Francfort, 1526, 1 vol. in-fol.
(4) *Loc. cit.* p. 161, *De affectionibus cordis*.

vois conseiller de plus l'application sur la région précordiale de certains sachets et de certaines matières
odorantes, lesquels *vont droit au cœur, rectè cor pe-
tunt* (1) ; conseil renouvelé d'Anacréon, qui veut que
l'on parfume le sein de sa maîtresse, afin de porter
ainsi le calme dans son cœur (2). Marie de France,
cette Anglo-normande du xiiie siècle qui nous a
laissé des fables charmantes, nous raconte dans l'une
d'elles (3) que le lion étant tombé malade fait venir
ses médecins, et que ceux-ci lui prescrivent de manger
un *cuer de chierf.* « L'os qui se trouve dans le cœur
d'un cerf, lisons-nous dans une ancienne traduction
de Dioscoride, est cordialissime, et vaut à tous venins
mortifères, et le met l'on utilement dans les remèdes
qui se font pour la peste » (4). Nous avons dit plus
haut ce qu'il faut entendre par cette prétendue matière osseuse qui se retrouve dans le cœur de plusieurs autres animaux. Nous voyons dans Pline que
ce même *os*, pris dans le cœur du cheval, servait
quelquefois à scarifier les dents malades (5).

Mais j'aurais honte de reproduire ici toutes les re-
cettes, plutôt magiques d'ailleurs que médicales,
que nous ont conservées Pline (6), Marcellus Empi-
ricus (7), etc., et dans lesquelles entre le cœur :
ceux du lion, du crocodile, du caméléon, contre la
fièvre quarte; celui de l'hyène, contre les spasmes;
celui de l'âne contre l'épilepsie; celui du lézard,

---

(1) Arnold Weickard, *loc. cit.*, p. 162.
(2) *Voy.* ci-dessus, ch. 1, p. 7.
(3) Fable 61.
(4) Dioscoride, p. 556.
(5) L. 28, ch. 11.
(6) L. 28, 29, 30, 32.
(7) Ch. 15.

contre les scrofules ; celui de la grenouille, contre la dyssenterie, etc. J'aime mieux passer tout franchement dans le domaine de la sorcellerie, et là, chez tous les peuples, dans tous les temps, et même de nos jours, je retrouve le cœur consacré aux usages les plus variés.

« Certains magiciens, nous dit Pline, font attacher aux mains le cœur d'un lièvre, comme préservatif de la fièvre quarte » (1). « Les magiciens, dit-il ailleurs, osent promettre à quiconque mangera le cœur d'une taupe tout frais et palpitant le don de divination et la connaissance de l'avenir » (2). « Entre autres mensonges prodigieux débités par la vaine sottise des magiciens, dit encore Pline lui-même, ils prétendent que le cœur d'un chat-huant, appliqué sur le sein gauche d'une femme endormie, lui fait révéler tous ses secrets, et que ceux qui le portent à la guerre deviennent très-braves » (3). Nous avons vu plus haut (4) qu'au Thibet, comme au sein de l'Afrique, certaines tribus considèrent que le plus sûr moyen de doubler son courage est de manger le cœur d'un ennemi. Chose curieuse, nous retrouvons une formule toute semblable dans les poésies de nos troubadours. Ici seulement, c'est le cœur d'un brave qui donne la bravoure à ceux qui s'en nourrissent. Le poëte Sordel, dans l'éloge funèbre de Blacas, troubadour comme lui, avec cette liberté souvent mordante et satirique qui caractérise les poëtes méridionaux du xiii⁰ siècle exprime le vœu que le cœur de ce guerrier soit re-

---

(1) L. 28, ch. 16.
(2) L. 30, ch. 3.
(3) L. 29, ch. 4.
(4) Ch. 1, pages 20, 23, sq.

tiré de sa poitrine, puis partagé, et qu'on en fasse
manger à ceux qui manquent de cœur :

Qu'om li traga lo cor et qu'en manjo'l baro
Que vivon descorat, pueis auran de cor pro.

« L'empereur en mangera le premier, afin de re-
couvrer les pays que les Milanais lui ont enlevés. Le
noble roi de France (Louis IX) en mangera pour reprendre la Castille qu'il perd par sa sottise ; mais si sa
mère le sait, il n'en mangera point, car il craint
trop de lui déplaire, etc. » (1).
Je rappelais tout à l'heure certains peuples sauvages du Thibet et de l'Afrique. Voici des faits analogues sous des climats différents. Chez les naturels
des îles Tonga, le principal charme consiste dans
les malédictions, et, à leurs yeux, les plus affreux
malheurs ne manqueraient pas d'accabler celui qui
en est l'objet, s'il les voyait s'accomplir. Or je remarque, parmi ces malédictions, celles-ci entre
autres : « Puisse-t-il dévorer sa mère, déchirer sa
tante, hacher le cœur de son grand-père ! etc. (2) ».
Quand les Esquimaux sont malades, leurs sorciers,
pour tout remède, leur prescrivent ou leur interdi-
sent telle ou telle portion de l'un des animaux dont ils
se nourrissent, et c'est spécialement le cœur ou le
foie qui leur sont ainsi ordonnés ou défendus. Parry,
dans son voyage chez les Esquimaux, nous dépeint
l'horreur et l'effroi d'une pauvre femme s'apercevant
qu'au lieu de foie c'était un morceau de cœur frit

---

(1) Voy. *Histoire littéraire de la France*, tome 16, p. 196, et
Raynouard, *Lexique roman*, t. 4, p 67, etc.
(2) John Martin, d'après Mariner, t. 2, p. 290.

qu'elle venait d'introduire dans sa bouche (1). On voit dans l'Edda, cette œuvre mythologique des Scaldes de l'extrême Nord, et qui remonte aux viiie et ixe siècles, que Sigurd (le Siegfried des poëtes allemands), en courant les aventures, arrive sur les bords du Rhin. Là un trésor merveilleux est caché dans les flancs d'une montagne, sous la garde du dragon Fafnir, serpent doué de la parole et qui sait les choses à venir. Sigurd tue ce serpent, lui arrache le cœur, le fait griller, le mange, et aussitôt il entend le langage des oiseaux, c'est-à-dire il connaît tous ces secrets de la nature que les oiseaux gazouillent entre eux (2).

Chez nous-mêmes, apparemment, du temps de Rabelais, cette recette merveilleuse n'était pas encore oubliée. « Que ne me conseilles-tu, s'écrie Panurge, de me munir de langues de puputz (huppes) et de cueurs de ranes verdes (grenouilles vertes), ou manger du cueur et du foye de quelque draco, pour, à la voix et au chant des cygnes et oyseaulx, entendre mes destinées, comme faisoyent iadis les Arabes au pays de Mésopotamie (3)? » Et tous ces contes avaient aussi leur point de départ dans l'antiquité proprement dite. Apollonius de Thyane n'avait-il pas appris à concevoir le langage des oiseaux en mangeant le cœur d'un dragon des Indes (4)?

---

(1) Parry, *Journal of a second voyage for the discovery of a north-west passage*, p. 548.

(2) Voy. *Introd. à l'Edda*, par M. Fr. de Hagen, p. 42, et Am. Thierry, *Revue des Deux-Mondes* du 1er décembre 1852, p. 852.

(3) *Pantagruel*, l. 3, ch. 25.

(4) *Voy.* Charles Louandre, *Épopée des animaux*, dans la *Revue des Deux-Mondes* du 1er décembre 1853.

D'autres services, bien différents des précédents,
ont encore été réclamés du cœur par la sorcellerie. Je
veux parler des pratiques généralement malveillantes
et haineuses de l'envoûtement, ou envoussure. Ce
maléfice que, d'après M. Ferdinand Denis (1), on a
retrouvé jusque chez les sauvages de l'Amérique du
Nord, remonte encore jusqu'aux anciens. Ovide en
parle, en ces termes, à propos du foie :

> Devovet absentes, simulacraque cerea fingit,
>   Et miserum tenues in jecur urget acus (2).

Il consistait, en effet, à reproduire en cire la figure
de la personne qu'on voulait faire périr, et à piquer
cette figure, soit dans la région du foie, ainsi que
nous le dit Ovide, soit le plus souvent dans la région
du cœur et sur les membres, ainsi que nous le voyons
faire dans les siècles ultérieurs. Suivant M. Ferdinand
Denis (*loc. cit.*), avant de pratiquer ces piqûres, on
plaçait sous l'aisselle droite de la figurine le cœur
d'une hirondelle, et sous l'aisselle gauche le foie de
cet oiseau. C'est de ce genre d'envoûtement qu'il fut
question au procès d'Enguerrand de Marigny, au
commencement du xive siècle. Sa femme fut accusée
d'avoir voulu *envoûter* de la sorte le roi Louis X, ou
Louis le Hutin (3). Même accusation, en 1461, à propos du comte de Charolais et de Louis XI (4); puis,
en 1574, contre l'astrologue Ruggeri, condamné aux
galères avec La Mole et Coconas, comme ayant en-

---

(1) *Moyen âge et Renaissance. Sciences occultes*, livr. 162.
(2) *Heroid.*, Epist. 6, v. 91 et 92.
(3) *Voy.* Mézeray, tome 6, p. 433.
(4) *Voy.* Villaret, *Hist. de France*, t. 16, p. 452.

ployé ce même genre de sortilége contre le roi
Charles IX (1). Dans leur interrogatoire, La Mole
et Coconas avaient répondu que les images de cire
trouvées chez eux avec des aiguilles au cœur étaient
celles de leurs maîtresses, dont ils espéraient se faire
aimer de cette façon (2). Croirait-on qu'aujourd'hui
même des pratiques analogues trouvent encore de
crédules partisans? Témoin ce cœur de mouton traversé d'un poignard, et qui, en 1850, servait aux
conjurations d'une nécromancienne du faubourg
Saint-Martin (3); témoin ce cœur saignant, tout hérissé de longues épingles noires, disposées dans un
certain ordre, et qui, à deux reprises, fut ramassé
dans un de nos cimetières (4). Faut-il s'en étonner,
quand les classes élevées de la société se montrent
parfois si confiantes elles-mêmes en des procédés non
moins dérisoires; quand, pour emprunter ce nouvel
exemple au sujet qui nous occupe, nous voyons une
baronne allemande affronter les chances de la rou-
lette avec un cœur de chouette, en guise de talis-
man (5)? Au reste, cette dernière superstition est
encore un héritage des temps anciens. Il y a des gens
assez fous, nous dit l'abbé Thiers, pour s'imaginer
qu'ils seront heureux au jeu, pourvu qu'ils aient sur
eux un morceau de corde de pendu, ou du trèfle à
quatre feuilles, ou un cœur d'hirondelle (6). N'était-
ce pas une idée de la même famille qui inspirait ce

---

(1) Bayle, *Dict. critiq.*, article *Ruggeri*.
(2) De Thou, *Hist.*, lib. 57, p. 64, col. 1.
(3) Voy. *Union médic.* du 15 août 1850, au feuilleton.
(4) Journal *Le Pays* du 2 janvier et du 3 février 1852.
(5) *Voy.* le feuilleton du Journal *Le Pays*, 28 avril 1853.
(6) *Traité des superstit.*, t. 1, p. 365.

Gilles de Laval (maréchal de Rais), quand, en 1439, pour refaire sa fortune, que ses débauches avaient ruinée, il se donnait à Satan, et, comme sacrifice, lui offrait la main, les yeux, le sang et *le cœur* d'un enfant égorgé (1), et ces poltrons du temps de Pline qui croyaient se préserver des serpents, des animaux féroces, des voleurs et de la colère des dieux, en portant sur eux le cœur d'un vautour (2)?

L'astrologie touche de si près à la sorcellerie, qu'avant d'en finir avec celle-ci, je dois rappeler que, dans les théories des astrologues, le cœur était placé, comme assez souvent le foie lui-même, sous l'influence de Mars (3). Pas de doute que, pour ces deux organes, ce choix ne fût inspiré par la coloration rouge de cette planète. On sait, en effet, que cette coloration, due à l'atmosphère qui l'environne, fut remarquée dès les temps les plus anciens, ainsi que le prouve son nom lui-même en hébreu. J'emprunte cette dernière réflexion à un savant travail de M. Arago sur la planète Mars.

D'autres inspirations que celles dues à la magie, ou à la sorcellerie, ont encore poussé l'homme à se faire du cœur un moyen de vengeance, et la justice elle-même a cru devoir le faire intervenir dans l'exécution de ses arrêts. Dans l'un des poëmes scandinaves que j'ai cités, Atli, ce roi des Huns que nous nommons Attila, a fait tuer Hagen, jeune frère de sa femme Gudruna. Celle-ci, chez qui l'amour de la vengeance l'emporte apparemment sur l'amour m..

---

(1) *Hist. de France*, par Villaret. t. 15, p 297.
(2) Pline, l. 29, ch. 4.
(3) *Voy.* la *Philosophie occulte* d'Agrippa, l. 1

ternel, tue les deux fils qu'elle a eus d'Attila, et, dans
un somptueux banquet, fait servir leurs cœurs ac-
commodés avec du miel et les fait manger à son
époux. Cette horrible scène, nous dit M. Am. Thierry,
est traitée avec complaisance par les scaldes groën-
landais (1). Sans sortir de notre France, qui ne connaît la dramatique histoire de Gabrielle de Vergy,
puisée par Froissart dans la chronique du chastelain
de Coucy et de la dame de Fayel, ou dans le *Rou-
mans du chastelain de Coucy*, roman du xiiiᵉ siècle ?
Dans ce roman, qu'ont répété, en l'altérant plus ou
moins, certains romanciers et même plusieurs historiens, ainsi Froissard, qui a changé le nom de l'hé-
roïne; ainsi, quelques auteurs espagnols; ainsi,
Boccace (2), etc. ; le châtelain de Coucy, blessé en
Palestine, repart pour la France, et, se sentant mourir
pendant la traversée, ordonne à son écuyer Gobert
d'embaumer son cœur, dès qu'il sera mort, et de le
porter à la dame de Fayel avec les tresses qu'elle lui a
données. Gobert obéit, mais, près d'arriver au château de Fayel, il est reconnu par le mari outragé, qui
lui enlève son dépôt, et, pour venger son honneur
conjugal, exige de son maître-queux (cuisinier) qu'il
apprête le cœur et le serve à sa dame. Celle-ci en
mange, puis meurt de douleur en l'apprenant (3).

Il n'est pas jusqu'à nos légendaires religieux chez
qui nous ne puissions trouver aussi des exemples du
mode d'anthropophagie dont nous parlons. Un jésuite,

---

(1) *Loc. cit.*, page 871. sq.
(2) *Décameron*, quatrième journée, Nouvelles 1ʳᵉ et 9ᵉ.
(3) Voy. *Hist. littéraire de France.* t. 17, p. 644, et Michaux,
Biblioth. des croisades, t. 3, p. 363.

Paul de Barry, cité par Ginther (1), rapporte que la bienheureuse Blonda venait de perdre son mari quand son fils unique fut tué lui-même, et que, par surcroît de férocité, les assassins arrachèrent le cœur de ce dernier, invitèrent, avec une feinte amitié, la malheureuse mère à un festin, et, après lui avoir fait manger le cœur de son fils, lui apprirent de quel horrible mets elle venait de se nourrir. La sainte mère pardonna à ces misérables, et se retira chez les Servites, chez qui la mère de Dieu, la mère des douleurs, est honorée d'un culte particulier.

Ce sont là autant d'exemples d'une barbarie dont les anciens eux-mêmes auraient senti et flétri peut-être le sauvage raffinement. Aristote, pour nous montrer jusqu'à quel point de démence peut être portée la férocité de certains individus, nous cite un prisonnier qui mangea le cœur de son compagnon d'esclavage (2). Le cœur même des animaux, au point de vue alimentaire, inspirait aux anciens une sorte de répulsion. *Cor calidum est et duræ substantiæ, quod et tarde digeritur et non multùm nutrit*, dit Rasès (3), d'après Galien. Pythagore défendait de manger le cœur des animaux, suivant Élien (4); le cœur et la cervelle, suivant Jamblique (5); parce que c'est là que résident la sagesse et la vie. C'était, au reste, l'habitude de Pythagore de répéter, comme une de ces expressions symboliques qui lui étaient familières: *Ne mangez point votre cœur*, c'est-à-dire, *ne vous lais-*

---

(1) *Specul. amoris*, etc., p. 271.
(2) Arist., *Morale*, l. 7, ch. 5.
(3) *De simplicib.*, c. XI. *De membris animal., in nutrimento.*
(4) L. 4, ch. 17.
(5) *Vie de Pythagore.*

sez pas abattre par le chagrin et par l'ennui (1). Je suppose qu'il avait emprunté cette figure à ce vers d'Homère, que j'ai déjà eu occasion de citer : *Jusqu'à quand rongeras-tu ton cœur?*

σὴν ἔδεαι κραδίην (2) ?

Ce rongement du cœur ou du foie, en substance, car ici encore ces deux organes sont souvent pris indifféremment l'un pour l'autre, est d'ailleurs un des plus cruels châtiments imaginés par les poëtes grecs. Tityus, fils de Jupiter et d'Elara, a voulu faire violence à Latone; mais les fils de cette déesse l'ont percé de leurs flèches, et après sa mort il souffre encore dans les enfers, car les vautours ne cessent de lui ronger le cœur (3).

Cette punition m'amène à un mode de châtiment, ou de vengeance, non moins barbare, et qui fut, non-seulement chez les anciens, mais dans les temps ultérieurs, assez fréquemment employé, soit après la mort, soit même pendant la vie : je veux parler de l'arrachement du cœur. Pénélope, apprenant le retour de Télémaque et les mauvais desseins des prétendants contre lui, dit à l'un de ceux-ci, Antinoüs : « Ne sais-tu pas que ton père vint ici chercher un asile? Les Thesprotes, dont il avait ravagé les terres, voulaient l'immoler ; ils voulaient lui arracher le cœur,

ἀποῤῥαῖσαι φίλον ἦτορ » (4).

Plutarque nous parle du tyran Appoilodore, à Cas-

---

(1) Diog. Laërce, *Pythagore*.
(2) *Iliade*, 24, v. 129.
(3) Appollodore, l. 1. § 9.
(4) *Odyss.*, ch. 16, v. 428.

sandrée en Thrace, qui était tourmenté par des songes
affreux. Il rêvait que les Scythes l'écorchaient et le
faisaient cuire, et que son cœur, arraché de son corps
apparemment, lui criait du fond de la chaudière:
« C'est moi qui suis la cause des supplices que tu
endures (1). »

Chez les modernes, à peine les ténèbres du moyen âge
commencent-elles à se dissiper, que ce supplice reparaît, et ses exemples, que nous offrent les peuples les
plus divers, vont se suivant de siècle en siècle et arrivent presque jusqu'à nous. Je lis dans la romance du
Cid (xiie siècle) : « Si vous mentez, roi Alphonse, que
des roturiers vous tuent, et qu'ils vous arrachent le cœur
par le côté gauche (2). » Pierre Ier, à peine monté sur
le trône de Portugal, condamne à mort, entre autres
seigneurs, Coelho, coupable à ses yeux de l'assassinat
d'Inès, qu'il avait aimée. Il ordonne même qu'on lui
arrache le cœur : « Fouille à gauche dans ma poitrine, dit alors Coelho au bourreau, tu y trouveras un
cœur plus grand qu'un cœur de taureau, et plus fidèle
qu'un cœur de cheval (3). » Mahomet II, roi des Ot-
tomans, fait étouffer son frère par un de ses officiers,
puis, comme expiation de ce crime, il livre le meur-
trier à sa mère, qui, lui ouvrant la poitrine, y plonge
sa main, lui arrache le cœur et le jette en pâture à
des chiens (4). Au xvie siècle, un des plus cruels
hommes d'armes de l'armée protestante, *Cœur-de-roi*,
est pris par les Catholiques, mené à Auxerre, mis en

---

(1) *Pourquoi la justice divine diffère la punition des maléfices*
(2) *Romancero*, t. 2, p. 108.
(3) *Revue des Deux Mondes* du 1er décembre 1847. *Hist. de
don Pèdre* par Mérimée.
(4) *Voy.* Montaigne, l. 3, ch. 1.

pièces, et son cœur coupé par morceaux est exposé en vente, pour venger les cruautés que ce scélérat avait commises (1).

On sait que chez certains animaux, ainsi la salamandre, la grenouille, etc., la vie peut se prolonger quelques instants, ou même quelques jours, après qu'on les a privés de leur cœur. Croirait-on qu'il a été possible de rapprocher de cette expérience des expérimentations analogues, répétées sur l'homme lui-même? Le chancelier Bacon nous dit avoir vu, en Angleterre où le supplice des traîtres consistait à leur arracher les entrailles, un cœur arraché ainsi, et jeté au feu, sauter à plusieurs reprises, et cela pendant sept à huit minutes. Il cite un autre coupable dont le cœur était déjà dans la main du bourreau, quand on l'entendit prononcer encore quelques mots de prières (2). Bartholin parle d'un criminel qui, en pareille circonstance, lança des regards farouches sur les assistants, et des regards tout autres sur son propre cœur gisant devant lui (3). Haller rapporte ces faits et d'autres du même genre, pour démontrer que l'âme ne réside pas dans le cœur (4).

Ce raffinement de cruauté, que Bacon nous donne comme prescrit par les lois de l'Angleterre contre le crime de haute trahison, l'était de même en Ecosse. Cette loi voulait, si nous en croyons Walter Scott, que la corde qui suspendait le traître fût coupée avant que la vie ne fût éteinte; qu'alors on lui arrachât le

---

(1) *Dict. historiq.* de Moreri, t. 2.
(2) Bacon, *Hist. de la vie et de la mort.*
(3) *Hist. anat. rar.*, cent. 3, hist. 15.
(4) Liv. 4, sect. 3, § 12.

cœur pour le jeter au feu ; puis, qu'on ouvrît l'abdomen, et qu'on en retirât les entrailles (1). Entre autres supplices de cette sorte, qui eurent lieu après la compression de l'insurrection d'Écosse pour le dernier des Stuarts, en 1745, Walter Scott nous raconte celui d'un jeune homme, James Dawson. « Sa fiancée, nous dit-il, avait pris, dans son désespoir, la résolution d'assister à cette affreuse exécution. Elle vit son amant rester suspendu quelques minutes, puis on coupa la corde avant que ce malheureux ne fût mort, et l'exécuteur lui arracha les entrailles, et elle supporta cet horrible spectacle avec une apparence de courage ; mais quand, pour dernière scène de cette barbare tragédie, on jeta dans le feu le cœur de Dawson, elle retira la tête dans sa voiture, prononça le nom de son amant, et expira à l'instant même. Cet événement a fourni à M. Shenstone le sujet d'une ballade tragique (2). »

J'ai hâte d'en finir avec toutes ces horreurs, et cependant je ne puis terminer ce qui concerne l'arrachement du cœur, sans dire au moins quelques mots des Broucolaques, ou *Vroucolacas*, dont nous parlent, entre autres, Tournefort (3), et d'après lui, dom Calmet (4). On nommait ainsi, dans plusieurs îles de l'archipel de Grèce, de prétendus esprits appartenant à des individus excommuniés, et qui, soit pendant le jour, soit pendant la nuit, revenaient, disait-on, pour interpeller et tourmenter les vivants. On n'avait pas,

---

(1) *Hist. d'Écosse*, t. 3, 3ᵉ série, ch. 2.
(2) *Hist. d'Écosse*, tome 3, ch. 25.
(3) *Relation d'un voyage du Levant*, 1717, t. 1, p. 52, etc.
(4) *Dissertations sur les apparitions*, p. 347, et suiv.

nous dit dom Calmet, de moyen plus certain, pour se délivrer de ces dangereuses apparitions, que de brûler ces cadavres ; ou de leur *arracher le cœur* ; ou de les laisser pourrir avant de les enterrer ; ou de leur couper la tête ; ou de leur percer les tempes avec un gros clou (1). Tournefort nous raconte l'exhumation d'un de ces Broucolaques, qui eut lieu devant lui le 1ᵉʳ janvier 1701, dans l'île de Mycon. L'arrachement du cœur était resté sans effet ; le prétendu revenant revenait de plus belle ; c'était même un effroi, et déjà presque un sauve-qui-peut général, quand, après plusieurs autres tentatives non moins infructueuses que la première, on se décida à brûler le cadavre sur un bûcher, et depuis lors le diable qui chaque nuit le ranimait, ayant été, dit-on, bien attrapé, on n'eut plus à se plaindre de cette sorte de loup-garou.

Tout ce que nous venons de dire sur le cœur, et ce dernier fait lui-même, emprunté il est vrai à un peuple chrétien, et qui nous fournit un nouvel exemple de l'intérêt tout spécial affecté à cet organe, tout cela doit nous faire pressentir que le cœur ne put rester étranger aux pratiques religieuses des anciens.

Chez les Hébreux, le cœur, sous ce rapport, joue un rôle secondaire. Il est même à remarquer que, dans les sacrifices de la loi mosaïque, le cœur est entièrement effacé par les organes abdominaux, par le foie et les reins en particulier. Je ne le retrouve, et encore est-il alors associé au foie, que dans l'histoire de Tobie. L'ange fait mettre à part le cœur, le fiel et

---

(1) *Loc. cit.*, p. 348.

le foie du poisson (1). C'est en brûlant un morceau
de ce cœur et de ce foie (et certains textes désignent
même le foie tout seul), que le jeune Tobie obtient
du Seigneur l'expulsion miraculeuse du démon (2).

Chez les Hindous, les sacrifices d'animaux paraissent avoir été assez rares, du moins d'après les Védas.
« Dans quelques hymnes cependant, nous dit M. Alfred
Maury, on voit la preuve que le sacrifice du cheval
avait un certain caractère solennel. Ce sacrifice rappelle tout à fait celui des Hellènes et des Latins.
L'*Arya* tire des augures de la manière dont l'animal
marche, se couche, boit, se nourrit. Un seul homme
doit le frapper. On sépare *le cœur*, la langue et la
poitrine, on les met sur le plat et on les jette dans le
foyer d'*Agni*, etc. » (3).

Les Grecs, nous le voyons dans Suidas, séparaient
de même le cœur des victimes qu'ils immolaient aux
dieux, le recouvraient de graisse et le brûlaient ensuite (4). Nous apprenons pourtant par un passage de
Platon, que le cœur, vu sa situation à gauche, était
au nombre des parties moins estimées apparemment, et qu'on n'offrait point aux dieux habitants de
l'Olympe, ni aux dieux protecteurs de l'État, mais
seulement aux dieux souterrains (5).

Les Latins, dès leurs premiers rois, honorèrent d'un
culte spécial la déesse *Carna*, nommée quelquefois
aussi *Carda* ou *Cardia*. Après l'expulsion de Tarquin,

---

(1) *Tobie*, VI, 5.
(2) *Ibid.*, VIII, 2.
(3) A. Maury, d'après le *Rig-Véda*, *Revue archéol.*, 15 juin
1853.
(4) *Voy.* Suidas, au mot Καρδιώσαμενο:.
(5) *Voy.* Platon, *Les Lois*, liv. 4.

Brutus, pour s'acquitter d'un vœu, lui consacra un temple sur le mont Cœlius. Cette déesse présidait à la conservation des viscères du corps humain et à celle du cœur en particulier, de ce cœur dont la dissimulation avait valu à Brutus son surnom. Je ne fais là que traduire les expressions de Macrobe : *Quia cordis beneficio cujus dissimulatione Brutus habebatur.... hanc deam quæ vitalibus præest templo sacravit* (1). L'an de Rome 639 (cent onze ans environ avant J.-C.), le sénat, effrayé des progrès de la démoralisation des dames romaines, éleva de même un temple à la Vénus *qui change les cœurs* (2), à cette Vénus *Verticordia* qu'Ovide rappelle par ce vers :

Inde Venus verso nomine corda tenet (3).

Larcher fait observer, à ce propos, que cette déesse n'était elle-même que la métamorphose latine des Vénus *Apostrophia* de Thèbes, ou *Épistrophia* de Mégare, dont parle Pausanias (4).

Le cœur des animaux a tenu une place considérable chez les Romains dans les sacrifices et les augures. Cependant Pline prend le soin de nous avertir que cet organe n'a pas toujours été regardé comme faisant partie des entrailles, et que ce ne fut guère qu'après la 26e olympiade, quand Pyrrhus eut été chassé d'Italie (c'est-à-dire 260 ans environ avant J.-C.), que les aruspices commencèrent à l'obser-

---

(1) *Saturnal*, liv. 1. ch. 12.
(2) *Voy.* Val. Max., 1 8, ch. 15, § 12.
(3) *Fast*, l. 4, v. 160.
(4) *Voy. Bœotic.*, ou l. 9, ch. 16; et *Attic.*, ou l. 1, ch. 40; et Larcher, *Mém. sur Vénus.*

ver (1). Cette innovation répondait sans doute à
l'introduction, ou plutôt à la vulgarisation, en Italie,
des idées philosophiques des Grecs sur le rôle moral
du cœur, idées qui, sans doute, avaient déjà inspiré
Brutus dans la circonstance que nous avons rappelée.
On sait, en effet, que la pensée intime des sacrifices
païens était une pensée d'immolation substitutive,
témoin cet autre passage d'Ovide, si formel à cet
égard :

Cor pro corde precor, pro fibris sumite fibras,
  Hanc animam vobis pro meliore damus (2).

Quant aux augures, eux aussi consultaient donc le
cœur. C'était, nous dit Pline, un heureux présage
quand une certaine quantité de graisse couronnait la
pointe du cœur (3). Suivant le scoliaste de Marcien
Capella, cité par Montfaucon (4), il y avait sept choses
que les aruspices observaient : la langue, le *cœur*,
le foie, la rate, le poumon et les deux reins. Quand ces
parties étaient saines et vermeilles, c'était une bonne
marque. C'était le contraire quand elles étaient pâles
et livides. Le pis était qu'une de ces parties vînt à
manquer. « Cela se faisait, ajoute Montfaucon, par
la friponnerie des victimaires, qui arrachaient habile-
ment quelqu'une de ces parties et la cachaient. On
amenait une nouvelle victime, et la bête morte tournait
à leur profit. » On sait, au reste, que ce sinistre pré-

---

(1) Pline, l. XI, ch. 71.
(2) *Fast.* 1. 6.
(3) Pline, *loc. cit.*
(4) *Supplément à l'Antiq. expliq*, t. II, p. 85.

sage, l'absence du cœur, signala le jour où Jules
César se montra pour la première fois vêtu d'une toge
de pourpre. « Avant de se rendre au sénat, Jules
César, nous dit Val. Maxime (1), ayant immolé aux
dieux un bœuf des plus gros, on assure qu'il n'y
trouva pas de cœur ; sur quoi, l'aruspice Spurima dé-
clara que ce prodige intéressait sa vie et sa pensée (*vi-
tam et consilium*), l'un et l'autre résidant dans le cœur. »

Avant d'en finir avec l'histoire du cœur, au point
de vue des immolations païennes, il nous faut pourtant revenir au cœur humain lui-même ; car lui
aussi figure dans ce genre d'aberrations religieuses.
Je n'en citerai que deux exemples, dont le premier se
rattache aux sacrifices proprement dits, et le second
à l'art divinatoire.

Chez les Mexicains, la victime humaine, arrivée
au sommet de la pyramide qui formait le temple,
était étendue sur la pierre du sacrifice entre deux
autels et devant le sanctuaire en forme de tour élan-
cée qui recélait l'image du dieu. Alors le sacrificateur lui ouvrait la poitrine, en retirait le cœur fu-
mant, barbouillait de sang les images des dieux,
versait le sang autour de lui, ou bien en faisait, avec
de la farine de maïs, une horrible pâtée. Dans un
autre sacrifice analogue, la victime, c'était encore
un captif, après une année de bonheur et de fêtes de
toute sorte, finissait aussi par être immolée, pour
représenter ainsi la destinée de l'homme, à qui tout
semble sourire au début de la vie, et qui souvent
meurt dans le deuil : alors son cœur était arraché de

____

(1) Liv. 1, § 13.

même, puis présenté au soleil, puis mis aux pieds de la statue du dieu (1).

Dans la relation de son voyage au Congo, Douville nous raconte un sacrifice humain auquel il assista dans le pays de Cassange, et qui avait pour objet de procurer une heureuse fin de règne au roi de ce pays. Voici les détails qu'il nous donne : « Le souvenir du moment où les prêtres jetèrent dans la marmite des divinations le cœur du malheureux nègre produit encore en moi un frisson d'horreur. L'eau était bouillante. Au moment où ils l'y plongèrent, il fit un saut au-dessus de l'eau. Le peuple poussa des cris d'allégresse, regardant ce bond comme une marque de la joie que la victime éprouvait d'avoir été choisie pour cette fête (2). »

Enfin, je vois dans Bartholin que le double usage d'immoler aux dieux des victimes humaines et de consulter en pareil cas la contexture du cœur existait aussi chez les Scandinaves : « *Septentrionales victimis humanis deos placantes cordis fibras specialiter inspexisse prodit Dudo S. Quintini Decanus (De moribus et act. Norman.*, lib. 1)» (3).

Terminons là toutes ces atrocités, et pour nous en distraire par des souvenirs, funéraires aussi, mais d'un caractère tout autre, passons à l'étude des soins, et je dirai même des honneurs, dont le cœur a été et est souvent encore l'objet après la mort. On devine que je veux parler de son inhumation à part et isolément des autres organes.

---

(1) Voy. *Encycl. mod.*, article *Mexique*, par A. Maury: et Michel Chevalier, *De la civilis. mexic. avant Fernand Cortès.*
(2) *Voyage au Congo*, t. II, p. 358.
(3) *Bartholini antiquitatum danicarum libri tres*, p. 663

CHAPITRE V.

DE L'INHUMATION ISOLÉE DU COEUR.

C'est un usage commun aujourd'hui à presque tous les peuples civilisés, d'inhumer ou de conserver à part, d'isoler enfin, pour l'honorer d'un culte funéraire tout particulier, le cœur des personnages qu'ont illustrés leur naissance, leur fortune, ou leurs belles actions. Cet usage, conséquence toute naturelle des attributions du cœur qui ont fait le sujet des chapitres précédents, à quelle époque remonte-t-il? Disons-le tout de suite, l'antiquité païenne ne nous en offre aucun indice.

Si nous nous en rapportons à Diodore de Sicile, nous verrons les Égyptiens, dans leurs embaumements, retirer du cadavre tous les viscères intérieurs, à l'exception du cœur et des reins (1). Singulier rapprochement entre des organes de fonctions si diverses, et qui nous rappelle l'association hébraïque, analogue au point de vue moral, qu'exprime le passage de Jérémie : *Dieu qui sonde les reins et les cœurs* (2). Que devenaient dans ces embaumements les autres viscères intérieurs? Les uns, et plus spécialement les organes digestifs, étaient, généralement, jetés dans le Nil; les autres étaient lavés, tannés en quelque sorte avec du vin de palme, et puis replacés dans le corps, où souvent on les retrouve aujourd'hui. Au reste,

---

1) Diod., liv. 1, sect. 2, § 34.
(2) Ch. 17, v. 10.

l'examen des momies nous montre qu'apparemment
l'exclusion énoncée par Diodore à l'égard du cœur
n'était pas toujours observée, car je vois dans le savant ouvrage de Pettigrew sur les momies égyp-
tiennes (1) les exemples suivants : Tantôt le cœur est
placé entre les cuisses de la momie, sans aucun moyen
de protection; tantôt il a été réintroduit dans la poitrine, embaumé et enveloppé de linge fin; d'autres
fois il manque complétement.

Dans ce dernier cas, le cœur avait été renfermé
sans doute dans l'un de ces quatre vases, nommés *canopes*, placés auprès du défunt, et qui contenaient,
noyés dans du bitume, ceux des viscères que l'on tenait le plus à conserver. Cette conservation était
même confiée ainsi aux quatre génies de l'*Amenti*,
fils d'Osiris; *Amset* (tête d'homme); *Hapi* (tête de cy-
nocéphale); *Tatmautf* (tête de chacal), et *Kebhsnef* (tête
d'épervier). Avant de commencer ses migrations dans
l'autre vie, le mort, pour être en état de les entreprendre et de combattre les monstres opposés à son
passage, devait retrouver intacts son cœur et ses entrailles. Aussi le voyons-nous souvent agenouillé, les
redemandant aux divinités que je viens de nommer.
Voici même une prière à cet effet traduite par M. Lenormand dans le ch. 27 du *Rituel funéraire* : « O vous
qui comprimez le cœur et qui faites violence aux viscères. . . . . . . ne comprimez pas mon cœur par
vos paroles d'incantation à la lune. . . . . Que ce
cœur devienne le grand cœur qui réside dans le Seigneur de *Schmoun* (*Thoth*, le grand dieu dont les pa-

---

(1) Pettigrew's *History of Egypt. mummies*, London, 1834,
in-4°.

roles sont comme des bras pour lui. . . . . Rendez-moi l'activité de mon cœur par l'intercession des dieux, et moi-même fortifiez-moi en me le donnant pour toujours (1). »

Après les Égyptiens, Pettigrew, que je citais tout à l'heure, nous indique, de par un certain Erasmus Franciscus (2), un peuple qu'il nomme en anglais *the Tranzianes* (les habitants de la Drangiane sans doute), qui, nous dit-il, après avoir embaumé le cœur et les viscères internes (*intestines*), les brûlait en l'honneur des dieux, puis recueillait soigneusement les cendres, et les replaçait dans le corps pour que rien n'y manquât au jour de la résurrection (3).

Rien de plus spécial pour le cœur chez tous les autres peuples, quelles qu'aient été leur estime du cœur sous le rapport physiologique ou intellectuel, et leurs manières d'agir envers les morts, manières d'agir si diverses : qu'ils les aient confiés à la terre, comme le fut Sara, femme d'Abraham ; qu'ils les aient livrés, soit aux flammes, soit aux fleuves, soit même aux animaux carnassiers ; qu'ils les aient enveloppés de résine, ou de cire, ou de peaux de bêtes ; qu'ils les aient salés, desséchés, injectés de miel et de matières résineuses ; qu'ils les aient même dévorés, si nous en croyons Hérodote et Strabon, etc.

De tous les peuples anciens, les Grecs et les Romains sont les seuls chez qui je voie certains de nos organes mis de côté après la mort et inhumés à part.

---

(1) *Voy.* le catalogue rédigé par M. François Lenormand pour la vente de la collection Anastasi, en 1857.

(2) *De sepulturis et honoribus sepulchralibus*, p. 1502.

(3) Pettigrew, *Egypt. mummies*, p. 19.

Je rappellerai l'orteil droit de Pyrrhus, cet orteil dont
l'attouchement guérissait les maux de la rate, et qui,
n'ayant pu être brûlé avec le reste du corps, fut déposé à part dans un temple, *conditumque loculo in
templo* (1); je rappellerai la main des suicidés, que les
Grecs enterraient séparément (2), et cette coutume
des Romains qui, dans le but peut-être de bien constater la réalité de la mort, coupaient un des doigts
du défunt et l'ensevelissaient isolément (3). Chose
étonnante, jamais le cœur ne se montre à nous parmi
ces organes qui devaient à une circonstance ou in-
tentionnelle, ou fortuite, le privilége dont nous parlons. Au reste, le plus ordinairement, à part les individus tués par la foudre, et les enfants morts avant
l'éclosion des premières dents (4), les cadavres étaient
brûlés, et si le cœur venait à échapper à la combustion, nous avons vu plus haut (5) quelle signification on attachait à ce fait exceptionnel, et comme
quoi cet organe devenait plutôt alors la pièce à conviction d'un procès, que l'objet d'une vénération toute
spéciale.

La combustion des corps cessa avec le paganisme,
les chrétiens n'admirent en aucun temps l'usage de
brûler les morts (6); et cependant, de longs siècles
devaient s'écouler encore avant que le culte funéraire

---

(1) Pline, l. 7, ch. 2.
(2) *Voy.* Eschine, *Adv. Ctesiph.*, p. 636.
(3) Thiery cité par le Dʳ Josat, *Des funérailles chez les différents peuples,* dans *l'Union méd.* du 1ᵉʳ novembre 1853.
(4) Pline, trad. de Littré, l. 2, ch. 55, et l. 7, ch. 15.
(5) *Voy.* ci-dessus, p. 78 et 79.
(6) *Voy.* R. Rochette, *Deuxième mémoire sur les antiquités
chrétiennes,* Acad. I, et B. L., t. 13.

du cœur commençât à être institué. Ainsi le Bas-Empire n'en présente aucun exemple. C'est, on peut le dire, par une supposition toute gratuite, que le docteur Spon, dans son voyage à Constantinople, pensa que la colonne érigée par Tatien, à la mémoire de Marcien, avait bien pu contenir le cœur de ce prince (1) ; et quant aux empereurs qui lui succédèrent, aucun des détails relatifs aux honneurs funèbres qui leur furent rendus ne me paraît concerner leur cœur en particulier (2). Je remarque même que bien plus tard, au xi⁰ siècle, en Espagne, cet organe apparemment n'était encore honoré d'aucune distinction après la mort. Le Cid, dans son testament, détaille assez longuement ce qu'on devra faire de son cadavre, et il ne dit rien de son cœur (3) ; et nous voyons que le corps de ce guerrier, parfaitement embaumé, demeura sept ans assis sur un fauteuil dans l'église Saint-Pierre de Cardeña (4). Ce silence du Cid me paraît prouver assez péremptoirement l'absence de l'usage qui nous occupe.

Et cependant, d'après certains témoignages que je vais citer, on pourrait croire que nous touchons à l'époque où il prit naissance. Suivant M. Michaud, le comte d'Anjou, Foulque III, dit *Nerra*, ou le Noir,

---

(1) *Voyage d'Italie, de Dalmatie, de Grèce et du Levant en 1675 et 1676*, par le Dʳ Spon, t. I, p. 225.

(2) Je pense que, dans les premiers siècles de l'ère chrétienne, si l'une des portions de notre corps fut honorée de quelque distinction funéraire, ce dut être la tête : témoin, entre autres exemples, la tête de Charlemagne conservée à Aix-la-Chapelle dans un reliquaire tout spécial.

(3) *Romances du Cid*, romance 45.

(4) *Ibid*, romance 51.

après trois voyages en Terre-Sainte, pour l'expiation
de ses crimes, mourut à Metz en 1039, et tandis que
son corps fut transporté et enseveli au monastère dit
du Saint-Sépulcre, qu'il avait fait bâtir près de Loches, on déposa son *cœur* dans une église de Metz,
où, plusieurs siècles après, on voyait encore un
mausolée qu'on appelait le tombeau de Foulque,
comte d'Anjou (1). Voilà une assertion qui paraît
bien formelle. Mais remontons aux sources, consultons la chronique latine sur laquelle s'appuie cette
assertion (2), et qu'y voyons-nous? « *Corpusque illius
a medicis apertum, et intestina illius sublata et in cimi-
terio ecclesiæ condita sunt.* » « Duquel comte d'Anjou
fut le corps ouvert et les *intestines* mises en sépulture
en l'église de Metz, » lisons-nous dans une autre histoire (3); et on y ajoute : « Mais, à la vérité, ils n'en
ont que les entrailles; car le corps, embaumé et con-
fict de précieux onguents, fut apporté à Loches, etc.».
N'est-il pas au moins bien vraisemblable que ces *intestines* furent, non pas le cœur seulement, mais tous les
viscères dont l'extraction était alors le préliminaire
obligé de l'embaumement, ou plutôt de la salaison
des corps, et notamment les *entrailles*, cette portion
gastro-intestinale du tube digestif, pour laquelle le
culte funéraire tout spécial, consacré par l'usage héréditaire des anciens temps, avait dû recevoir une
raison d'être toute nouvelle des derniers sacrements

---

(1) Michaud, *Hist. des croisades*, liv. 1er.

(2) *Veterum aliquot scriptorum qui in Galliæ bibliothecis la-
tuerant spicilegium*, par Lucas Acherius, tome XII. Paris, 1671.
in-4°, p. 472.

(3) *Hist. aggregative des Annales et Chroniq. d'Anjou*, Paris,
1529, p. 70.

et du saint viatique en particulier, dont l'administration précédait la mort des chrétiens?

Cherchons donc un peu plus près de nous, et arrivons aux premières années du siècle suivant. Là
seulement nous rencontrerons enfin ce que nous demandons. Le 25 février 1117, le religieux fondateur
de l'ordre de Fontevrault, Robert d'Arbrissel, meurt
dans l'abbaye d'Orsan, fondée aussi par lui et située
dans le Berry. En exécution de ses volontés dernières, douze jours après sa mort, son corps, conservé, dit-on, sans corruption, malgré la foule des
fidèles qui s'étaient empressés de l'approcher et de le
toucher, est enlevé aux religieuses d'Orsan pour être
transporté à Fontevrault. Mais, pour les consoler de
la perte de cette précieuse relique, Léger, archevêque
de Bourges, qui va accompagner le corps du bienheureux Robert, consent à leur laisser son cœur (1).

Cette distinction du cœur, que tant d'autres exemples successifs devaient bientôt perpétuer jusqu'à
nous, ne se généralisa pas cependant tout de suite.
Ainsi, en 1135, je vois que le corps d'Henri Ier, roi
d'Angleterre, est apporté à Rouen, et que là sont
ensevelis ensemble *ses entrailles, sa cervelle et ses
yeux* (2). Mais, en 1189, Henri II, autre roi anglo-
normand, meurt à Chinon, et, d'après Mézeray, il
veut être inhumé dans l'église de l'abbaye de Fontevrault (3), et son cœur apparemment y est inhumé
à part, puisque aujourd'hui, par suite d'un déplace-

---

(1) Voy. *Hist. littér. de France*, tome X, Paris, 1756, p. 153 à
166.
(2) *Tombeaux de la cathédrale de Rouen*, par Deville, p. 155.
(3) Mézeray, t. IV, p. 460.

ment dû à nos troubles révolutionnaires, ce cœur et une partie de la boîte métallique qui lui servit d'enveloppe figurent parmi les antiquités du musée d'Orléans (1).

Le fils du monarque précédent, Richard *Cœur-de-lion*, devait à son surnom lui-même de nous offrir, mieux évidente encore, l'inhumation isolée dont nous parlons. Blessé à mort devant un château du Limousin, le 5 avril 1199, Richard « ordonna, nous dit Mézeray (2), que son corps serait inhumé à Fontevrault près de celui de son père; que la ville de Rouen, qu'il chérissait à cause de la fidélité qu'elle lui avait toujours gardée, eût son cœur, et que les Poitevins, qu'il avait peu estimés, eussent ses boyaux, la plus vile partie de son corps. »

Au xiiie siècle, nos rois de France commencent enfin à se conformer eux-mêmes à la coutume funéraire dont nous résumons l'histoire. Louis VIII meurt à Montpensier en 1226, son corps est porté à l'abbaye de Saint-Denis, mais son cœur et ses entrailles restent en Auvergne. On les y dépose dans le tombeau des dauphins d'Auvergne, à l'abbaye de Saint-André de Clermont (3).

En 1258, trois abbayes de femmes se partagent les dépouilles mortelles de Blanche de Castille, mère de saint Louis : Maubuisson reçoit son corps ; le Lys son cœur ; Saint-Corentin-lez-Mantes ses entrailles (4).

---

(1) *Voy.* le Compte rendu du congrès archéol. d'Orléans, dans *Le Pays* du 19 septembre 1851.

(2) Tome IV, p. 493.

(3) *Voy.* Legrand d'Aussy, *Mémoire sur les sépultures nationales*, etc., et Guilhermy, *Monogr. de Saint-Denis*, p. 236.

(4) Les ruines de l'église du Lys, dit à ce propos M. Guil-

Quant au saint roi son fils, mort à Tunis, en 1270,
que deviennent ses précieux restes, qu'une canonisa-
tion si bien méritée doit bientôt élever au rang de
reliques? Suivant le procédé répandu alors, et que
plus tard Boniface VIII devait défendre, on soumet
le corps de saint Louis à l'ébullition dans de l'eau
salée, d'après les uns, dans de l'eau et du vin, d'après
d'autres, pour séparer les os des chairs, et, tandis
que ces os, déposés dans une châsse, sont transportés
à Saint-Denis, Charles d'Anjou, roi de Naples et frère
du roi de France, prend les chairs et les entrailles et
les fait inhumer dans l'abbaye de Montréal, en Sicile.
Dans ces détails que j'emprunte, pour la plupart, à
Legrand d'Aussy (1), rien de spécial pour le cœur.
Un autre écrivain, Morand, chanoine et historien de
la sainte Chapelle de Paris, est plus explicite à cet
égard. D'après lui, les ossements auraient été en-
voyés en France, enfermés dans une caisse *avec le
cœur*, et inhumés à l'abbaye de Saint-Denis dans un
cercueil de pierre, près du tombeau de Louis VIII et
de Philippe-Auguste (2). Plus tard, quand le pape
Boniface VIII, en 1297, eut donné sa bulle de cano-
nisation, ces mêmes ossements, et cette fois Morand
ne nous dit rien du cœur, renfermés dans une châsse
d'argent, furent portés solennellement à la sainte
Chapelle pour y être exposés à la piété des fidèles,

---

hermy, appartiennent à un illustre guerrier, M. le marquis de
Latour-Maubourg. On pense que des fouilles dans l'ancien sanctuaire pourraient amener la découverte du tombeau et du cœur
de la reine (*loc. cit.*, p. 236.

(1) *Loc. cit.*

(2) *Hist. de la sainte Chapelle*, par Morand, in-4°, Paris, 1790,
p. 75.

puis reportés à Saint-Denis. Enfin, plus tard encore, en 1306, la tête du saint et une de ses côtes, richement enchâssées, furent une dernière fois enlevées aux religieux de Saint-Denis, pour être données, la première à Notre-Dame de Paris, et la seconde à la sainte Chapelle (1).

Après cet historique, que penser de ce prétendu cœur de saint Louis, trouvé à la sainte Chapelle en 1843, et qui souleva parmi nos savants une discussion si longue, si animée, et si stérile au point de vue d'une solution positive, que l'administration dut prendre le sage parti de le replacer tout simplement à l'endroit même où il avait été découvert? Qu'en penser, dis-je? si ce n'est que ce cœur pouvait bien être celui, ou de Christophe Barjot, chanoine de la sainte Chapelle, mort en 1682, ou de Jacques Barrin, ce grand chantre qu'immortalisa le poëme du *Lutrin*, et qui, mort en 1689, eut comme le précédent son cœur inhumé dans la sainte Chapelle (2), ou peut-être de quelque autre personnage dont la biographie ne devait pas nous transmettre cette particularité funéraire, mais que ce n'était certainement pas le cœur du roi saint Louis. Je puis étayer cette négation de l'autorité

---

(1) *Voy.* Morand, *Hist. de la sainte Chapelle*, p. 85 sq. Suivant dom Martenne (*Voyage littéraire*), Philippe le Bel aurait aussi donné au monastère de Notre-Dame du Lys, fondé par la reine Blanche, deux os de l'un des bras et deux os de l'une des mains de saint Louis. J'ajoute, d'après M. Guilhermy, qu'outre le buste de la sainte Chapelle, tout en or et vermeil, renfermant la plus grande partie du chef de saint Louis, et donné par Philippe le Bel, un autre buste d'argent doré, contenant la partie supérieure de la face, existait à l'abbaye de Poissy. (*Voy.* Guilhermy, *loc. cit.*, p. 162.)

(2) *Voy.* Morand, *loc. cit.*, p. 295 et 298.

du savant et judicieux M. Quatremère, dont l'Institut déplore la perte toute récente. Je tiens de lui-même qu'après avoir supposé que le cœur en litige pouvait être celui du cardinal d'Ailly, il s'était rangé à l'opinion que je viens d'indiquer d'après lui.

Ce silence presque absolu de l'histoire, ou sans doute cette absence de distinction spéciale relativement au cœur du roi saint Louis, est d'autant plus étrange. qu'il y a là comme une exception, peu naturelle en effet, à une coutume déjà presque généralisée en France, et dont la plupart des rois ou des grands personnages qui se succédèrent à partir de l'époque où nous sommes arrivés, pourraient nous offrir de nombreux exemples.

Ainsi d'abord, et pour prendre nos citations tout autour de saint Louis, après ce que nous avons rapporté de Louis VIII son père, et de Blanche sa mère, son gendre Thibaut V, mort en Sicile à son retour des croisades, lègue son corps aux religieuses cordelières de Provins et son cœur au couvent des jacobins, dont il était le fondateur, et ce cœur, après diverses migrations, se trouve aujourd'hui dans l'église de l'hôpital, où il passe pour opérer des guérisons, spécialement sur les yeux (1). Ainsi Philippe III, fils de saint Louis, meurt à Perpignan en 1285 ; ses entrailles et ses chairs sont inhumées dans la cathédrale de Narbonne, ses os sont apportés à Saint-Denis ; et, quant à son cœur, Philippe IV, son fils, le donne aux jacobins, malgré les bénédictins de Saint-Denis, qui soutiennent alors, avec plusieurs théologiens

---

(1) Voy. *Vues de Provins avec un texte*, par Dusommerard, in-4°, 1822.

de Paris, que le roi ne pouvait donner le cœur de son père à d'autres qu'eux, sans une dispense du pape (1). Ainsi Pierre, comte d'Alençon, autre fils de saint Louis, lègue par testament son corps aux cordeliers et son cœur aux frères prescheurs de Paris (2); ainsi enfin Charles d'Anjou, roi de Sicile et de Jérusalem et frère de saint Louis, mort en 1285, est inhumé dans la cathédrale de Naples; mais son cœur est envoyé aux jacobins de Paris, et nous voyons aujourd'hui à Saint-Denis sa statue en marbre blanc, tenant un cœur dans sa main gauche et couchée sur une tombe de marbre noir, avec cette inscription : *Cy gist le cuers de grant roy Charles* (3), etc.

Nous disions tout à l'heure que les religieux de Saint-Denis avaient voulu s'opposer à ce que Philippe IV donnât aux jacobins le cœur de Philippe III, son père. Cette protestation reposait sur le droit qu'ils se croyaient acquis de posséder seuls les corps entiers de nos rois, et elle nous montre bien ce qu'il y avait d'inusité jusqu'alors dans ce partage des restes mortels de nos princes entre plusieurs églises. Ce droit de possession exclusive ne leur fut point reconnu, et, d'après l'écrivain que je citais tout à l'heure, les frères prescheurs et les cor-

---

(1) *Voy*. Mézeray, t. V, p. 301.

(2) «J'eslis ma sépulture de nostre orde charongne aux cordeliers, et celle de mon mauvais cueur aux frères prescheurs de Paris, veux que la tombe qui sera sur mon cors ne soit pas de plus grande dépense que cinquante livres, et celle sur mon cueur, de trente livres. (*Voy*. Guilhermy, *Monogr. de Saint-Denys*, p. 254.)

(3) *Ibid*., p. 246. Quand un tombeau contient un cœur, très-souvent la statue qui le surmonte porte un cœur dans une de ses mains. Quand le tombeau renferme des entrailles, la statue porte un paquet dans sa main gauche.

liers, dès les premiers temps, le partagèrent avec eux.
A ceux-là, dans le principe, on n'accordait que les
cœurs, et à ceux-ci que les entrailles. Plus tard,
quand les deux ordres de Saint-Dominique et de
Saint-François eurent perdu de leur crédit, ils perdi-
rent à leur tour le privilége dont nous parlons.

Aussi trouvons-nous les cœurs, ou les entrailles, de
nos souverains chez les célestins, chez les jésuites,
chez les religieuses de Maubuisson, et chez les dames
du Val-de-Grâce, pour ne citer d'abord que les principaux légataires de ces restes illustres. On conçoit
d'ailleurs, relativement à ce qui concerne l'abbaye de
Saint-Denis, que, dépositaire le plus ordinairement
des corps mêmes de nos rois, elle n'ait pu par cela
même, dès que le partage de ces corps fut passé en
coutume, recevoir qu'exceptionnellement, ou quelquefois secondairement, telle ou telle de ces portions
du royal défunt que plusieurs autres établissements
religieux étaient toujours prêts à lui disputer. Nous
trouvons cependant mentionnés par l'histoire comme
déposés à Saint-Denis, le cœur de Jeanne de Bourgogne, femme de Philippe V, morte en 1329 ; les
entrailles de Blanche de France, surmontées d'une
statue, que nous y voyons encore ; le cœur de François Ier, qui d'abord avait été confié aux religieuses
de Notre-Dame de Haute-Bruyère ; le cœur du cardinal de Bourbon, oncle d'Henri IV, mort en 1590 ; les
entrailles d'Henri IV ; les cœurs de Louis XIII et de
Louis XIV, provenant tous les deux de l'ancienne
église de la maison professe des jésuites de Paris ; le
cœur de Louis, dauphin de France, fils de Louis XV
et père de Louis XVI, mort en 1765, et celui de
Marie Josephe de Saxe, son épouse, morte en

1767 (1); enfin le cœur de Louis XVIII et celui du duc de Berri (2).

Chez les cordeliers, je ne vois bien positivement que trois cœurs provenant de la maison royale de France ou de Navarre : ceux de Philippe V, mort en 1322, et de Jeanne, sa femme, morte en 1329, et celui de Jeanne d'Évreux, reine de Navarre, morte en 1330, épouse de Charles IV.

Les frères prescheurs, ou jacobins, furent mieux partagés, car ils possédèrent : le cœur de Pierre d'Alençon, fils de saint Louis, mort en 1283; le cœur de Philippe III, mort en 1285; le cœur de Charles d'Anjou, frère de saint Louis et roi de Sicile et de Jérusalem, déposé là plus de quarante ans après sa mort; les entrailles de Philippe V, mort en 1322; les cœurs de Philippe le Bon, ou le Sage, roi de Navarre,

---

(1) Ces deux derniers cœurs étaient renfermés dans des boîtes en plomb, en forme de cœur, renfermées elles-mêmes dans des boîtes en vermeil de même forme, surmontées chacune d'une couronne également d'argent doré. Lors de la spoliation des tombeaux, ces cœurs furent jetés dans la fosse commune, les boites en plomb envoyées à la fonderie, les cœurs et couronnes de vermeil déposés à la commune de Saint-Denis. (*Voy.* Châteaubriand, *Génie du christianisme*, note E.)

(2) Dans le caveau d'Henri II, on trouva deux cœurs, un gros et un moindre. On ne sait à qui ils appartinrent, faute d'inscriptions. (*Voy.* Guilhermy, *loc. cit.*, p. 69.) On peut encore remarquer à Saint-Denis, outre la statue couchée de Charles d'Anjou, frère de saint Louis, dont la main gauche tient un cœur, statue qui, avec le tombeau qui la supporte et contenait jadis le cœur de ce prince, fut primitivement placée aux Jacobins : la statue de Jeanne de Bourbon, placée autrefois aux Célestins, où elle surmontait un tombeau renfermant ses entrailles; la colonne de marbre qui, autrefois aussi placée aux Célestins, supportait le cœur de François II; enfin la colonne, élevée d'abord dans l'église collégiale de Saint-Cloud, et qui portait le cœur d'Henri III.

et de sa femme, Jeanne de France, fille aînée de
Louis X ; le cœur de Charles IV, mort en 1328, et
les entrailles de Philippe VI, ou de Valois, mort en
1350 (1).

Les célestins furent plus riches encore sous le point
de vue qui nous occupe ; car chez eux, indépendamment des entrailles de Jeanne de Bourbon, femme
de Charles V (2), et de celles du roi Louis XII, mort
en 1515, nous trouvons : les cœurs de Jean II, roi
de France, mort en 1364, et de Jeanne de Boulogne,
sa femme ; le cœur du roi Charles VI, mort en 1422 ;
le cœur d'Isabelle de Bavière, morte en 1435 ; celui
de Jean Cœur, prédicateur célèbre, archevêque de
Bourges, fils du fameux Jacques Cœur, et mort en
1483 ; le cœur d'Anne de Bretagne, femme de Charles VIII, puis de Louis XII, morte en 1514 (3) ; le

______

(1) M. Guilhermy suppose que la statue de ce dernier roi est
peut-être celle qui, à Versailles, porte le nom de Jean II, statue
qui tient en effet dans sa main gauche l'espèce de paquet par
lequel, ainsi que nous l'avons dit, les sculpteurs de ce temps dé-
signaient les entrailles.

(2) Dans ces dernières années, en faisant disparaître les restes
de l'église des Célestins, on a mis à nu sous le sol plusieurs nobles sépultures, ainsi celle de Jeanne de Bourgogne, fille de
Jean Sans-peur, et puis une boîte de plomb paraissant renfermer
les entrailles de Jeanne de Bourbon. La statue de cette dernière
est à Saint-Denis ; sa main gauche serre contre sa poitrine un
paquet d'étoffe qui enveloppe ses entrailles. (*Voy.* Guilhermy,
loc. cit., p. 286.) On y a trouvé aussi le cœur de Louis de
Luxembourg, comte de Boussy, *qui trespassa le XIe jour de mai
1571*, et ce cœur est aujourd'hui dans le musée de Cluny,
sous le n° 2486.

(3) Suivant M. Guilhermy, *Monogr. de Saint-Denis*, p. 136, et
Félibien, *Hist. de Saint-Denys*, p. 374, et contrairement à Millin,
Antiq. nat., tome I, p. 114, le cœur d'Anne de Bretagne, fille
du dernier duc de Bretagne, fut porté à Nantes chez les char-
treux, et déposé dans le tombeau du père de cette reine.

cœur d'Henri II, déposé dans un vase que supportait
le charmant groupe des trois Grâces qu'on peut admirer aujourd'hui dans notre Musée (1) ; le cœur de
François II, déposé là aussi, près de celui d'Henri II
son père, dans une urne de bronze que portait une
colonne de marbre ; le cœur d'Anne de Montmorency,
mort en 1567, porté de même par une superbe colonne ; le cœur du duc d'Orléans, fils d'Henri IV,
mort à quatre ans et demi ; les cœurs de plusieurs des
ducs de Longueville, placés sous une riche et élégante
pyramide, et enfin, pour ne rappeler que les noms les
plus illustres, les entrailles de cette Henriette d'Angleterre, morte à Saint-Cloud, à l'âge de vingt-six ans,
et dont la fin presque soudaine inspira au grand Bos-
suet les éloquentes paroles que chacun sait : *Madame
se meurt, madame est morte!*

J'ai cité plus haut les jésuites, les religieuses de
Maubuisson et celles du Val-de-Grâce. Chez les jésuites, dans l'église de leur maison professe de Paris,
furent déposés primitivement les cœurs de Louis XIII,
fondateur de cette église, et de Louis XIV, lesquels,
ainsi que nous l'avons dit, furent plus tard transportés à Saint-Denis. Pour le cœur de Louis XIII,
Anne d'Autriche fit faire un somptueux monument.
Deux anges en argent et en bronze y supportaient un

---

(1) Suivant Millin, *loc. cit.*, p. 66, le vase funéraire, soutenu
par le chef-d'œuvre de Germain Pilon, contenait les cœurs
d'Henri II, de François, duc d'Anjou, et de Charles IX. Catherine
de Médicis lui aurait commandé ce travail pour réunir ainsi les
cœurs de son mari et de ses deux enfants. Il est faux, ajoute
Millin, que le cœur de Catherine elle-même y ait été déposé à
son tour, comme l'avancent Piganiol dans sa *Descript. de Paris*,
tome IV, p. 198, et ceux qui l'ont copié.

cœur de vermeil. Les marbres des bas-reliefs de ce monument sont maintenant à Saint-Denis. Chez les jésuites du collège de la Flèche, fondé par Henri IV, furent portés, le cœur de ce dernier roi, pour y être inhumé près de son père le roi de Navarre (1), et, plus tard, le cœur de Marie de Médicis, reine exilée, dont les entrailles restèrent à Cologne.

Chez les religieuses de Maubuisson, ou de Haute-Bruyère, après le corps de Blanche de Castille, nous citerons : le cœur de Catherine de Courtenay, seconde femme de Charles comte de Valois, fille unique de Philippe de Courtenay, empereur de Constantinople, morte en 1307 à Saint-Ouen-sur-Seine, et dont le corps fut enterré chez les frères prescheurs de Paris, et le cœur ou les entrailles ensevelis, dit-on, à Maubuisson (2) ; les entrailles de Charles IV, mort en 1328, et de Jeanne d'Évreux, sa femme ; celles de Charles V, mort en 1380, et le cœur de François Ier, contenu dans un vase de marbre admirablement sculpté.

Nous signalerons enfin chez les religieuses du Val-de-Grâce, renfermés là dans une armoire de marbre et dans un caveau qui existent encore, les cœurs : d'Anne d'Autriche, morte en 1666 et fondatrice de ce monastère ; d'Henriette d'Angleterre, fille de Charles Ier,

---

(1) «Le cœur (d'Henri IV) fut réservé pour être porté à la Flèche, et les entrailles à Saint-Denys, ainsi que le prince l'avait ordonné de son vivant..... Le jour de la Pentecôte, vers quatre heures du matin, le cœur du roi, embaumé dans un cercueil de plomb revêtu de vermeil, fut porté à la Flèche..... accompagné de quatre cents maîtres à cheval, tant seigneurs, gentilhommes, qu'autres. Le cœur était dans un carrosse, sur une petite estrade, au milieu de quatre Pères jésuites, qui l'accompagnaient. » (Roquefort, *loc. cit.*, p. 433).

(2) *Voy.* Guilhermy, *loc. cit.*, p. 258.

roi d'Angleterre, et dont je rappelais tout à l'heure la mort foudroyante ; de Philippe d'Anjou, second fils de Louis XIV, mort en 1671, à l'âge de trois ans, et de Marie-Thérèse d'Autriche, épouse de Louis XIV, morte en 1683.

Les établissements religieux que je viens d'énumérer sont loin d'être les seuls en France qui puissent nous intéresser au point de vue de l'histoire funéraire du cœur. Sans prétendre assurément être complet à cet égard, je vais cependant, avant de clore ce chapitre, ajouter quelques noms encore aux noms illustres que j'ai cités.

Je rappellerai d'abord l'abbaye de Saint-André de Clermont, où furent inhumés, en 1226, le cœur et les entrailles de Louis VIII, dans le tombeau des dauphins d'Auvergne. Je rappellerai Blanche de Castille, morte en 1252, et dont l'abbaye du Lys eut le cœur et celle de Corentin les entrailles. Isabelle d'Aragon, femme de Philippe le Hardi, meurt à Cosenza, en Calabre, l'an 1271, et ses os seuls sont rapportés à Saint-Denis. L'histoire ne nous dit pas, il est vrai, ce que devinrent ses chairs et ses entrailles ; mais est-il supposable qu'elles ne furent point l'objet d'une inhumation à part, quand nous voyons, peu d'années après, en 1285, ce qui se passe pour les restes mortels de son époux, dont les chairs et les entrailles sont inhumées dans la cathédrale de Narbonne, tandis que son cœur soulève, entre les religieux de Saint-Denis et les frères prescheurs de Paris, la contestation dont j'ai parlé ?

Deux Jeanne de Bourgogne nous intéressent ensuite. La première est l'épouse de Philippe le Long ; elle meurt en 1329, et, tandis que son cœur est porté à Saint-Denis, ses entrailles sont laissées dans l'abbaye de Longchamps. La seconde est l'épouse de Philippe de Valois. Elle meurt en 1348, et l'histoire nous raconte que son cœur fut inhumé dans l'abbaye de Citeaux. Celui de son époux, au contraire, mort deux ans plus tard, devait être déposé à Bourgfontaine, en Valois, et ses entrailles léguées aux jacobins de Paris.

Une autre Jeanne, Jeanne de France, meurt à son tour en 1371, à Béziers, et ses entrailles restent dans la cathédrale de cette ville.

Quelques années après, en 1380, Duguesclin ordonne par testament que son cœur sera déposé dans l'église des jacobins de Dinan, et l'église des cordeliers du Puy reçoit ses entrailles.

Cette même année, Charles V, dont nous avons trouvé les entrailles dans l'église abbatiale de Maubuisson, veut que son cœur soit inhumé dans la cathédrale de Rouen, et, jusqu'en 1736, on vit en effet un tombeau de marbre noir, sur lequel l'ancien duc de Normandie était couché, tenant un cœur entre ses mains (1).

La cathédrale dont nous parlons était assez riche en souvenirs de ce genre. Le roi que nous venons de citer y avait été précédé, dès 1199, par Richard *Cœur-de-lion*, dont le cœur reposait dans le même sanctuaire, du côté de l'épître; et plus tard plusieurs personnages célèbres firent le même legs à cette

---

(1) Voy. *Descript. historique de la cathédr. de Rouen*, par Gilbert, p. 63. Je vois dans Guilhermy, *loc. cit.*, p. 285, que le tombeau de marbre avec statue destiné au cœur de Charles V, fut payé mille francs d'or à Hennequin, de Liége, imagier.

église : ainsi le cardinal d'Estouteville, mort en 1482 ; ainsi Charles de Larochefoucauld, colonel d'infanterie, mort en 1562, etc.

En 1514, Charlotte d'Albret, duchesse de Valentinois, malheureuse épouse de César Borgia, meurt au château de la Motte-Feuilly (Indre), et dans l'église voisine du château on élève pour son cœur un monument magnifique, tandis que sa fille, conformément à ses dernières volontés, faisait enterrer son corps dans l'église de l'Annonciade à Bourges, près de son amie, Jeanne de France (1).

En 1531, le cœur de Louise de Savoie, mère de François Iᵉʳ, est inhumé dans le chœur de Notre-Dame de Paris.

En 1589, le cœur d'Henri III est placé dans l'église collégiale de Saint-Cloud, porté par une colonne qui, de même que celle de François II, est maintenant à Saint-Denis.

Marguerite de Valois ou de France, première femme d'Henri IV, meurt en 1615, et son cœur est déposé dans l'église des Petits-Augustins.

Saint François de Sales meurt en 1622, et son cœur, sans doute, est conservé à part comme une précieuse relique ; car, huit ans après, Louis XIII, âgé de vingt-neuf ans, tombe gravement malade à Lyon, et je lis à ce propos dans un ouvrage de l'abbé Cahour sur Notre-Dame de Fourvière, qu'il fit suspendre au chevet de son lit le cœur de saint François de Sales (p. 194).

En 1642, Marie de Médicis, seconde femme d'Henri IV, meurt à Cologne. Ses entrailles sont in-

---

(1) Voy. *Rev. archéol.*, numéro du 15 févr. 1853. p. 703.

humées dans la cathédrale de cette ville, et son cœur à la Flèche, près de celui d'Henri IV.

En 1643, les entrailles du roi Louis XIII sont enterrées dans le chœur de Notre-Dame, tandis que son cœur, ainsi que nous l'avons vu, était confié aux jésuites de Paris.

César de Vendôme, fils d'Henri IV et de Gabrielle d'Estrées, meurt en 1665, et dans l'église de Saint-Jacques, attenante au collége de Vendôme, on construit pour y recevoir son cœur un monument de marbre.

En 1669, Henriette de France, troisième fille d'Henri IV, et veuve de l'infortuné Charles Ier d'Angleterre, meurt à Colombes, où elle passait l'été, et elle veut que son cœur soit inhumé dans le couvent de la Visitation, fondé par elle à Chaillot.

En 1672, Marguerite de Lorraine, veuve du duc d'Orléans, est partagée après sa mort entre l'abbaye de Saint-Denis, qui reçoit son corps; les religieuses de Charonne, qui héritent de ses entrailles, et l'abbaye de Montmartre, légataire de son cœur.

La même année voit mourir à Nevers, Casimir, ancien roi de Pologne, et il lègue son cœur à l'abbaye de Saint-Germain des Prés, pour reposer là, nous dit son épitaphe, *nobili sui parte.*

En 1679, Anne-Geneviève de Bourbon, fille d'Henri II de Bourbon, prince de Condé, et seconde femme d'Henri II d'Orléans, duc de Longueville, lègue son cœur à l'abbaye de Port-Royal, et plus tard, lors de la destruction de cette sainte maison, ce cœur est transporté à Saint-Jacques-du-Haut-Pas.

Louis de Bourbon, comte de Toulouse, prince légitimé de France, duc de Penthièvre, etc., meurt en

1737 dans son château de Rambouillet, et, par affection pour les pieuses carmélites de Compiègne, il ordonne que son cœur sera déposé dans leur église.

Citons enfin Marie Leczinska, épouse de Louis XV, morte à Versailles en 1768. Après les obsèques qui se firent à Saint-Denis, le cœur de cette princesse resta sous un dais, exposé aux regards du public, dans la chapelle Saint-Eustache, au chevet de l'église, et puis on le transporta à Notre-Dame de Bon-Secours, à Nancy, pour l'y placer près du cœur du roi son père, mort à Lunéville en 1766 (1).

C'est à la France spécialement que j'ai dû demander les exemples de cette inhumation du cœur dont je voulais faire l'histoire. Il est aisé de comprendre que les pays circonvoisins auraient pu me fournir bien des faits analogues; mais leur énumération m'eût entraîné beaucoup trop loin. Il en est un cependant que je veux leur emprunter, parce qu'il se rattache en quelque sorte aux chapitres antérieurs, et mieux encore peut-être à celui qui doit suivre. Je le trouve dans l'*Histoire d'Écosse*, par Walter Scott.

En 1329, Robert Bruce, roi d'Écosse, se voyant près de mourir, déclare qu'il se repent de ses fautes; que, pour les expier, son intention était, s'il eût vécu, d'aller à Jérusalem combattre les Sarrasins, et que du moins il priait le plus brave de ses guerriers, James Douglas, de porter son cœur en Palestine; et puis il expire peu de temps après. Son cœur est donc embaumé, déposé dans une boîte d'argent, que Douglas portait suspendue à son cou par un cordon d'or et de soie, et bientôt Douglas se met en route pour la terre

____

(1) Voyez Roquefort, *loc. cit.*, p. 464.

sainte, accompagné d'une vaillante escorte. Mais en passant il s'arrête en Espagne, et Alphonse, roi de Castille, l'ayant prié de l'aider à chasser les Sarrasins de Grenade, voilà que, dans le combat, Douglas, emporté par sa valeur, est entouré de toutes parts. Alors, détachant de son cou le cœur de Bruce : « Marche le premier au combat, lui dit-il, comme tu l'as toujours fait; Douglas va te suivre, ou mourir. » Et il le lance au milieu des ennemis, s'y précipite lui-même, et tombe percé de coups. Son cadavre fut trouvé étendu sur la boîte d'argent, comme voulant défendre encore le cœur de son roi..... Grand nombre de ses compagnons d'armes ayant été tués aussi, les autres résolurent de revenir en Écosse, et parmi eux sir Simon Lockhard de Lee fut chargé de rapporter le cœur de Robert Bruce. Aussi, dans la suite, prit-il pour devise et grava-t-il sur son bouclier un cœur fermé par un cadenas, en mémoire de la boîte d'argent, et on l'appela *Lockheart* (de *lock*, serrure, et *heart*, cœur), nom que ses descendants portent encore. Quant aux Douglas, depuis lors aussi, toujours ils ont porté sur leurs boucliers un cœur sanglant, surmonté d'une couronne, en mémoire de cette expédition..... Quant au cœur du roi, il fut déposé au pied du maître-autel de l'abbaye de Melrose (1).

J'ai dit tout à l'heure que ce récit pourrait me servir de transition vers le point de l'histoire du cœur que nous allons maintenant aborder. Et en effet, ce cœur cadenassé de Lockheart, ce cœur sanglant et couronné de Douglas, nous amènent tout naturel-

---

(1) *Hist. d'Écosse*, 1re série, ch. 9.

lement à l'étude de cet organe sous le point de vue
de son rôle dans le symbolisme plastique et des significations diverses que l'art proprement dit a pu
lui prêter, et cette étude va faire l'objet du chapitre
suivant.

CHAPITRE VI.

DU CŒUR, AU POINT DE VUE DU SYMBOLISME PLASTIQUE.

La représentation du cœur humain est, sans contredit, un des emblèmes les plus fréquemment employés par les temps modernes. En a-t-il été toujours
ainsi? Pour le savoir, jetons un coup d'œil sur les
monuments que les anciens nous ont légués.

Chez les Égyptiens, dont le langage figuratif fit
d'assez nombreux emprunts aux diverses parties du
corps humain, le cœur ne devait point être oublié.
Aussi bien, le rencontrons-nous souvent dans la
langue hiéroglyphique, non pas sous ses dehors
vrais, anatomiques, ni sous le travestissement tout
arbitraire sous lequel on nous le montre aujourd'hui,
et dont nous signalerons plus tard l'origine, mais
sous la forme d'un petit vase conoïde. Ce signe, qui
représente le cœur le plus ordinairement, est susceptible des trois attributions qui peuvent être affectées à
chaque signe de ce singulier système graphique, dont
les mystères ont été si merveilleusement pénétrés par
Champollion : il est tantôt *phonétique*, tantôt *figuratif*,
et tantôt *symbolique*. Il est *phonétique*, quand il rappelle tout simplement le son donné à l'oreille par le
nom du cœur dans la langue copte, le son *het* ou *hit*;

il est *figuratif*, quand il représente, non plus le nom, mais la chose, le cœur lui-même, en tant qu'organe ; il est *symbolique*, et joue même alors assez fréquemment le rôle d'un amulette, quand il exprime, non plus l'objet matériel, mais l'une des idées que l'on y rattachait, et souvent, par exemple, l'idée d'existence active.

En tant que signe *figuratif*, le petit vase est quelquefois remplacé par un ibis. Nous avons vu que, chez l'enfant naissant, le poids du cœur avait été assimilé au poids de l'ibis qui vient d'éclore. Par un rapprochement non moins bizarre, même assimilation avait été faite de l'un à l'autre pour la forme extérieure : « Quand l'ibis cache sa tête et son cou dans les plumes qui se trouvent sous sa poitrine, nous dit Horapollo, il a la ressemblance d'un cœur, et c'est pour cela que l'ibis est le symbole du cœur (1). » Dans un autre passage, Horapollo complète cette explication : « Les Égyptiens, dit-il, pour désigner le cœur, peignaient un ibis, parce que cet oiseau est consacré à Mercure, qui dirige le cœur et la raison, et que luimême a beaucoup de ressemblance avec un cœur (2) ».

Les Égyptiens avaient trouvé encore un autre terme de comparaison, ce qui prouve que le cœur était apparemment chez eux l'objet d'une attention toute spéciale. Le persea, cet arbre que M. Caillaud prétend être le baobab (3), était consacré par eux au dieu Harpocrate. Pourquoi ? « Parce que, nous dit Plutarque,

---

(1) Horapollo, *Hieroglyph.*, 36.
(2) *Ibid.*, L. 1, ch. 13.
(3) *Voyage à Meroé*, tome III, p. 288.

son fruit, aux yeux des Égyptiens, avait la forme du
cœur, et sa feuille celle de la langue (1).

En tant que signe *symbolique*, le petit vase conoïde
dont nous parlons pouvait représenter, non-seulement
les idées diverses de courage, d'intelligence, etc.,
qu'expriment les mots composés dont *het* est le radical, et que j'ai énumérées plus haut (2), mais quelques autres objets sensibles rapprochés du cœur par
des associations d'idées plus ou moins étranges pour
nous. Quelquefois, par exemple, c'était le ciel : « Le
ciel, qui ne vieillit point puisqu'il est éternel, nous
dit Plutarque, est figuré (dans les hiéroglyphes égyptiens) par un cœur placé sur un brasier ardent (3). »
Horapollo donne à ce signe une autre interprétation :
« Un encensoir qui brûle et sur lequel est un cœur, symbolise, nous dit-il, la jalousie, et sous ce voile, l'Égypte
elle-même, parce que, semblable au cœur du jaloux,
qui brûle sans cesse, semblable à la jalousie qui re-
naît d'elle-même, l'Égypte reproduit continuellement
les biens qui sont chez elle (4). » D'autres fois, si
nous en croyons le même auteur, un cœur, accompagné d'une langue, représentait le Nil, « un cœur,
parce que les Égyptiens le regardent comme le principal organe du corps, ainsi que le Nil est ce qu'il y
a de plus essentiel et de plus précieux en Égypte ;
avec une langue, parce que la langue se procure l'humidité dans laquelle elle nage sans cesse (5). »

Le cœur était aussi, dans la langue hiéroglyphique,

---

(1) *Isis et Osiris.*
(2) Chap. 1, p 13.
(3) *Isis et Osiris.*
(4) Hiérogl., 22.
(5) Hiérogl., 21.

comme la personnification de l'être humain tout entier, et de l'être moral spécialement. Comment les hiéroglyphes expriment-ils le jugement que chaque homme doit subir après sa mort? Par une balance dont les plateaux supportent, d'un côté un cœur, et de l'autre une plume, image de la justice, plateaux qui doivent s'équilibrer réciproquement. Il y a dans le musée de Londres un sarcophage assez curieux sous ce rapport. On y voit une balance avec un cœur dans l'un de ses plateaux et l'image de la justice dans l'autre, et sur le fléau est le dieu Horus tenant en main un poids qu'il déposera dans le plateau où est le cœur, si la conduite du mort a été mauvaise. Parmi les bas-reliefs sculptés à Thèbes sur les tombeaux des rois, on en voit un qui représente les punitions des âmes coupables. Celles-ci sont peintes en noir pour exprimer leur perversité, et on en voit qui traînent à terre *leur cœur* arraché de leur poitrine, et d'autres qui sont précipitées dans des chaudières pleines d'un liquide brûlant (1).

L'idée de la balance où se pesaient les âmes, ou la *psychostasie,* se retrouve chez les Hébreux (2); chez les Grecs (3); sur quelques monuments étrusques (4), et sur les tombeaux des premiers chrétiens (5). Mais dans toutes ces reproductions de l'idée orientale, le cœur ne joue plus le rôle symbolique que nous signa-

---

(1) *Voy.* Lenormant, *Musée des monum. égypt.*, pl. 12, n° 8.

(2) *Voy.* Daniel, ch. 5, v. 27.

(3) *Voy.* Homère, *Iliade.*

(4) *Voy.* Millin, *Peint. de vases*, 1, XIX, et le Miroir mystique, dans Winckelmann, *Mon. inéd.*, n° 153.

(5) *Voy.* Raoul Rochette, *Deuxième Mém. sur antiq. chrét.*, Acad. I. et B. L., t. XIII.

lions tout à l'heure. Et cependant , à part les Hébreux
qui ne pouvaient représenter le cœur, non plus que
toute autre des parties du corps humain, puisque leur
loi en faisait un crime, dans le but de prévenir chez
eux l'idolâtrie en général et le culte du phallus en
particulier; à part les Hébreux, dis je, chez tous les
autres peuples que je viens de nommer, le cœur a été
signalé par les auteurs comme un symbole d'un usage
assez fréquent. Voyons ce qu'on doit penser de cette
opinion.

Parmi les souvenirs que nous ont laissés les Étrusques, on cite un amulette ayant, nous dit-on, la
forme du cœur et portant inscrit ce nom d'*Ean*, ou
Evan, titre des initiés aux mystères de Bacchus,
que Virgile en effet appelait *Evantes* (1). Était-ce bien
la forme du cœur que les Étrusques avaient prétendu
donner à l'amulette dont nous parlons ? N'était-ce
pas plutôt la feuille du lierre qu'ils s'étaient proposé
d'imiter, cette feuille essentiellement cordiforme, dont
on se couronnait d'ailleurs, comme chacun sait, en cé-
lébrant la fête de Bacchus (2) ? J'avoue que, pour mon
compte, cette seconde interprétation me paraît beaucoup plus vraisemblable que la première, surtout
quand je songe à la fréquente occurrence de la feuille
de lierre, et à l'absence presque complète de la figure
du cœur, dans la plastique des anciens. Et en effet, j'ai
parcouru avec soin toutes les pierres gravées et tous
les camées de la galerie de Florence et du palais Pitti,

---

(1) ***Voy***. Champollion, *Archéol. élément.*, tome II, p. 166.
(2) Nous voyons dans la Bible elle-même les Juifs contraints
par Antiochus de se couronner de lierre pour célébrer les
fêtes de Bacchus (*Maccab.*, l. 2, ch. 6, v. 7).

soit sur les lieux mêmes, soit dans leurs reproductions que possède notre cabinet des estampes ; j'ai parcouru le *Museo Pio-Clementino*, le *Museo Borbonico*, les *Ruines de Pompeï* par Mazois, les *Monuments inédits* de Winckelmann, *l'Antiquité expliquée* de Montfaucon, notre *Musée des Antiques* par le comte de Clarac, etc., etc., et nulle part je n'ai rien rencontré qui pût être cité comme une figure incontestable du cœur humain. Souvent, au contraire, j'ai vu la feuille de lierre : ici, couronnant Bacchus ou les bacchantes ; ailleurs ceignant le front d'un poëte :

Pastores, hederâ crescentem ornate poetam (1),

ou de certains princes dont la numismatique nous a conservé les images ; ou bien, ainsi chez les Grecs, s'enroulant autour de ces vases, dont nous admirons l'élégance, ou prêtant sa forme échancrée à ces boucliers des *Peltastes* qui avaient, dit Julius Pollux, la figure d'une feuille de lierre ; ailleurs enfin, comme nous le dirons plus loin, gravée sur les tombeaux.

Faut-il en conclure que les anciens proprement dits méconnurent, ou ne reproduisirent jamais, la configuration anatomique du cœur ? Non, sans doute ; parmi les marbres du Vatican il en est un qui nous représente la cavité pectorale ouverte, comme par une main exercée, et, à l'intérieur, les poumons et le cœur (2). Mais ce que je prétends, ce qui du moins

---

(1) Virg., *Églog.*, 7, 25.

(2) *Voy.* la description de ce curieux morceau de sculpture, destiné sans doute à quelque temple d'Esculape, dans le *Bullettino dell' Instituto di corrispondenza archeologica per l'anno* 1844.

me paraît bien vraisemblable, c'est que le goût épuré des Grecs et des Romains laissa de côté, comme peu digne de figurer dans le domaine artistique, la représentation anatomique du cœur, éludée par les Égyptiens eux-mêmes, qui lui prêtaient, ainsi que nous l'avons vu, la figure d'un petit vase conoïde (1).

Voici pourtant, et cette fois encore de provenance étrusque, un bijou adopté de bonne heure et porté très-longtemps par les Romains, et qui offrait quelquefois, nous assure-t-on, la forme d'un cœur. On devine que je veux parler de la bulle. Ici encore, voyons si l'assertion que je viens de rappeler est bien légitime.

Presque dans tous les temps et chez la plupart des peuples, l'usage a été de porter suspendu au cou un objet plus ou moins précieux, en manière de symbole, d'ornement, ou d'amulette. En Égypte, suivant Diodore de Sicile (2), les juges portaient au cou une pierre précieuse qu'ils nommaient *vérité*. Chez les Hébreux, un saphir qu'on désignait sous les noms d'*urim* et de *thumim*, brillait sur le *rational* du grand prêtre. Chez les Étrusques et les Sabins, un petit sac de cuir, ou une sorte de petite bourse, qu'on remplissait d'amulettes, était attaché au cou des enfants, dans le but, je pense, de les préserver de tout sortilége. Suivant Ma-

---

(1) Les anciens n'eussent même pas commis la faute justement reprochée par Winckelmann au cavalier Bernin, qui représente la Vérité sous les traits d'une femme nue avec une incision sous le sein gauche, dont elle écarte d'une main les bords, comme pour laisser lire par cette ouverture ce qui se passe dans son cœur. (*Voy.* Winckelmann, *Essai sur l'allégorie*, t. I, p. 85.) Nous avons vu ailleurs (ch. 1, p. 7), que l'Amitié avait été représentée de la même façon par Pietro Olivieri.

(2) L. 16, ch. 34.

crobe (1), ce serait Tarquin l'Ancien qui aurait introduit cet usage chez les Romains. Tarquin l'Ancien, vainqueur des Sabins, et voulant récompenser son fils, âgé de quatorze ans, d'avoir tué un ennemi de sa propre main, lui donna le droit de porter la robe prétexte et la bulle d'or, la robe prétexte, que Macrobe nous dit empruntée aux Étrusques par Tullus Hostilius, et la bulle d'or à qui Juvénal assigne la même origine :

.... Etruscum puero si contigit aurum (2).

Dans le même passage, Macrobe nous apprend que certains archéologues fort instruits, *vetustatis peritissimi*, faisaient remonter jusqu'à Romulus le double emprunt dont nous parlons. D'après eux, Romulus aurait promis aux Sabines enlevées par ses ordres d'accorder une prérogative illustre au premier citoyen romain qui leur devrait le jour, et à ce titre le fils d'Hersilia reçut de lui la bulle d'or et la prétexte.

Quoi qu'il en soit, ce fut donc la coutume de suspendre au cou des enfants nobles une bulle d'or, bulle qui pour les autres était d'un métal différent, et qui plus tard, chez les fils d'affranchis, fut remplacée par une lanière de cuir. Remarquons même que cette coutume, comme tant d'autres, passa des païens aux premiers chrétiens, qui portaient au cou de petites boîtes d'or contenant des reliques, des agneaux, image du Christ, de petits évangiles, etc., et que les petits sacs de cuir ou de drap des Napolitains, comme

---

(1) *Saturn.*, l. 1, ch. 6.
(2) *Sat.*, 5, v. 164.

les scapulaires de forme analogue qui ne sont pas rares chez nous aussi, comme les cœurs métalliques eux-mêmes et autres ornements analogues suspendus aux colliers de nos femmes, sont évidemment la continuation des bulles d'autrefois.

Quant à celles-ci, quant à ces bulles antiques proprement dites, quelle était leur configuration, et étaient-elles cordiformes? Bien des traducteurs ou commentateurs n'hésitent pas à l'affirmer (1). Voici même dans Macrobe un texte qui semble assez formel : Après le fait d'Hersilia, Macrobe ajoute : « D'autres croient qu'on fit porter aux enfants de condition libre une bulle sur laquelle était la figure d'un cœur, afin qu'en la regardant ils se crussent déjà des hommes, si leur courage les en rendait capables, et qu'on y ajouta la robe prétexte, afin que la rougeur de la pourpre leur apprît à rougir de toute conduite indigne de leur naissance. » Franchement, cette seconde assertion est peu faite pour nous donner confiance en celle qui la précède. La bulle était d'origine étrusque. Pourquoi sur cette bulle, comme sur cet autre amulette étrusque dont nous parlions plus haut, cette soi-disant figure du cœur ne serait-elle pas encore la figure d'une feuille de lierre? Ce qui, pour ma part, me porte à le penser, c'est que Tite-Live parlant de la bulle (2), ne dit nullement qu'elle fût en cœur; c'est que Plutarque, à ce propos, garde le même silence (3), et que, s'occupant des bulles d'une manière toute spéciale au

---

(1) Ainsi le P. Hardouin, *Trad. de Pline*, l. 33, § 4; M. Dacier, *Trad. d'Horace*, l. 5, ode 5, etc.

(2) L. 26, c. 36.

(3) *Quest. rom.*, 53.

point de vue du motif de leur institution (1), il paraît croire que la forme de cet ornement était analogue à celle de la lune, et ne fait aucune allusion à la forme du cœur ; c'est que dans les tombeaux, où l'on a trouvé un certain nombre de bulles en or, en argent, en bronze et quelquefois en ivoire, pas une seule n'a présenté la forme du cœur (2) ; c'est que, de toutes les bulles antiques que possède notre cabinet des médailles, y compris celle qui orne le collier de Julie cité par Dumersan (3), pas une seule n'est cordiforme ; c'est enfin que ce dernier mot lui-même est moderne, le mot *cordiformis*, créé sans doute par nos botanistes, ne se rencontrant dans aucun de nos dictionnaires, soit de l'ancienne, soit de la basse latinité ; c'est que, dans la langue grecque, un mot unique exprime l'assimilation dont il s'agit, et que ce mot, ἀνάκαρδίον, s'applique à un seul objet, à un fruit des Indes dont le noyau aplati avait été comparé à la configuration du cœur. Cette absence du terme *cordiforme*, complète chez les Latins, presque complète chez les Grecs, n'indique-t-elle pas que l'usage de reproduire artificiellement la figure du cœur n'exista ni chez les Grecs, ni chez les Romains, et pas plus sur les bulles que de toute autre façon ?

Voici pourtant quelques exemples empruntés à la numismatique, et qui de prime abord semblent donner à cette assertion un démenti bien positif. On sait que, dans la Chersonnèse de Thrace, existait

---

(1) Plut., *Quest. rom.*, 101.

(2) *Voy.* Raoul-Roch., *Troisième Mém. sur les antiq. chrét. des catacombes*, p. 99 sq. et 103.

(3) Dumersan, *Cabinet des méd*, p. 117.

une ville qui devait, nous dit-on, son nom de *Cardia*,
à ce qu'elle était bâtie en forme de cœur (1).

Les médailles de Cardia, nous disent les numisma-
tistes, présentent sur le revers un cœur. Mionnet, entre autres autorités, nous l'affirme expressément (2).
D'autres médailles encore nous sont données comme
portant un cœur, par Rasche (3), par Eckel (4), par
Dom Andres de Gussème (5), etc. : ainsi, une Julia
Augusta tenant un cœur sur sa main droite, comme
symbole de son amour pour Auguste son époux ;
une monnaie d'Éphèse, où un cœur figure au-dessus
du temple ; et enfin les monnaies de la famille de l'historien Salluste avec cette même image du cœur.

J'ai soumis ces divers exemples à l'un de nos nu-
mismatistes les plus distingués et les plus regrettables,
M. Duchalais, alors premier employé au cabinet im-
périal des médailles, et qu'une mort prématurée devait ravir peu de temps après à la science et à ses
amis. De l'examen attentif qu'il fit à ce sujet des médailles en question résulta pour nous deux la conviction qu'ici encore l'image du cœur est, ou extrême-
ment douteuse, ou nulle. Pour les monnaies dites de
Cardia, 1° ces médailles proviennent, non de Cardia, mais de la Cyrénaïque : M. Duchalais avait mis
ce premier point hors de doute dans un travail spécial ; 2° le prétendu cœur n'est autre chose qu'une
graine de silphium. Pour les monnaies dites d'Italica,
monnaies de Julia Augusta, le cœur, vu à la loupe,

---

(1) *Voy*. Pline, l. 4, c. 11.
(2) *Descript. des méd. antiq. grecq. et rom.*, t. I, p. 426.
(3) *Lexicon universæ rei numariæ.*
(4) *Doctrina nummorum veterum*, t. I, p. 24.
(5) *Diccionario numismatico*, t. II, art. *Corazon*.

est évidemment une feuille ; sur la monnaie d'Éphèse
le cœur est des plus contestables, et je dirai bientôt
ce qu'il me paraît être. Reste donc la monnaie de
Salluste. Ici l'image du cœur est si vraisemblable,
que M. Duchalais lui-même l'avait d'abord accep-
tée comme telle (1), tout en rejetant judicieusement
l'interprétation de Havercamp, qui voit là un emblème
de la sagesse de l'historien Salluste. Mais une étude
plus approfondie devait modifier à cet égard l'idée
première de M. Duchalais. Sur cette monnaie, comme
sur celle d'Alexandre qui est de la même époque, on
voit une feuille, dont un bonne loupe permet même
de distinguer le pétiole. Cette monnaie est sans doute
du nombre de celles qui furent frappées au v° ou
vi° siècle, comme contremarques pour les spectacles.
Plus tard, au xvi° siècle, alors que partout on voulait
voir des cœurs, on ne manqua pas d'en trouver un
dans la feuille en question, et peut-être même par le
grattage fit-on disparaître plus ou moins le pétiole
dont, pour ma part, j'ai pu cependant distinguer
quelques vestiges bien manifestes.

En résumé donc, ici encore, sur les monnaies grecques et romaines, le rôle symbolique du cœur est pour
le moins très-douteux.

Passons à une autre catégorie de monuments, où
longtemps aussi on a prétendu trouver l'image du
cœur : je veux parler des monuments funéraires.
Bosio et Aringhi, à propos des *cuori effigiati ne' sepol-
cri,* admettent que ces cœurs si nombreux, disent-ils,
sur les tombeaux des premiers chrétiens, pouvaient

---

(1) *Voy.* son Mém. sur Apollon Sauroctone.

bien y avoir, entre autres significations, celle qu'ils avaient déjà, disent-ils, sur les tombeaux des païens, à savoir, que le défunt était *véridique* et *sincère*, ou bien encore qu'avec lui et dans ce même tombeau étaient ensevelis les cœurs des parents et amis qui lui avaient survécu ; que de plus, chez les chrétiens, cet emblème pouvait désigner la pureté de cœur d'un vrai fidèle, son affection pour Dieu, etc. (1). Montfaucon me paraît accorder au cœur chez les anciens l'usage symbolique dont nous parlons, car je vois dans son *Antiquité expliquée* un tombeau érigé à une épouse par son époux, et sur lequel un cœur, bien manifeste dans la gravure, sépare le D et l'M de l'inscription, et Montfaucon dit à ce propos que cet emblème peut signifier que le cœur du mari, c'est-à-dire sa femme, est présentement entre les dieux mânes (2).

Je ne veux pas multiplier ces citations. J'aime mieux dire tout de suite qu'on s'accorde aujourd'hui presque généralement à ne plus voir dans ce prétendu cœur des anciens tombeaux qu'une feuille cordiforme (3). Winkelmann, dans son *Essai sur l'allégorie*, prend même cet exemple à propos des explications forcées, auxquelles il consacre un de ses chapitres, et il nous cite un auteur qui, voyant dans le pétiole de la feuille une flèche dont ce cœur est traversé, trouve là le sym-

---

(1) Bosio, *Roma sotterranea*, p. 655, etc.; Aringhi, *Roma subterranea*, passim.

(2) *Supplém.* au t. V, pl. 44 et p. 107.

(3) Quelques modernes persistent dans la précédente interprétation. Ainsi nous voyons dans le *Traité élémentaire d'archéologie*, par M. Champollion-Figeac (t. II, p. 211), le cœur cité comme figurant parmi les symboles les plus communs dans les inscriptions chrétiennes.

bole d'une profonde douleur (1). M. Didron, dans la représentation de ces feuilles sur les sarcophages des premiers chrétiens, verrait tout au plus l'indication de la profession de jardinier, et il fait d'ailleurs observer qu'il ne faut leur attribuer qu'avec sobriété une intention allégorique (2).

Raoul-Rochette, après avoir réfuté Bosio, Aringhi dont nous avons déjà parlé, et Boldetti qui croit que, chez les chrétiens, le cœur funéraire exprimait la douleur et dans certains cas le martyre, ajoute qu'il est aujourd'hui bien constaté que ce prétendu cœur affligé n'est qu'un signe de ponctuation employé à cet effet sur beaucoup de monuments publics, ainsi dans l'inscription du petit arc de Septime-Sévère au *Forum Boarium* (3). Enfin Millin développant ce même mode d'interprétation, et voyant là tout simplement des feuilles de lierre, s'exprime ainsi : « Peut-être ce genre de ponctuation était-il d'abord symbolique, relatif aux mystères de Bacchus, et par conséquent un signe de l'initiation. Dès lors il convenait très-bien aux monuments funéraires. Les chrétiens l'ont admis ensuite comme plusieurs autres signes, sans songer à son origine, parce qu'il avait fini par n'être plus regardé que comme marque de ponctuation (4). »

Cette dernière supposition me paraît, je l'avoue, parfaitement vraisemblable, et je suis convaincu pour ma part que, dans cette circonstance comme dans bien d'autres, l'abus de l'allégorie en général et l'abus

---

(1) *Essai sur l'Allégorie*, t. I, p. 291.

(2) *Hist. de Dieu*, p. 342.

(3) *Deuxième Mém. sur les Antiq. chrét.*, Ac. I. et B. L., t. XIII, p. 215.

(4) *Monum., inéd.*, t. I, p. 378.

du cœur en particulier sous le point de vue symbolique, nous ont fait prêter à nos devanciers dans la foi chrétienne une intention d'allégorie encore prématurée. Le Bas-Empire et le moyen âge pourraient nous fournir bien d'autres exemples à l'appui de cette réflexion. Je vais en donner ici quelques-uns, de ceux qui me paraissent les plus dignes d'intérêt.

Boldetti, que je citais tout à l'heure parmi les auteurs réfutés par Raoul-Rochette, dans son même ouvrage sur les cimetières des saints martyrs(1), nous donne le dessin d'un vase qu'il nomme vase en forme de cœur surmonté d'un feu sacré. Ce vase est tout simplement un vase à palmes, un de ces vases où les vainqueurs plaçaient leurs palmes, et ce prétendu feu sacré n'est autre chose qu'une palme, symbole qui d'ailleurs est lui-même funéraire. C'est une remarque que je dois encore à l'obligeance de M. Duchalais, et dont il est facile de vérifier la justesse, soit en considérant plusieurs autres de ces vases dans le même volume de Boldetti (p. 368), ou, plus évidemment, en étudiant plusieurs médailles de Macédoine de la collection Hunter, d'Oxford. Ces vases y sont quelquefois placés comme des ornements sur le sommet de certains temples, et je pense que le cœur du temple d'Éphèse, dont nous parlions plus haut, pourrait bien n'être qu'un vase de ce genre.

M. Leber, membre de la Société des antiquaires de France, et auteur d'un fort beau travail sur les cartes à jouer, que j'aurai bientôt l'occasion de mettre à profit, nous indique dans ce mémoire plusieurs monuments des premiers siècles de notre ère, où lui-

---

(1) *Osservazioni sopra i cimiteri de' Santi Martiri*, p. 201.

même croit trouver des cœurs : ainsi l'étendard d'une légion romaine des temps antérieurs à Arcadius et Honorius (1) ; ainsi un disque du ve ou vi^e siècle, sorte de plat qui porte le nom, inconnu d'ailleurs, d'un Aurelius Cervianus (2) ; ainsi la robe d'un Nicéphore Botoniate, empereur grec du xie siècle (3) ; ainsi des monuments mauresques situés dans la Péninsule armoricaine, et décrits par M. Penhouet, de Rennes (4). J'ai consulté avec soin ces diverses indications, sauf la dernière que je n'ai pu me procurer, et il m'a été impossible d'y retrouver l'effigie du cœur, incontestable et hors de doute. Je ne l'ai vue, ni dans les étendards romains de la *Notitia*, ni dans les insignes de certaines villes d'alors, que nous donne aussi le même ouvrage (5), et qui m'ont tout l'air de ressembler beaucoup moins à des cœurs qu'à des feuilles ou à des nœuds; ni dans le disque d'Aurelius, que j'ai vu et manié, et dont les prétendus cœurs sont des fers de lance qui pendent en manière d'ornements ; ni sur la tunique bleue de l'empereur Nicéphore, ou sur celle de son officier, dont les ornements cordiformes, avec leur pointe en l'air et leur fond doré bordé de blanc, ne me paraissent pas plus être des cœurs qu'ils ne le parurent, ce me semble, à Montfaucon (6). J'en dirai tout autant pour certains détails des mosaïques de Sainte-Sophie (vi^e siècle), que les albums nous représentent quel-

---

(1) *Voy* les insignes du maître de la cavalerie dans la *Notitia utraque dignitatum*, in-fol. Lyon, 1708.

(2) *Voy* Buonarotti, *Osservazioni istoriche*, etc., 1698, in-4°.

(3) *Voy.* le manuscr. de la Bib. imp., *Fonds Coislin*, n° 79.

(4) *Dissertations de M. Penhouet.* Rennes, 1835, in-8°.

(5) P. 86 et 87.

(6) *Voy.* Montfaucon, *Bibliotheca Coisliana*, p. 134.

quefois sous forme de cœurs, et pour la mosaïque de Saint-Vital, à Ravenne, où Ciampini crut voir un cœur, que cette fois les dessinateurs venus après lui ne reconnurent pas (1), et pour le vase dit de Gourdon, placé aujourd'hui au cabinet des médailles et que l'on croit être du vi° siècle (2), et pour la châsse de Charlemagne, que la planche donnée par Montfaucon (3) enrichit d'un cœur plus manifeste sur cette gravure qu'il ne m'a paru l'être sur la réalité. J'ai parcouru avec beaucoup de soin les trois volumes de planches (*architecture*, *sculpture* et *peinture*) de Séroux d'Agincourt, qui nous résument l'histoire de l'art païen et surtout chrétien du iv° au xvi° siècle, et je n'ai pas vu figurer le cœur une seule fois, même sur les monuments funèbres des chrétiens. Même observation négative à propos des trois volumes de Cicognara, continuateur de Séroux d'Agincourt, et de Winckelmann.

Nous avons dit dans notre précédent chapitre qu'à partir du xii° siècle l'usage s'était établi et peu à peu généralisé d'inhumer à part les cœurs des personnages illustres. Nous avons vu qu'à cette occasion la plastique avait été amenée à représenter le cœur, soit en marbre dans la main de la statue funéraire du personnage, soit en manière de boîte métallique contenant le viscère honoré ainsi d'un culte spécial. Je reviens pour mémoire sur ces particularités, parce

----

(1) *Voy.* cette mosaïque d'après les dessins de Papety, dans la *Rev. archéol.* du 15 septembre 1850.

(2) *Voy.* son histoire et sa représentation dans le *Magasin pittoresque*, 1846, p. 319.

(3) *Monarch. franç.*, t. I, pl. 23, n° 3.

qu'elles nous montrent déjà l'art reproduisant la forme plus ou moins exacte du cœur, abstraction faite de toute idée d'emblème ou de symbolisme. Parfois cependant, un peu de cette seconde inspiration a bien pu venir s'associer à la première. Ainsi je vois dans un ouvrage anglais sur les monuments funèbres du moyen âge (1), des pierres sépulcrales ornées d'un cœur dans lequel était inscrit le monogramme J. H. S. L'auteur nous dit, à ce propos, que, quand un cœur était gravé sur un tombeau, un préjugé populaire, fondé peut-être sur le conte romanesque du cœur de Robert Bruce, voulait que ce fût comme ex-voto, comme indiquant l'accomplissement d'un vœu. Mais il ajoute que le vrai sens de cette figure lui paraît exprimé par le fait du monogramme que nous venons de citer, à savoir, que la personne défunte aimait son sauveur, qu'elle *le portait dans son cœur*. Notre auteur nous donne ensuite quelques croix fleuries, *floriated crosses*, comme représentant des cœurs à chacun de leurs angles. Les dessins qu'il joint à cette supposition me paraissent néanmoins peu convaincants à cet égard. L'une de ces croix serait du xiie siècle. J'ajouterai que, dans plusieurs des cimetières de Jersey, et par exemple dans celui de la Sainte-Trinité, on trouve de petites pierres tumulaires, modernes il est vrai relativement, c'est-à-dire postérieures au moyen âge, et qui sont taillées en forme de cœurs.

Au reste, dès le xiiie siècle, la figure du cœur entre évidemment dans le domaine des artistes, comme, dès les siècles précédents, ses attributions allégoriques

---

(1) *A Manual for the study of the sepulchral slabs and crosses of the middle ages.* by the Rev. Ed. Cutts, London, 1849, in-8".

s'étaient multipliées sous la plume des poëtes. Ainsi,
nous l'avons vu dans notre chapitre précédent, le cœur
de Charles d'Anjou, mort en 1285, est envoyé aux jacobins de Paris, et sur la tombe qui renferme ce cœur,
on étend la statue de marbre de ce prince, tenant un
cœur dans sa main gauche ; ainsi Montfaucon, dans
l'une des planches de sa *Monarchie française* (1), et Willemin, dans ses *Monuments inédits* (2), nous donnent
un vitrail de la cathédrale de Chartres, où saint Louis
présente un reliquaire sur lequel on distingue un cœur.
J'avouerai néanmoins que ce dernier cœur pourrait
être contestable. Le précieux vitrail dont il s'agit
n'existe plus depuis longtemps, et si j'en crois mon ami
M. Paul Durand, bien connu pour ses beaux dessins
des vitraux de Chartres, Saint Louis devait y tenir
à la main une image en petit de la fenêtre qu'il avait
fait faire, et non pas un reliquaire, et parmi les détails de cette fenêtre ne devait pas figurer un cœur.

La représentation du cœur est moins douteuse dans
un des manuscrits du xiii⁰ siècle, dit-on, connus
sous le nom de *Si nous dit*, et qui a appartenu à
M. Montmerqué. On voit dans une de ses curieuses
miniatures, le coffre-fort de l'avare, et dans ce coffre-
fort on distingue son cœur. Elle ne l'est pas davantage dans une planche de cet ouvrage de Willemin
que je citais tout à l'heure (pl. 114), où nous voyons
l'escarcelle qu'on croit avoir appartenu à Thibaut le
Chansonnier, l'un des comtes de Champagne, escarcelle
conservée dans le trésor de la cathédrale de Troyes.
Deux jeunes filles sont occupées à scier un cœur posé

----

(1) Tome II, pl. 21, n⁰ 5.
(2) Tome I, pl. 96.

sur une enclume, et une main protectrice, sortant
d'un nuage, met fin à la torture de ce pauvre cœur
en brisant la scie d'un coup de hache. « Cette composition, nous dit Willemin, ne rappelle-t-elle pas
les doléances poétiques de Thibaut, dont les tour-
ments d'un cœur torturé par l'amour forment l'in-
épuisable fonds (1) ? » Cette supposition est parfaitement admissible. Ici encore cependant, un doute est
possible, d'autant mieux qu'on peut se demander si
le costume des deux jeunes filles n'est pas plutôt du xiv^e
que du xiiie siècle (2). Mais voici un autre exemple
moins contestable de la représentation plastique dont
nous étudions l'histoire. Il nous est offert par les
cœurs votifs d'or, ou de tout autre métal, suspendus dans nos églises. Le plus ancien des hommages
de ce genre, à ma connaissance du moins, remonte
au xiiie siècle, et non au delà. En 1213, Philippe-
Auguste vint à Boulogne-sur-Mer où il avait donné
ordre à toutes ses troupes de se trouver réunies pour
les opposer aux entreprises du roi d'Angleterre ; et,
en quittant cette ville, il laissa, dit-on, dans son église
de Notre-Dame, comme marque de sa dévotion, une
double croix d'argent, garnie de reliques et de pier-
reries, une très-belle image de vermeil et un *cœur d'or*.
Depuis cette époque, cet hommage d'un cœur d'or
ou d'argent se renouvela bien des fois dans cette

(1) Texte, p. 68.
(2) Je suppose qu'en poursuivant ce genre de recherches on
trouverait d'autres exemples plus probants de ce symbolisme
plastique du cœur, mais je doute qu'ils devançassent de beaucoup les premières années du xiiie siècle, époque qui suivit
d'assez près, ainsi que je le rappelais tout à l'heure, celle où se
généralisa l'inhumation isolée du cœur.

même église. Ainsi, pour n'en citer que les principaux exemples, Louis XI, en 1478, à genoux devant l'image miraculeuse de Notre-Dame de Boulogne, lui fait hommage du comté de Boulogne, se reconnaît son vassal et son feudataire, et lui offre, pour droit de relief, un cœur d'or du poids de treize marcs, obligeant tous ses successeurs à lui payer même redevance, ce qui eut lieu en effet jusqu'aux guerres de religion, pendant lesquelles les huguenots ravagèrent la somptueuse église de Boulogne. En 1615, Louis XIII ordonne à son tour que l'hommage dont nous parlons soit fait en son nom. Il réitère cet ordre en 1635, et, comme ni l'un ni l'autre n'avaient été exécutés, son successeur Louis XIV, se reconnaissant débiteur de deux cœurs d'or pour son père et pour lui-même, donne au chapitre de Boulogne la somme équivalente de douze mille livres, pour être dépensée en autel et clôture de marbre pour le chœur (1).

Notre Dame de Liesse, en Picardie, déjà célèbre au xiii° et peut-être même au xii° siècle, reçut aussi de nombreux cœurs. Je n'en vois pas moins de trente-cinq cités dans un inventaire fait en 1682, mais je n'en vois pas un seul qui remonte même au xiii° siècle (2).

Une autre preuve, ou, si l'on veut, une présomption bien vraisemblable, en faveur de la solution chronologique à laquelle nous nous sommes arrêté, en fixant au xiii° siècle les plus anciennes représentations sym-

---

(1) *Histoire de Notre-Dame de Boulogne*, par M. Ant. Leroy, archidiacre, passim.

(2) Voy. *Histoire de Notre-Dame de Liesse*, par M. Villette, chanoine de Laon, Laon, 1708.

boliques du cœur depuis les Égyptiens, va maintenant nous être fournie par le blason.

On sait que le blason ne date que de la fin du xi⁰ siècle, et qu'à vrai dire il ne se répandit que dans le xii⁰, pour être généralement adopté pendant le xiii⁰ (1). Si, dès ce dernier siècle, la représentation symbolique du cœur était déjà d'un commun usage, pas le moindre doute qu'elle n'eût été tout aussitôt adoptée par le blason ; pas le moindre doute qu'elle n'y eût pris tout aussitôt, à côté des merlettes, des quintefeuilles, etc., la place qu'elle devait y occuper. Or, loin d'être un symbole fréquent dans nos armoiries les plus anciennes, le cœur y est, relativement, assez rare : donc l'institution plastique du cœur allégorique fut notablement postérieure à l'institution du blason.

Et en effet, le plus ancien blason portant un cœur incontestable (2) me paraît être celui des Douglas. C'est un écu formé d'une bande d'azur à trois étoiles d'argent, avec un cœur couronné *de gueules* sur fond d'argent. C'est ce cœur de Robert Bruce dont nous avons résumé l'histoire dans notre précédent chapitre, et cette histoire ne fut que de bien peu antérieure à la seconde moitié du xiv⁰ siècle. J'ai vu, il est vrai, certain récit plus légendaire qu'authentique, attribuer au premier roi de Portugal Alphonse I⁰ʳ, qui vécut au xii⁰ siècle, un bouclier sur lequel, au centre des cinq plaies de Notre-Seigneur figurait son cœur sacré

----

(1) Voy. le *Traité de l'origine des armoiries*, par le P. Ménestrier.

(2) Nous verrons plus bas certains cœurs héraldiques attribués au xiii⁰ siècle, mais, comme nous prendrons soin de l'établir, ces prétendus cœurs sont loin d'être incontestables.

percé d'une lance, et cet écrivain ne craint pas d'ajouter que, depuis lors, les rois de Portugal *hunc sacrum clypeum pro regio suo signo circumferunt* (1) ; mais c'est là une double fable que dément le témoignage des historiens dignes de foi. Ainsi le Père J. de Mariana nous dit positivement que, depuis la défaite des cinq rois maures par Alphonse Ier, en 1139, les rois de Portugal portèrent en champ d'azur cinq autres petits écussons, auxquels, sous D. Sanche II, on ajouta une orle de châteaux dont le nombre fut plus tard fixé à sept, mais que c'est sans fondement que certains auteurs ont prétendu que ces premières armoiries avaient signifié les cinq plaies de Jésus-Christ (2).

Voici cependant qui est plus sérieux. Un écrivain qui fait autorité dans la science du blason, Palliot (3) nous donne, comme ayant porté trois cœurs d'or dans ses armoiries, Florent, comte de Frise, de Hollande et de Zélande, père de Berthe femme de Philippe Ier, roi de France. Or cette citation, si elle est exacte, nous reporte aux dernières années du xie siècle (4). Quelques instants d'étude sur cette question suffiront, je pense, pour lever cette difficulté.

Et d'abord, les armoiries proprement dites datent bien, à la rigueur, de la fin du xie siècle, mais c'est plutôt, ainsi que je le rappelais tout à l'heure, au xiie que remonte leur origine. Les reculer plus loin dans l'histoire, les reporter au delà des tournois et

---

(1) Ant. Ginther. *Specul. amoris*, etc., Ausbourg, 1706, p. 68.

(2) *Histoire générale d'Espagne*, t. II, liv. 10, § 138.

(3) *La vraye et parfaicte science des armoiries*, Paris, 1660, in-folio.

(4) Ce Florent, successeur de son frère Thierri IV en 1048, mourut en 1062. (Voy. *Dict. de Moréri*.)

des croisades (1), c'est confondre les armoiries, c'est-à-dire les marques de noblesse fixes, constantes, héréditaires, en un mot, avec les images variables, individuelles, qui en effet figurèrent dès les temps les plus anciens sur les enseignes militaires et sur les armures (2).

Voyons d'ailleurs ce que nous diront sur les insignes de la Frise (car la Hollande et la Zélande sont ici hors de cause) les écrivains qui se sont occupés de ce détail d'une manière plus ou moins spéciale. Parmi eux quelques-uns, j'en conviens, ont vu des cœurs dans ces insignes : *Rex Frisiæ*, nous dit Chassanæus, *utitur pro scuto campo argenteo seminato pluribus cordibus rubeis* (3). Mais, à côté de cette assertion, en voici de tout autres. Dans un écrit de Suffridus Petrus intitulé : *Apologia pro antiquitate et origine Frisiorum* (4), je vois un chapitre intitulé *Frisiæ oc-*

---

(1) L'établissement des tournois, véritable point de départ des armoiries, précéda de quelques années la première croisade, et celle-ci fut publiée au concile de Clermont, en 1095. (*Voy.* un très-bon mémoire sur cette question, par de Foncemagne, Ac. I. et B. L., t. XX, p. 579. *Voy.* aussi Ménestrier, *De l'origine des armoiries*, p. 117 et suiv.).

(2) Nous lisons dans Mallet (*Introd. à l'Histoire du Danemark*, p. 153 que les Scythes et les Celtes ne prirent de vêtements qu'assez tard. Ils allaient nus, et pour se distinguer entre eux ils se peignaient le corps de diverses figures que, plus tard, ils reportèrent sur leurs boucliers. Chez les Scandinaves, alors qu'armés de toutes pièces leur casque masquait leur visage, certaines figures ayant trait à leurs inclinations ou à leurs exploits, et gravées sur leurs boucliers, aidaient à les reconnaître. Ces symboles des guerriers illustres, ajoute Mallet, passant des pères aux fils, produisirent les armes, ou armoiries, héréditaires.

(3) *Catalogus gloriæ mundi*, Lyon, 1546. In-folio. (Biblioth. Sainte-Geneviève.)

(4) Cet écrit, daté de 1603, est contenu dans les *Annales Phrisicorum*, par Bernardus Furmerius, 1609, in-4°. (*Ibid.*)

cidentalis seu Hollandiœ et Selandiœ Comites. En tête
de ce chapitre, dont l'auteur, *Hamconius*, est d'autant plus digne de confiance qu'il est Frison, se
trouve une représentation gravée des armes de la Frise:
c'est un écu entrecoupé de bandes obliques portant
onze petites figures qui assurément ressemblent fort
à des cœurs. Mais que lit-on à l'entour? *Antiqua regni Frisici insignia, cum undecim nymphœœ herbœ fo-
liis* (1). Des feuilles de nymphæa, voilà donc ce que
Palliot, comme avant lui Chassanæus et d'autres, a
pris pour des cœurs. Et je ne suis pas le premier
à relever cette méprise, comme Palliot n'avait pas
été le premier à la commettre; car je la vois signalée
par un auteur allemand, Hopingt, antérieur à Palliot, et qui par conséquent aurait pu la lui évi-
ter (2). Après la description du *novissimus clypeus* des
Frisons, où l'on ne rencontre pas la moindre apparence
de cœurs, cet auteur nous donne celle du *clypeus an-
tiquissimus.* Celui ci, nous dit-il, est un *cœruleum
scutum cum tribus argenteis trabibus, et inter has trabes
palustris herbœ nymphœœ rubra folia septem collocata,*
et il ajoute : *Hœc nymphœœ folia, cum humanis cordibus
admodum similia videantur, a plerisque mysterium igno-
rantibus etiam corda esse putantur;* et puis il termine
en nous citant, à ce propos, le passage de Chassanæus
que j'ai rapporté tout à l'heure. Douterons-nous main-

____

(1) Ce même Hamconius nous dit, *ibid.*, p. 7 : *Insigne autem
Frisonis, ut Cappidus refert, septem fuerunt rubra nymphœœ
herbæ folia, in tribus argenteis constituta trabibus per scutum
cœruleum obliquè ductis.* Suffredus en avait dit autant avant lui
(1603), *loc. cit.*, p. 35 et 36.

(2) *De insignium prisco et novo jure Tractatus,* par Théod.
Hopingt. Noribergæ, 1642, in-fol. (Bib. Sainte-Geneviève).

tenant qu'il y ait eu erreur de la part de Palliot? Erreur facile à comprendre, quand on songe à la place que tenait le cœur dans l'allégorie à l'époque où écrivait Palliot (seconde moitié du xviie siècle), le cœur qui allait faire invasion alors jusque dans le symbolisme religieux, où nous le retrouverons bientôt; le cœur que l'art héraldique pouvait bien substituer par conséquent, si même il ne l'avait substitué déjà peut-être, à des figures si semblables à la sienne, à ces *nymphææ folia, humanis cordibus admodum similia.*

Et remarquons à quel point, pour les insignes de la Frise, les feuilles de nymphæa étaient un emblème convenablement choisi. La Frise, très-longtemps, sut défendre et conserver son indépendance. Ce ne fut qu'en 1424 que, sous Éric VII, successeur de cette Marguerite, reine de Danemark, et nommée la Sémiramis du Nord, qui, en 1397, avait su mener à bonne fin l'union des trois royaumes (Danemark, Suède et Norwége); ce ne fut, dis-je, qu'en 1424 que la Frise fut annexée au Danemark (1). En 1461, les Frisons se maintenaient encore dans une sorte d'indépendance, et cela, nous disent les historiens, à la faveur des marais qu'ils habitent sur la côte occidentale du Sleswig (2). « *Est hæc regio tam palustris et paludinosa stagnisque plena, ut hostis nihil in ea proficere possit, nisi æstas nimis fuerit sicca... Propter palustria loca et crebas undas non potest facile expugnari.* » Ainsi s'exprime, en parlant de la Frise, un

---

(1) Mallet, *Histoire du Danemark*, t. I, p. 395.
(2) *Ibid.*, p. 389.

autre de ses annalistes (1). Nous étonnerons-nous maintenant que les Frisons aient pris pour symbole de leur nationalité cette feuille essentiellement paludéenne, ce nymphæa qui ne croît que dans les marécages, représentation si naturelle du moyen de défense auquel ce peuple avait été si longtemps redevable de sa liberté ? Nous étonnerons-nous aussi que cette feuille ait été prise pour un cœur, cette feuille éminemment cordiforme, et dont les artistes apparemment, comme pour préparer cette métamorphose, avaient fait une feuille rouge, *palustris herbæ nymphææ rubra folia*, nous dit un des auteurs que j'ai cités (2) ?

Je me suis arrêté un peu trop complaisamment peut-être à cette discussion sur les insignes de la Frise. C'est qu'en réfutant Palliot sur ce point, je pourrais bien l'avoir réfuté du même coup sur un point analogue et d'un intérêt plus actuel en quelque sorte, ou plus important : je veux parler des armoiries du Danemark. Le royaume de Danemark, nous dit Palliot, porte : *d'or semé de cœurs de gueules à trois lions léopardés l'un sur l'autre d'azur* (3). Au reste, Palliot ne fait que répéter ainsi le témoignage presque unanime de ses prédécesseurs. Je n'en connais qu'un petit nombre parmi ceux-ci qui aient vu ou soupçonné dans les cœurs héraldiques dont nous

---

(1) Cornel. Kampius, *De origine*, etc., *Frisiæ*, Cologne, 1588.

(2) Il n'existe que deux nymphæa, ou nénuphar : le blanc et le jaune. Ce fut ce dernier, sans doute, qui fut choisi de préférence, et on le représenta d'abord par de l'or, d'où l'on passa tout naturellement à la couleur rouge.

(3) *Voy.* une description plus détaillée de ces armes dans l'*Histoire du Danemark* par des Roches, t. I, p. XCVIII.

parlons autre chose que des cœurs (1) ; je dirai plus, je ne crois pas que, dans la pensée de ceux qui dotèrent de cet emblème les armes du Danemark proprement dites, cet emblème ait été autre chose que la figure du cœur humain. Ce que je mets en question, et ce que ma discussion de tout à l'heure me donne bien quelque peu le droit de révoquer en doute, c'est l'identité primitive de cette figure, c'est l'existence réelle d'un ou de plusieurs cœurs dans la constitution première des sceaux ou de l'écu des princes danois. Et en effet, je vois dans les différents traités, ou recueils, sur cette matière (2), que le sceau de Valdemar II (de 1202 à 1242) est le premier monument qui nous donne les trois lions avec des *cœurs*, comme figurant sur l'écu du roi de Danemark, *in clypeo regni Daniæ*. Et puis je remarque que ces soi-disant cœurs sont là au nombre de vingt-quatre, tandis que le sceau qui nous en offre ensuite (*sigillum Abelis*, 1250 à 1252) n'en a pas moins de trente-deux. Je remarque que ce nombre décroît, varie, et que même les cœurs disparaissent quelquefois totalement, ainsi, dans un sceau de Valdemar III (1340-1375), où l'auteur lui-même signale cette absence, jusqu'à ce que Christiern Ier, ou Christian Ier (1448 à 1481), adopte pour la première fois, nous dit Gattererus, *leonem*

----

(1) Je citerai parmi ces exceptions Mennenius (*Delic. ord. equest.*, p. 150) et Hopingt. (*loc. cit.*, p. 312), qui, d'après le précédent, place les trois lions du Danemark *in campo aureo lacrymis sanguineis, seu cordibus humanis, seminato.*

(2) *Voy.* J. Gattereri *Elementa artis diplomaticæ*, in-4°, Gœtting ; *Traité de diplomatiq.*, par deux religieux bénédictins, 1759, t. IV; Jacobæi *Museum regium Daniæ*, etc.

novena corda transilientem (1), ce qui s'est perpétué depuis lors, *a quo tempore perpetuus in regni insignibus reperitur*. Et je l'avoue, en présence de ces variations, de ces intermittences, je me demande si la figure qui nous occupe, qui, après tout, ne remonterait toujours qu'au XIII° siècle et pas au delà, était bien un cœur dans le principe, et si ce n'était pas plutôt, comme pour les insignes de la Frise, comme pour les sceaux de la Suède, etc., un semis (*seminato*) de feuilles paludéennes, manifestation d'abord comme générale, pour le Danemark, du royaume tout entier, mais que la science héraldique des siècles ultérieurs devait, comme nous le verrons tout à l'heure, restreindre à la désignation plus spéciale de neuf provinces, en même temps qu'elle devait en méconnaître et en interpréter faussement la signification originaire.

Ici pourtant une autre difficulté pourrait encore nous être opposée. D'après les écrivains danois dont je parlais tout à l'heure, et si nous énucléons de leurs langages souvent discordants ce qui semble leur être commun à tous, 1° les premiers symboles héraldiques de la nationalité danoise auraient été le lion, et, ajouterai-je, presque au même degré les cœurs en nombre variable, qui aujourd'hui encore les accompagnent; 2° ces emblèmes, lion et cœurs, seraient venus aux Danois des Goths, leurs ancêtres.

Les étendards des Goths! On comprend qu'à une

---

(1) Avant lui, Éric VII (1412-1439) avait déjà adopté les neuf cœurs, et Gattercrus nous dit à ce sujet : *Quem numerum posteri ab eo tempore, ordine concinniori, retinuerunt*. Nous verrons bientôt une autre raison d'être, assignée à ce nombre neuf.

pareille objection nous pourrions ne répliquer que par une fin de non-recevoir. Une saine critique a fait justice, au point de vue de l'art héraldique, de ces étendards, je ne dirai pas fabuleux, mais encore une fois variables, incertains par conséquent, et n'ayant d'autre point de départ que la fantaisie de tels ou tels chefs qui les modifiaient, ou les transformaient au gré de leurs caprices. Qui croit aujourd'hui, comme à un fait positif et historique, à cet étendard des Goths de l'Espagne que décorait un lion *diducto rictu formidabilis* (1)? Et je puis ajouter : Qui de même voudra croire aux cœurs en question, quand, au sujet de ceux-ci, nous voyons les écrivains se contredire encore les uns les autres ; quand nous en surprenons qui, au lieu de cœurs, nous parlent d'eaux dormantes, de lacs, d'étangs etc., toutes figures si vraisemblablement équivalentes aux feuilles de nymphæa des marais de la Frise? Ainsi Loccenius nous cite parmi les *insignia Gothorum* un lion *cum tribus lacubus* (2), et Pontanus en avait dit autant avant lui (3). Ainsi Olaüs Magnus (4) nous rapporte que, pour perpétuer leur renommée, les rois et princes des Goths sculptaient leurs armes, boucliers etc., dans les lieux célèbres; que, par exemple, sur les montagnes qui environnent le cap Hangö-Udd (à l'extrémité sud-ouest de la Finlande) on peut voir comme insignes des Goths : *leonem coronatum super tres aquas candidas in campo cœlestini*

---

(1) Mariana, *Historiæ de rebus Hispaniæ libri XXV*, Toleti, 1592, in-fol., lib. 7, cap. 3.

(2) *Antiquitates Suco-Gothicæ*, 1676.

(3) *Rerum danicarum historia*, 1631.

(4) *Historia de gentibus septentrionalibus*, 1553, in-fol., lib. 2, cap 25.

coloris impetuose salientem. Ne sont-ce pas évidemment ces *tres aquæ* qui auront été transformées en l'équivalent, ou le figuratif, de l'eau, c'est-à-dire trois feuilles de nymphæa blanc, colorées plus tard en rouge par quelque artiste qui les aura prises pour des cœurs? Cette méprise aura eu lieu, sans doute, quand les Danois, s'assimilant les insignes de leurs devanciers, indépendamment des *trois* figures que ceux-ci appliquaient probablement aux trois grandes provinces qui devaient être la Norwége, la Suède et le Danemark (1), et que les Danois remplacèrent par trois lions, ou trois couronnes (2), en prirent neuf pour indiquer spécialement, lisons-nous dans Olaüs Wormius, *totidem provincias cimbrici regni* (3).

---

(1) Suivant Loccenius, le lion des Goths *supra tria fluenta assultat*, parce que leurs conquêtes s'étendirent autrefois *in tres orbis plagas*. (Loccenius, *Antiq. suco-gothic.*, p. 59.)

(2) La signification de ce nombre *trois*, et spécialement des trois couronnes que le Danemark, la Suède, et même la Norwége, s'attribuèrent ou se disputèrent si longtemps, dut varier suivant les époques. Pour le Danemark en particulier, ce dut être bien moins, à mon avis, l'indication des *tria Balthici maris ostia quibus imperat* (*Mus. reg. Dan.*, p. 96), que l'expression de son ancienne division en trois parties, que gouvernaient au XIIᵉ siècle Suénon III. Canut V et Valdemar Iᵉʳ (*Voy.* Saxo-grammat., *Hist. Dan.*, p. 274); ou, pour remonter plus loin encore, un souvenir de ces temps évidemment légendaires, où les Danois, les Cimbres et les Goths, *tria amplissima regna... fere in unum redigentes imperium... novam civitatem exstruxerunt. Ipsa etiam insignia regnorum pristina transmutantes, urbi nomen trium leonum (quos tunc regium Danorum clypeum primum invasisse rumor est) seu trileopolim fecerunt.* (Eric. Olaï *Antiquit. Danic. sermones XVI*, 1642, p. 10.) Plus tard ce fut le symbole de la souveraineté des trois royaumes, symbole qu'en 1613, après de bien nombreuses contestations, la Suède et le Danemark convinrent de porter tous les deux.

(3) Voy. *Danic. monument.*, libri sex, 1643, p. 434. Ces neuf

Et en effet, la *Cimbrie boréale*, la plus importante partie de la Cimbrie, dépendance elle-même de la Gothie, était partagée en quinze petits États, ou *toparchies*, petits États très-florissants, parmi lesquels neuf étaient *cœteris nobiliores*, et comme ces États étaient baignés par le *sinus Limmericus*, c'était une croyance traditionnelle que les rois cimbres portaient sur leurs étendards un lion d'azur avec neuf cœurs (1). Voici d'ailleurs un distique par lequel son auteur a prétendu exprimer ce qui, dans les armoiries du Danemark, venait précisément des Goths, *Gothorum regum insignia* :

> Corda novem propero qui transilit inclita saltu,
>   Gothorum prodit signa vetusta Leo (2).

Qui ne voit dans ces *corda novem*, que le lion des Goths *transilit*, un souvenir évident du *leonem coronatum super tres aquas salientem*? Et comment ne pas reconnaître, par conséquent, dans les figures emblématiques que le poëte a traduites par *corda*, bien moins des cœurs réels, que des feuilles cordiformes?

Des cœurs sur les étendards des Goths! Quelle anticipation prématurée dans le domaine de l'iconographie allégorique en général, et quelle anomalie singulière dans l'histoire des étendards en particulier!

---

cœurs sont placés dans le quatrième quartier des armoiries du Danemark, qui est précisément l'ancienne Gothie, nous dit des Roches dans son explication de l'écu de Danemark (t. I, p. xcviii).

(1) *Voy.* Éric. Olaüs, *loc. cit.*, et Olaüs Wormius *Danic. monum*, p. 272.

(2) *Chersonesi Cimbricæ annales*, ex bibliopolio Frobeniano, 1606.

Remarquons de quelles figures les peuples les plus reculés décorent leurs étendards. Les Égyptiens y représentent le bœuf Apis, le loup, l'ibis, le crocodile ; les Perses, l'aigle, et depuis Cyrus, le coq ; les Phrygiens, le pourceau ; les Athéniens, la chouette ; les Romains, après la botte de foin et de javelle des premiers temps, le loup, le cheval et autres animaux, jusqu'à l'aigle qui devait les remplacer sous Marius. Chez les Sicambres, c'est une tête de bœuf ; chez les Alains, c'est un chat ; c'est un cheval chez les Saxons ; c'est un sanglier chez les Gaulois. Citerai-je encore les abeilles, symbole de nos premiers rois, ou de la tribu des Francs sur laquelle ils régnaient, et qui en parsemait ses enseignes (1) ; et la fleur de lis elle-même dont se parèrent, on peut le dire, toutes les nations de l'Europe et de l'Orient, la fleur de lis, attribut de nos rois depuis Louis VII, rappelant, il est vrai, par sa forme la pique des guerriers d'alors, mais rappelant aussi, médiatement sinon directement, celle de l'iris ou du glaïeul (2) ?

En présence de tous ces exemples, que devient cette assertion sans preuves que le cœur humain figurait sur les étendards des Goths ? Qui ne voit au contraire, sinon comme démontré, du moins comme bien probable, que, soit sur ces étendards, soit sur ceux, quels qu'ils fussent, qui fournirent aux Danois la figure en question, cette figure était celle d'une feuille, et qu'elle fut comprise ainsi jusqu'à l'époque

---

(1) *Voy.* l'abbé Dubos, *Histoire de la monarchie française*, tome II, p. 251 ; Laureau, *Histoire de France avant Clovis*, tome II, p. 411, etc.

(2) Voy. *Orig. des armoiries*, par de Foncemagne de l'Acad. I. et B. L., dans les Mémoires de cette Acad., t. XX.

où la manie du symbolisme et l'abus de l'allégorie firent trouver là, sur ces étendards du Danemark, comme d'abord sur ceux de la Frise, l'image du cœur humain, symbolisant, suivant l'interprétation du P. Anselme, l'amour des peuples envers leurs princes (1)?

Après cette longue dissertation, nous pouvons, je pense, considérer notre thèse comme suffisamment démontrée. Et que nous importera maintenant, au point de vue chronologique, après les étendards des Danois et des Goths, tel ou tel blason qui, soit en France, soit hors de France, viendra se présenter à nous orné de cœurs? J'ai cependant sur ce point lui-même tenté quelques investigations encore, et ne fût-ce qu'à titre de renseignement curieux, je vais en donner les résultats aussi brièvement que je le pourrai.

Si nous parcourons les recueils d'armoiries des principaux souverains (2), nous y trouverons, offrant des cœurs, avec les armes de Danemark, celles de Saxe-Meiningen, Hildburghausen; celles de Saxe-Cobourg-Gotha et celles de Saxe-Altenbourg. Dans toutes ces armes, nous noterons le lion, et puis des cœurs en nombre variable. Et ne sommes-nous pas déjà frappés de ce fait, que ce soit précisément cette Allemagne qui, elle aussi, fut bien jadis *paludinosa stagnisque plena*, cette Allemagne, où plus d'un blason nous présente des végétaux, ou des animaux évidemment aquatiques, le cygne par exemple, que ce soit, dis-

---

(1) *Le Palais de l'honneur*, etc., 1668, in-4°, p. 43.
(2) *Voy.* par exemple *les Armoiries des souverains* (Bibliot. imp., cabinet des estampes).

je, cette même Allemagne, où le cœur prédomine dans les familles régnantes, le cœur, par conséquent, qui toutes les fois que son origine remontera quelque peu au delà du xvi⁰ ou du xv⁰ siècle, pourrait bien, ici encore, n'être pas autre chose qu'une feuille cordiforme?

Cette remarque se reproduira d'elle-même si, pour trouver d'autres exemples de cœurs héraldiques, nous ouvrons les différents traités généraux sur cette matière. Ainsi dans l'un d'entre eux, *le Roy d'armes* (1), je note comme ayant des cœurs dans leurs armes les familles de *Steubling*, en Bavière; de *Hertuig*, en Silésie; de *Burstall*, en Saxe; de *Purren*, en Suisse, et plusieurs familles encore, appartenant à la Hesse et à d'autres contrées germaniques. A cette liste je puis ajouter le célèbre Luther (2), bien que dans les armes de ce réformateur, le cœur, suivant toute vraisemblance, en raison de l'époque, ne puisse guère nous présenter que la signification morale qui lui était alors si généralement dévolue, et qui lui prêtait dans le symbolisme une importance à laquelle le blason n'avait pu rester étranger. C'est d'ailleurs ce dont il est facile de se convaincre en poursuivant, soit dans *le Roy d'armes*, soit dans d'autres traités analogues, notre revue de tout à l'heure.

Nous y verrons que presque toutes les familles qui

---

(1) *Le roy d'armes*, par le révérend P. Marc Gilbert de Varennes, de la compagnie de Jésus, Paris 1640, in-fol.

(2) J'ai lu dans le journal *Le Pays*, du 23 juillet 1854, qu'au château royal de Berlin, dans la salle de la reine Élisabeth, on voit une tapisserie du xvi⁰ siècle dont le carton, d'après une inscription, fut probablement dessiné en 1554. On y voit les armes et anagrammes de Luther (mort en 1546), la rose blanche avec *le cœur rouge* et la croix : de Mélanchton, le Serpent d'airain, etc.

offrent un cœur dans leur blason et dont ils nous indiquent l'origine, sont postérieures au xiv° siècle. Trois seulement, à ma connaissance, après les Douglas que j'ai déjà cités, remontent à la seconde moitié du xiv° : ce sont les familles *de Lestang* (1364) (1); *de Cursai* (1382) (2), et de *Chaylan*, cette dernière, originaire de Provence, faisant remonter sa filiation à Geoffroy de Chaylan, qui prêta hommage à Louis II, roi de Sicile et comte de Provence, le 12 octobre 1399 (3).

A partir du xv° siècle, et surtout depuis le xvi°, les familles que nous cherchons vont au contraire en se multipliant à tel point, que je ne puis entreprendre de les énumérer toutes. Pour choisir seulement quelques noms parmi tous ces noms, je citerai Bernard de Chevenon, évêque et comte de Beauvais, pair de France, mort en 1419, et dont les armes étaient : *d'argent à la fasce de gueules, avec trois quintefeuilles de même et en la pointe de l'écu un cœur d'azur* (4); je citerai Jacques Cœur, né vers 1400, anobli par Charles VII, et qui avait pour devise : *à cœur vaillant rien d'impossible*, et pour armes : *d'azur à la face d'or chargée de trois coquilles de sable, accompagnée de trois cœurs de gueules, 2 et 1*. Je rappellerai encore, pour le xv° siècle, les Mucie du parlement de Bourgogne (1408) (5); les Bragelonne (6); les

---

(1) *Voy.* d'Hozier, *Armorial général*, registre 3, 1ʳᵉ partie.
(2) *Ibid.*, tome I.
(3) *Dict. de la noblesse*, t. IV.
(4) *Histoire généalogique de la maison de France*, par le P. Anselme.
(5) *Voy.* Palliot et *Dict. de la noblesse*.
(6) Voy. *le Roy d'armes* et *Dict. de la noblesse*.

de Cuers de Gogolin (1472) (1) ; les d'Arnoult (1485) (2), etc. Je rappellerai, pour le xvie siècle, les Amelot, famille de magistrats originaire d'Orléans, et qui vint se fixer à Paris sous François Ier (3) ; les Semin de Bransac au Bourbonnais (1554) (4) ; les D'Elvert (1576) (5) ; les Baudry (1593) (6) ; les Cœuret (7) etc., etc.

Après toutes ces familles, dont j'abrége l'énumération, je veux nommer encore quelques-unes de nos villes de France qui, elles aussi, et cela sans doute à partir de l'époque où nous sommes arrivés, ont fait figurer le cœur dans leurs armoiries. Je nommerai, par exemple, *Seez*, en Normandie ; *Vertus*, en Champagne ; *Conflans*, en Lorraine (8), et *Corbeil* près de Paris, ce *Corbeil* dont le nom a été dérivé, entre autres étymologies, de *cœur-bel*, cœur loyal et fidèle à la couronne de France (9), et dont les armes *parlantes* étaient : *d'azur à un cœur de gueules, rempli d'une fleur de lis d'or* (10), et la devise : *cor bello paceque fidum* (11).

En voilà plus qu'assez, je pense, pour nous montrer que, si le cœur fut introduit un peu tard dans le blason, de telle sorte que sa présence bien avérée

---

(1) D'Hozier, *Armorial général.*
(2) Id., *ibid.*
(3) *Dict. de la noblesse* ; Vulson de la Colombière, etc.
(4) D'Hozier, *loc. cit.*, t. IV.
(5) Id.
(6) *Dict. de la noblesse.*
(7) *Ibid.*
(8) Voy. *Armorial national de France.*
(9) Jean de la Barre, *Antiquités de Corbeil.*
(10) *Armorial national de France.*
(11) Voy. *Rev. archéol.* du 15 mai 1850, p. 115.

puisse suffire aujourd'hui, sauf exceptions assez rares, pour exclure une armoirie des temps primitifs de cette institution, plus tard, et notamment depuis le xvie siècle, ce symbole devint là, comme dans tout le domaine de l'allégorie, d'un usage assez commun.

A l'époque où le cœur commençait à se montrer ainsi sur les écus de nos preux comme un emblème d'amour et surtout de courage, ce même signe recevait encore une tout autre application, que je dois maintenant indiquer : je veux parler du cœur sur les cartes à jouer.

Les cartes à jouer ne présentaient pas, dans le principe, les figures qu'elles présentent aujourd'hui. Imaginées en Chine vers 1120, suivant Abel Rémusat, et peut-être imitation de l'antique jeu des échecs, elles traversent l'Orient, passent en Espagne avec les Arabes ou les Maures, dès le xiie ou le xiiie siècle, si l'on en croit les traditions espagnoles ; puis, en 1379, elles sont importées à Viterbe, où un auteur contemporain nous les signale comme venues du pays des Sarrasins ; et de là, très-promptement, elles se répandent dans toute l'Europe. Ce qui nous prouve cette origine orientale, indépendamment des témoignages que je viens de citer, c'est leur nom italien primitif *naïbi*, et leur nom espagnol encore usité *naypes*, traductions si évidentes de l'arabe *naïb* (*capitaine*, ou *lieutenant*) ; c'est ce croissant qu'on observe sur certaines de nos cartes du xve siècle, avant que le carreau ne l'y remplace ; c'est leur *trèfle* de façon mauresque, c'est-à-dire quadrilatère ; c'est le nom de *Coursube* (roi de carreau), ancien chevalier de Cordoue (*Corsuba*), ou peut-être corruption de *Cosrube* ou *Cosroès*, nom générique des rois de Perse ; c'est le nom d'*Apollin* (roi de pique), idole sarrasine dans nos vieux romans (1); c'est l'absence des femmes, exclues en effet par les mœurs orientales, etc.

Introduites chez nous sous le nom de *tarots*, ou mieux *tarochs* (de l'italien *tarrochio*), les cartes avec les figures, ou dénominations sarrasines que je viens de citer, avaient alors le plus souvent comme enseignes : des coupes, des deniers, des bâtons et des épées. Quelques pays conservèrent et ont encore ces dernières allégories; mais la France les modifia bientôt, et leur en substitua quelques autres plus ou moins bizarres, ou chevaleresques, qui elles-mêmes devaient faire place à celles que nous avons aujourd'hui : cœur, trèfle, pique et carreau. Ces modifications s'opérèrent chez nous, sous nos rois Charles V, Charles VI, et surtout Charles VII, c'est-à-dire de 1380 à 1450 environ. Enfin, au xvi siècle, notre galanterie nationale ajouta des noms de femmes aux héros de l'autre sexe, seuls personnages usités jusqu'alors et empruntés généralement soit à la Bible, soit à la chevalerie.

Bien des questions plus ou moins curieuses, mais étrangères à notre sujet, se rattachent à cette étude des cartes. Une seule nous intéresse, après la détermination de l'époque où le cœur vint y figurer, époque qui ne fut certainement point antérieure aux dernières années du xiv siècle, c'est la signification qui fut attachée à ce symbole. A cet égard, les interprétations des savants sont variables. Le Père Ménestrier s'arrête à l'hypothèse suivante : « Le jeu d'échecs, nous dit-il, étant une image de guerre, on voulut

---

(1) *Voy.* P. Lacroix, *Cartes à jouer*, dans *Le Moyen âge et la Renaissance*, livr. 12, 15, 17 et 21.

que celui-ci (le jeu de cartes) représentât un état paisible et l'état politique avec les quatres corps qui le constituent : ecclésiastiques, nobles, bourgeois, laboureurs ou artisans. Les ecclésiastiques furent représentés par les *cœurs*, en forme de rébus, parce qu'ils sont gens de *chœur* pour les exercices de la religion (1) ; la noblesse militaire par les *piques*, qui sont les armes des officiers. ... les bourgeois par les *carreaux*, qui sont le pavé des maisons qu'ils habitent, et les gens de la campagne par les *trèfles*. » « Ce qui fait voir, ajoute le Père Ménestrier, que ce fut le dessein des inventeurs de ce jeu, c'est que les Espagnols ont exprimé la même chose, quoique sous des signes différents : les ecclésiastiques par des calices, ou coupes, *copas;* la noblesse par des épées, *espadas;* les bourgeois et marchands par des deniers, *dineros;* et les gens de travail et de la campagne par des bâtons, *bastos* (2). »

Cette explication n'était qu'ingénieuse. On en fit donc justice, pour en chercher une plus vraisemblable ; et alors, pour ne répéter ici que ce qui concerne le cœur, les uns y virent un symbole de courage (3) ; d'autres, les armes parlantes de Jacques Cœur, qui, par ses relations commerciales avec l'Orient, en aurait importé ce jeu asiatique (4) ; enfin, et cette opinion, citée par l'auteur de l'hypothèse précédente,

---

(1) Le P. Ménestrier aurait pu faire observer ici qu'au xvi⁰ siècle *chœur* d'église s'écrivait *cœur*. *Voy.* dans la *Rev. archéol.* du 15 juin 1848, l'inventaire des reliquaires, etc., de la Sáinte-Chapelle, dressé en 1573.

(2) *Bibliothèq. curieuse et instruct.*, tome I, Trévoux, 1704.

(3) *Voy.* Leber, *loc. cit.*

(4) *Voy.* P. Lacroix, *loc. cit.*

est celle d'un anonyme qui pouvait être bien informé puisqu'il écrivait vers 1400, le jeu de cartes était le jeu de la guerre, ou de la chevalerie, et les couleurs trèfle, pique, carreau et *cœur* représentaient l'épée, la lance, la bannière et l'*écu* que prenait l'écuyer, lorsqu'il était admis dans l'ordre de la chevalerie.

Entre ces explications si diverses je laisse au lecteur le soin de prononcer ; j'ajouterai seulement cette réflexion, que, si les figures des cartes à jouer ont pu être changées, la signification de ces figures a pu varier aussi elle-même, et que, sous ce rapport, des interprétations différentes pourraient bien être vraies cependant, suivant qu'on les appliquerait à telle ou telle des phases diverses de leur histoire.

Un mot encore pour en finir avec le symbolisme du cœur dans les cartes : dans la cartomancie, le cœur est un signe d'amour ou d'amitié, de victoire, de bonne nouvelle, et enfin d'un bonheur quelconque.

La manie du symbolisme, dont le blason et les cartes viennent de nous signaler en quelque sorte les premières tendances, devait être poussée par les xve et xvie siècles à d'étonnantes exagérations. Sous Charles VII, tout devint en France emblème, figure, ou devise ; dans les arts, dans la littérature, dans la science elle-même, et jusque dans la morale et la religion, tout emprunta le langage du symbolisme et de l'allégorie. Cette mode, que devait entretenir et perpétuer chez nous l'influence artistique et littéraire réservée à l'Italie d'abord, depuis François Ier jusqu'à la fin du xvie siècle, puis à l'Espagne, pendant le cours du xviie, avait eu, si je ne me trompe, un double point de départ : 1° nos relations avec l'Orient, ouvertes par les croisades ; 2° et surtout peut-être l'interprétation un peu forcée de nos textes bibliques par la plupart des écrivains sacrés. Arrêtons-nous quelques instants sur ce dernier point.

L'Ancien Testament, sans doute, avait été souvent figuratif et symbolique, mais était-ce là une raison suffisante pour que tout, dans l'Ancien et dans le Nouveau Testament lui-même, fût aussi figure et symbole? Certains des interprètes sacrés de nos livres saints le pensèrent. « Si saint Pierre abattit l'oreille de Malchus, ce fut, dit saint Cyrille, pour nous représenter la demi-surdité du peuple juif qui n'entendit qu'à moitié les prophéties. » En présence de pareilles explications, nous étonnerons-nous, pour emprunter à l'Ancien Testament cette fois un autre exemple, qui d'ailleurs nous ramène à notre sujet, que la circoncision hébraïque ait été considérée comme instituée pour figurer la circoncision du cœur, pour nous dire, par cela même que *ea pars quæ circumciditur similitudinem quamdam habeat cordis*, que Dieu avait voulu nous montrer ainsi que nous devons vivre le cœur découvert, *aperto et simplici corde?* Telle fut pourtant à cet égard la doctrine des Lactance, des Eucher, des Irénée, et de bien d'autres théologiens grecs et latins (1). A force de torturer ainsi le sens des textes saints, pour y trouver des images qui servissent de prétexte à de pieux enseignements, nos théologiens n'habituèrent-ils pas leurs auditeurs à ne voir, à ne chercher autour d'eux, que des symboles; à exercer dans ce sens, à tout propos et sur toute espèce de questions, leur imagination créatrice, au lieu et place de leur goût et de leur raison? De là, en par-

---

(1) *Voy.* Pier. Valer. *Hiéroglyph.*, l. 6, ch. 10.

tie du moins, tant de compositions allégoriques du moyen âge qui nous surprennent aujourd'hui, de là : ce *Songe d'enfer*, de Raoul de Houdan ; ce *Chemin du paradis*, de Rutebeuf ; cette *Bataille des Vices contre les Vertus*, et ce *Tournoi de l'Antéchrist*, de Hugues Merry, ces *Controverses moralisées*, d'Estienne de Langton, et tant d'autres que je pourrais citer encore. De là, pour en revenir au cœur, ce livre du *Cuer d'amour espris*, écrit en 1457, voyage allégorique qui a pour but la conquête de *la Doulce Mercy*, et où *le Cœur* est conduit par *le Désir*, et après diverses aventures, arrive avec son guide dans le palais d'*Amour*, etc. De là enfin tant de métaphores dans le même esprit, que nous offrent à chaque page les poëtes du xve siècle, et par exemple, ce Charles d'Orléans, fils de la malheureuse Valentine de Milan, qui donne sa démission d'amoureux, nous dit-il, par-devant Leurs Excellences Cupidon et Vénus, et reprend son cœur qu'on lui rend lié d'un drap noir.

Et qu'on ne m'objecte pas, contre l'influence que je viens d'établir des conceptions religieuses sur les conceptions littéraires, la distance des unes aux autres, l'indépendance actuelle de la poésie, relativement à la théologie ; car je répondrais que ni cette distance, ni cette indépendance d'aujourd'hui, n'existaient alors ; qu'il y avait, au contraire, une connexion étroite entre ces deux domaines intellectuels, et que tout, dans le genre profane, accusait la prédominance et comme le cachet du genre mystique, ou religieux. Mieux qu'aucun autre exemple, le cœur pourrait démontrer cette assertion, le cœur, si souvent nommé dans les saintes Écritures, et qui joue là, si je puis ainsi dire, un rôle si continu, qu'il a semblé tout naturel à bon nombre d'archéologues de le reconnaître jusque sur les sarcophages de nos premiers chrétiens, dans les feuilles empruntées par eux aux siècles précédents ; le cœur, objet commun, et des rêveries plus ou moins chevaleresques que j'énumérais tout à l'heure, et des pieux récits de nos légendaires. Je reviendrai plus tard sur ceux-ci ; mais, à l'appui de ce que j'avance, je puis leur emprunter ici par anticipation le miracle de saint Antoine de Padoue, mort en 1231, qui, au grand étonnement des assistants, alors que le cœur d'un avare ne se trouvait pas dans sa poitrine, le fait chercher et découvrir au fond de son coffre-fort, lui appliquant ainsi le passage des Écritures : *Ubi est thesaurus tuus, ibi est et cor tuum* (1). Je puis citer aussi cet autre fait, de provenance toute septentrionale. Au VIIIe siècle, Popletus, général frison, meurt après avoir défait les Sarrasins devant Lisbonne, et voilà que, de son cœur on voit pousser *miraculeusement* une palme verdoyante, *ac miraculis claruit, palma viridi ex corde ejus pullulante* (2).

On conçoit qu'influencées par les inspirations religieuses, les conceptions de la poésie durent à leur tour réagir sur celles de l'art. Et cependant, sous ce rapport, la plastique était restée longtemps en arrière. Ainsi dans les manuscrits du XIIIe siècle, à part le cœur matériel et plutôt anatomique qu'allégorique de

---

(1) *Voy.* dans Cicognara, t. II, pl. 7, le bas-relief de Donatello représentant ce miracle, et destiné à l'église de Saint-Antoine, à Padoue. *Voy.* aussi Rossetti, *Descrizione delle pitture di Padova*, p. 68. J'ai cité plus haut (même chap., p. 47), une miniature du XIIIe siècle, représentant ce miracle, dont le récit apparemment fut promptement accrédité.

(2) Martini Hamconii *Frisia,* in *Epist. dedic.*

l'avare, que je rappelais tout à l'heure, cette figure manque généralement, lors même que le texte semble la réclamer le plus naturellement. Pas un cœur dans le roman de Tristan (n° 605 de notre biblioth. impér.) ; pas un cœur dans le n° 1132 *bis* de notre bibliothèque (Psaumes de David) et autres du XIIIe siècle ; même absence dans Lancelot du Lac, fin du XIVe siècle. Au XVe siècle seulement, cette allégorie plastique se montre à nous. Ainsi, dans le *Cuer d'amour espris*, le héros se distingue par son casque, surmonté d'un cœur à ailes d'or entouré d'une couronne de fleurs. Dans la vignette 121e, deux femmes cueillent des cœurs à un arbre qui ne porte pas d'autres fruits. Une tapisserie des appartements de Vénus est ornée de cœurs. Dans la tapisserie suivante, deux femmes tendent un filet pour *happer cueurs vollages;* ailleurs, elles les prennent au lacet, ou les attrapent avec un filet ; ailleurs encore, on les enferme dans un coffre à oublies. Après ce manuscrit, je citerai celui des *Proverbes, adages, allégories, etc.* (fin du XVe, ou mieux commencement du XVIe siècle), où je vois une foule de cœurs ailés, les uns volant, les autres posés sur un arbre et traversés par les flèches qu'une femme lance contre eux.

Mais nous voici au XVIe siècle, et ici le cœur est, on peut le dire, prodigué partout avec une singulière profusion. Déjà, dans l'hôtel de Jacques Cœur, construit à Bourges dans le siècle précédent, de 1443 à 1452 environ, le cœur avait été si peu ménagé, qu'il ne s'y trouve pas une serrure, pas une sculpture, pas une tête de clou, où l'on ne puisse remarquer les deux emblèmes de Jacques Cœur, des coquilles ou des cœurs (1); mais ici le cœur figurait plutôt comme arme parlante que comme symbole, c'était la représentation d'un nom individuel, plutôt que d'une abstraction ou d'un sentiment. Il n'en était pas de même dans le *Palais d'amour*, ou l'hôtel de Luynes, que François Ier se fit bâtir tout auprès de l'hôtel de la duchesse d'É-tampes, entre la rue *Gilles-Cœur* et la rue *de l'Hiron-delle*. De toutes les devises qu'on y voyait, il n'y a pas encore longtemps, dit Sauval, je n'ai pu me res-souvenir que de celle-ci : c'était un cœur enflammé placé entre un alpha et un oméga (2).

Il n'en était pas de même dans cette représentation allégorique des vertus de Louise de Savoie, duchesse d'Angoulême et mère de François Ier, où je remarque la Charité sous les traits d'une reine, à cheval, un so-leil dans une main et dans l'autre un cœur avec le monogramme sacré I. H. S. (3). Il n'en était pas de même, non plus, pour ces cœurs percés de flèches, autre symbole d'amour, que l'on retrouve aujourd'hui encore dans une maison de la rue Neuve, à Orléans, et qui rappellent qu'en 1551 Diane de Poitiers habita cette maison (4).

Je viens de nommer la rue *Gilles-Cœur*. Elle ne s'appela pas toujours ainsi. A la fin du xive siècle, c'était la rue *Gui-le-Comte*. Elle devint plus tard *Gilles-Queux*, ou *Gui-le-Queux* (c'est-à-dire le cuisinier, ce

---

(1) Voy. *Notices pittor. sur les antiquités*, etc., *du Berri*, par M. Hazé. Bourges, 1834.

(2) *Voy.* dans Sauval, tome II, *Amours des rois*, p. 11 ; et Sainte Foix, *Essai hist., sur Paris*, t. I, p. 58.

(3) Voy. *Mélanges d'archéologie*, tome II, p. 29 et 32.

(4) *Voy.* le compte rendu du congrès archéologiq. d'Orléans, dans *Le Pays* du 19 septembre 1851.

qui chez le roi constituait une des premières charges, et ce fut par erreur des copistes qu'elle devint la rue *Gilles-Cœur,* ou *Gist-le-Cœur* (1); mais cette erreur n'est-elle pas elle-même une nouvelle preuve de l'habitude où l'on était alors de retrouver le cœur partout? Une autre rue actuellement nommée *Grégoire-de-Tours,* et que nous avons vue s'appeler rue du *Cœur-Volant,* avait dû ce dernier nom à une enseigne représentant un cœur ailé; mais cette dénomination, comme sa cause, fut postérieure au xvᵉ siècle, car jusque-là c'était la ruelle *de la Voirie, de la Boucherie,* ou *de la Tuerie,* ou *des Marguilliers,* et en 1476 *de la Blanche oye,* suivant Sauval (2).

Le cœur, au xvıᵉ siècle, figure, non-seulement dans les enseignes, mais au frontispice des livres, comme marque d'imprimeur ou de libraire, et quelquefois ici sous forme de rébus. Ainsi Gilles *Corrozet,* libraire du xvıᵉ siècle, distingue le frontispice de ses livres par une rose épanouie dans un cœur.

Le cœur décore les bannières des cartiers de Caen, du Mans, de Paris et de Rouen (3). Il existe en cachet (4); la cabale s'en fait des talismans (5); quelquefois il prête sa forme aux joyaux, ou aux bijoux, exemple, dans l'inventaire des joyaux de Marguerite d'Autriche, fait à Anvers en 1524, *ung myroir... en manière de cueur, et ung cueur en presse sur une mar-*

<hr>

(1) Voy. *Tabl. de Paris,* par Saint Victor, tome III, 2ᵉ part. p. 738.

(2) Voy. *Ibid.,* tome IV, 1ʳᵉ part, p. 376.

(3) *Voy.* dans *Le Moyen âge et la Renaissance,* livr. 214.

(4) *Ibid.,* livr. 189.

(5) *Voy.* dans le *Cabinet de la Liblioth. Sainte-Geneviève,* par le R. P. Claude Du Molinet, 1692, in-fol. pl. 31, fig. 3 et 4.

guerite (1). J'ai vu un cœur percé d'une flèche, jusque sur des plats de faïence du xvi° siècle (2), et on le rencontre sur certaines monnaies (3), bien autrement incontestable cette fois que sur les monnaies antiques dont nous avons parlé, ou même sur cette monnaie frappée, nous dit Michaud, dans l'île de Chypre, probablement pendant le séjour de Richard *Cœur-de-Lion*, et dont le revers est occupé par une grande croix ornée de globules, *ou plutôt de cœurs*, nous dit-il, et de quatre fleurons qui aboutissent au centre de la croix (4).

Un dernier exemple va nous prouver combien était alors portée à l'extrême l'habitude de tout allégoriser, et quel rôle jouait en particulier le symbolisme du cœur au xvi° siècle. C'était à cette époque l'usage entre les jeunes amoureux de s'envoyer des pêches traversées d'une flèche. En pareil cas chez les anciens on s'adressait simplement ou une pomme (5), ou un coing (6); mais au xvi° siècle on prenait la pêche, « parce que ce fruit est semblable à un cœur, nous dit Pierius Valerianus, et en le traversant d'une flèche on exprimait la blessure dont on avait été frappé au cœur. » Bien plus, les médecins appliquaient ce fruit au traitement des maladies du cœur, « parce que la

---

(1) *Rev. archéol.*, 15 avril 1850, *Inventaire*, etc., n° 204.

(2) On peut voir un de ces plats dans le musée de Cluny, sous le n° 2120; on y voit aussi, sous le n° 2082, une coupe de Faenza décorée d'un personnage équestre qui perce un cœur d'un coup de lance.

(3) Voy. *Monnaies inconnues des évêques, Innocens*, etc., par J. R. d'Amiens, 2 vol. Paris, 1837.

(4) *Croisades*, tome V, p. 547.

(5) Plut *Épigr.* dans Diog. Laerc., l. 3, sect. 32.

(6) Athén. *Deipnosoph.*, l. 3.

nature, en donnant à la pêche cette configuration,
avait indiqué ainsi l'organe lui-même auquel elle convenait (1). »

Au lieu de ce fruit percé d'une flèche, les Scandinaves, dans une pensée analogue, s'adressaient, à ce
qu'il paraît, un petit bâton sur lequel étaient dessinés deux cœurs et parfois des caractères runiques.
On peut voir un de ces petits bâtons, *virgula erotica*,
ou *tessera amoris*, ainsi que l'auteur le dénomme, dans
le curieux ouvrage d'Olaüs Wormius sur les monuments danois (2).

Nous voici arrivés au xviie siècle. Indépendamment
de ses applications profanes qui s'y perpétuent, et
dont nous pourrions retrouver de nombreux exemples (3), le symbolisme plastique du cœur va nous y
présenter, surtout dans ses applications religieuses,
de singulières proportions. J'ai dit qu'au xviie siècle
nous avions subi l'influence artistique et littéraire de
l'Espagne, et voici que, précisément, j'ai sous les
yeux un livre espagnol intitulé : *Historia de la sagrada
Orden de predicadores en los remotos reynos de la Etiopia*, et qu'à la tête de ce livre, daté de 1611, la
bienheureuse Imata, fondatrice d'un monastère en
Éthiopie, est représentée tenant un crucifix dans sa
main gauche et un cœur posé sur un livre dans sa
main droite. A pareille date, ce cœur ne saurait être
qu'un emblème de ferveur et de piété.

---

(1) *Hiérogl.*, l. 54, ch. 18 et 19.

(2) Monum. danic., p. 298.

(3) Je citerai, entre autres, une râpe à tabac, en bois sculpté,
du temps de Louis XIII, décorée d'un écusson à deux cœurs enflammés. (Musée de Cluny, n° 2562.)

Des cœurs percés de flèches et alternant avec des écus fleurdelisés ornaient les poutres transversales de l'église des Petits-Augustins, construite à Paris en 1617 (1). Pourquoi ces cœurs, symboles probables de douleur? Ne serait-ce pas en mémoire de la malheureuse reine Marguerite de France, qui, répudiée par Henri IV et revenue à Paris après une longue absence, avait fondé ce couvent, où elle avait désiré que son cœur reposât? En parsemant cette église de cœurs percés de flèches, on fit peut-être ainsi pour cette reine infortunée ce qu'avait fait pour elle-même une autre Marguerite non moins malheureuse, Marguerite d'Autriche, qui fonda, en 1505, l'église de Brou, et en chargea les murailles de la devise adoptée par elle : *Fortune infortune fort une*, c'est-à-dire : *Fortune accable fort une femme* (2).

C'est au xvii° siècle qu'appartient la découverte de la circulation du sang par Harvey (1619). L'éclat de cette découverte, et le bruit qui ne tarda pas à se produire autour d'elle, n'étaient pas faits pour atténuer l'importance du cœur au point de vue où nous sommes placés. Donc, nous ne serons pas étonnés si, en feuilletant les iconologies dont les types nous paraissent remonter plus spécialement à cette époque, nous retrouvons l'effigie du cœur à tout propos. Ici par exemple, ainsi dans l'iconologie de César Ripa, l'*Amour divin*, la *Concorde*, la *Conscience*, la *Sincérité*, la *Charité*, etc., ont pour emblème essentiel un cœur d'aspects ou de manières d'être divers, et parfois plus ou moins étranges; là, ainsi dans l'iconologie

---

(1) Voy. *Hist. de Paris*, par Félibien, t. II, p. 1273.
(2) Voy. *Rev. archéolog.* du 15 avril 1850, p. 34 à 40.

de Boudard, la *Componction* s'offre à nous sous les traits d'une femme à genoux, vêtue d'un cilice et tenant un cœur entouré d'épines; le *Contentement amoureux* est un adolescent à genoux aussi, mais ornant un cœur d'une guirlande de roses; la *Tribulation*, ou *Affliction intérieure de l'âme*, est une femme en robe noire, plaçant un cœur sur une enclume et le frappant avec un petit fléau. Citerai-je ce bizarre symbole de l'*Harmonie*, que je rencontre dans les œuvres de Stradan : un cœur ailé dont le vaisseau principal, celui qui part de sa base, est garni de deux oreilles? Citerai-je le *Péché*, qui, dans César Ripa, est un jeune homme auquel un serpent ronge le cœur, et la *Foi*, que le même nous représente par une femme tenant un cœur que traverse un cierge allumé; la *Foi*, que, dans le siècle précédent, Adrien Collaert avait gravée sous les traits d'une femme lavant des cœurs dans un bassin, plein de sang échappé du flanc de Jésus-Christ?

On voit déjà que, dans cette sorte de personnification du cœur humain, la plastique religieuse ne devait le céder en rien à la plastique profane. Et que serait-ce, si nous poursuivions quelque peu nos recherches sur ce terrain, où d'ailleurs la gravure, comme avant celle-ci la miniature elle-même, ne furent, on peut le dire, que l'expression figurative des conceptions si souvent extravagantes des légendaires, ou des hallucinations des visionnaires; étude curieuse qui, si nous la poussions un peu plus loin, nous montrerait bientôt légendes et visions religieuses remontant, en dernière analyse, jusqu'à nos textes sacrés eux-mêmes, dont elles sont presque toujours le reflet abusif, ou la traduction inintelligente?

Prouvons cette dernière assertion par quelques légendes relatives au cœur.

Saint Paul avait dit métaphoriquement : *Stigmata
Domini Jesu in corpore meo porto* (1). Comment ne pas
voir dans ces paroles, non-seulement le point de départ si probable des stigmates de saint François d'As-
sise, mais encore la véritable origine des faits apo-
cryphes que voici :

Saint Ignace, évêque d'Antioche et disciple de
saint Jean, est condamné sous Trajan à souffrir d'affreux supplices, et pendant cette torture, comme il
ne cessait d'invoquer le nom de Jésus-Christ, il dit
aux bourreaux, qui s'en étonnent, que ce nom est
écrit dans son cœur. On veut s'en assurer après sa
mort, on ouvre son cœur, et on y trouve, en lettres
d'or, le nom de Jésus-Christ, et à cette vue plusieurs se
convertissent à la foi chrétienne (2).

Un autre martyr, qu'on ne nomme pas, interrogé
sur la cause de sa tristesse, répond que, se rappelant la mort de son Dieu, il porte dans son cœur
les stigmates de la passion; aussitôt on le met à mort,
on dissèque son cœur, et on y trouve en effet une
image *parfaite* de Jésus crucifié (3).

Si j'en crois un récit qui se débite aujourd'hui encore dans certaines villes d'Italie, et j'ai entre les
mains l'image de ce *miracle*, rapportée de Foligno,
une sainte (Claire de Montefalco, décédée en 1336),
n'avait pu, de son vivant, penser à autre chose

---

(1) Galat 6, 17.
(2) Voy. *Légende dorée*, saint Ignace.
(3) Thomas Cantipratanus, in Ginther, *Specul. amoris*, etc.
Augsbourg. 1706, p. 36.

qu'aux souffrances du Sauveur, et dans son cœur on vit distinctement, après sa mort, tous les instruments de la passion.

Saint Voland avait l'habitude de tracer avec son pouce la figure de la croix sur son cœur. Quelques années après sa mort, on l'exhume, et sur sa poitrine on trouve imprimée la figure exacte de la croix (1).

Passons à d'autres textes.

Nous lisons dans Ézéchiel : *Et auferam cor lapideum de carne eorum, et dabo eis cor novum* (2). Que ne peuvent l'imagination et la crédulité humaines ! N'allèrent-elles pas, la première jusqu'à rêver, et la seconde jusqu'à admettre comme réalisée, la mise en action elle-même de cette métaphore ! Longtemps avant les visions de Marie Alacoque, dont nous parlerons plus spécialement bientôt, c'est-à-dire dès le xiv° siècle, sainte Catherine de Sienne conjure Notre-Seigneur d'enlever son cœur et de le remplacer par le sien ; sa demande est exaucée, et depuis lors elle prend l'habitude de dire à Jésus-Christ dans ses prières : *Commendo tibi, Domine, cor tuum, non meum : Je vous recommande, ô mon Dieu, non plus mon cœur, mais le vôtre* (3). A son exemple, le jésuite Alphonse Esquiera, ayant prié Jésus-Christ, par l'intercession de sa mère, de prendre son cœur et de l'unir au sien, sent, un peu avant sa mort, la bienheureuse Marie lui enlever le cœur et le placer dans le flanc entr'ouvert de son divin Fils, de telle sorte que les deux cœurs demeurent intimement unis l'un à l'autre (4).

---

(1) Ginther, *loc. cit.*, p. 36.
(2) XI, 19.
(3) Ginther, *loc. cit.*, p. 19.
(4) Id., *loc. cit.*, p, 375.

Beati mundo corde, lisons-nous dans l'Évangile, *Cor mundum crea in me, Deus*, dit le psalmiste ; et voilà qu'une autre Catherine (Catharina Raconisia) demande à Jésus-Christ de prendre son cœur et de le laver dans son sang ; ce que fit ce doux Jésus, nous dit le pieux légendaire ; et il le lui rendit ainsi plus pur et plus saint qu'avant, et ceci eut lieu jusqu'à cinq fois dans le cours de sa vie (1).

Et combien d'extravagances analogues ne pourrions-nous pas citer encore après celles-ci ! Tantôt, c'est un saint prêtre, Antoine Martinius, qui voit Jésus-Christ lui apparaître comme un petit enfant, avec un carquois et un arc, et lancer dans son cœur une flèche qui, pour blessure, y laisse l'amour divin (2) ; ou bien un saint prêtre encore (le bienheureux Ange del Paz), qui obtient de Dieu que son cœur soit traversé comme d'un coup de lance ; ce qui, en effet, est vérifié après sa mort, le 23 août 1596 (3). Tantôt, c'est un cœur qui se déplace, qui quitte le corps d'un autre prêtre, mort à Rome en 1636, au moment où l'on se prépare à l'embaumer, et que l'on retrouve au pied d'un crucifix (4). Ici, c'est saint Bonaventure, mort en 1274, dont le cœur reste intact au milieu des flammes qui brûlent son corps. Comme dans l'antiquité païenne, ce fait frappe les assistants, mais, cette

---

(1) Ginther, p. 19. Singulière analogie avec l'histoire de l'ange Gabriel, dans le Coran, ouvrant la poitrine de Mahomet, lui enlevant le cœur, pour le laver de la tache de sang noir avec l'eau du puits de Zemzem, et le replaçant ensuite.

(2) Id., *loc. cit.*, p. 328.

(3) Id., *ibid.*

(4) Id., p. 224, d'après Paul Barry, tome I, *Anni sacri*, c. 8.

fois, c'est un miracle (1) ; miracle d'ailleurs précédé et motivé sans doute par cet autre, que je lis ailleurs : près de mourir et voyant que la fréquence de ses vomissements ne lui permettait pas de recevoir le saint viatique, saint Bonaventure demande néanmoins qu'on lui apporte le corps du Seigneur dans un ciboire, pour être fortifié par sa présence ; et voilà que, dès que la sainte hostie est approchée de sa poitrine, celle-ci s'ouvre dans la région du cœur, en forme de rose épanouie, et l'hostie, s'échappant du ciboire, s'élance d'elle-même au fond de son cœur (2). Là enfin, c'est le jésuite Roch Gonzalès, mis à mort en Amérique où il prêchait la foi, et dont le cœur, respecté aussi par les flammes qui ont dévoré le reste du corps, prend la parole et dit à ses bourreaux : « Pourquoi m'avez-vous tué, moi qui vous ai aimés, moi qui ne suis venu jusqu'ici que pour votre salut, etc. (3) ? »

La plupart de ces fables me paraissent remonter aux dernières années du xvi⁰ siècle, et surtout au xvii⁰. Si je ne me trompe, ce furent surtout les jésuites, dont l'institut, comme on sait, ne fut approuvé qu'en 1540, qui les inventèrent, ou les propagèrent ; et c'est spécialement aux jésuites espagnols que me paraissent appartenir celles qui sont pour nous les plus repoussantes. Ces flancs entr'ouverts ; ces cœurs échangés, ou lavés dans du sang ; ce sang de Jésus-Christ qui, dans une légende que je n'ai pas citée, jaillit de son côté pour tomber sur la poitrine de Jeanne de Cespedes (4) ; cette Marie Maldonata qui, d'après le

---

(1) *Légende dorée. Additions* de Jacq. de Voragine.
(2) Ginther, *loc. cit.*, p. 208.
(3) *Ibid.*, p. 168.
(4) Lopez, t. IV, l. 1. ch. 45.

même jésuite, voit notre Sauveur s'arracher de sa croix pour venir appliquer son flanc sur ses lèvres et lui donner à boire l'eau et le sang qui s'écoulent de son cœur (1); tout cela, en effet, n'est que trop en harmonie avec le caractère de ce peuple espagnol, dont la sensibilité peu exquise réclame, pour être mise en éveil, ou les combats sanglants de ses arènes, ou les tableaux souvent hideux de ses musées; dont la dévotion n'est excitée de même que par des images toutes charnelles et palpitantes; de ce peuple qui aime à venir prier à Burgos devant un Christ habillé d'une peau humaine; de ce peuple dont la littérature profane, sous la plume elle-même de ses écrivains les plus distingués, ne dédaigne pas toujours les fictions du genre de celles qu'affectionnent ses écrivains religieux: témoin, entre autres, cette Balerme de Michel Cervantès, qui tient dans sa main le cœur de son amant Durandar, et qui, lui ouvrant la poitrine avec son canif, y replace ce cœur en présence de Don Quichotte.

La plastique religieuse, en ce qui concerne le cœur, devait marcher de front avec la légende. Et d'abord, l'intervention du cœur dans l'art religieux figuratif remonte assez haut. Dès le xve siècle, le cœur figure, ou comme décoration de nos monuments chrétiens, ou comme attribut emblématique des saints que nous vénérons. Dans la chapelle du charnier des Innocents, à Paris, au-dessous de l'image en pied de Jésus-Christ (travail du xve siècle), on voyait un cœur entouré d'une couronne sur un écusson tenu par deux

---

(1) Lopez, t. IV, l. 1, ch. 46.

petits anges (1). A l'église de Dol (Ille-et-Vilaine).
on remarque des cœurs sur un des piliers exté-
rieurs du porche latéral du midi (xvᵉ siècle). Dans
un rétable appartenant à un amateur de Bourg et
publié dans le *Journal d'agriculture*, etc., de la Société
d'émulation de l'Ain, mon ami, M. Julien Durand, a
noté plusieurs chapiteaux ornés de cœurs. Ce rétable
est non pas du xiiiᵉ siècle, comme le suppose à tort
l'auteur de la notice que je viens de citer, mais bien
du xviᵉ. On voit aussi des cœurs sculptés sur les
stalles de Saint-Martin-aux-Bois, en Picardie (2); sur
l'un des panneaux du portail nord de la cathédrale
de Beauvais (xviᵉ siècle) saint Augustin est réprésenté
tenant un cœur, et l'on peut dire que cet attribut est
le plus usité et le plus ancien peut-être de ceux qu'on
lui affecte. Quand on se rappelle tout ce qu'il y a
d'amour et d'ardente charité dans les écrits de saint
Augustin, et d'autre part la signification symbolique
attachée au cœur généralement, pareil attribut semble
ici tout naturel. Mais les iconologistes ne s'accommo-
dent pas toujours de solutions aussi simples : « Si saint
Augustin, nous dit Molanus, tient *son* cœur dans sa
main, c'est parce qu'après avoir exhorté les autres à
faire au Seigneur hommage de leur cœur, il n'est pas
douteux qu'il n'ait joint l'exemple au précepte. » « Plus
récemment, ajoute le même écrivain, on a pris l'habitude de représenter saint Augustin avec un cœur
percé d'une flèche; c'est apparemment en mémoire
de ces paroles des *Confessions* (liv. ix, ch. 2) : *Sagit-
taveras tu cor nostrum charitate tuâ, et gestabamus verba*

---

(1) *Le Moyen âge et la Renaissance*, liv. 205.
(2) *Voyage de Taylor*.

tua transfixa visceribus (1). » Souvent encore ce même cœur est embrasé, et je m'étonne que Molanus ne rapporte pas cette particularité à la vision de sainte Gertrude, qui, un jour, aperçut dans le ciel des rayons de feu s'élancer du cœur de saint Augustin vers le cœur de Jésus-Christ. La même sainte l'avait vu, une autre fois, offrant à Dieu, à deux mains, son cœur traversé *divino dilectionis jaculo* (2).

Le cœur enflammé est d'ailleurs un emblème qui est loin d'être rare. La *Charité* nous le présente communément. Saint Grégoire le Grand, sainte Catherine de Sienne, etc., nous le présentent aussi, et je le trouve fort anciennement dans la main d'une sainte, sur un des tableaux de la collection de M. Artaud attribué à Buffalmacco, peintre qui florissait dans la première moitié du xive siècle (3). Au xvie, la Vierge vénérée à Boulogne-sur-Mer tenait un cœur d'or dans l'une de ses mains (4) ; celle d'Oropa, en Piémont, tenait une pomme d'or, en forme de cœur, et dans une cérémonie solennelle en l'honneur de cette dernière madone, en 1620, je vois indiqué, comme dessiné sur une bannière, un cœur flamboyant, *un fiammeggiante cuore* (5). Je retrouve encore ce cœur enflammé en tête d'un petit volume de M. de Saint-Cyran, intitulé *Théologie familière*, 1644, cinquième édition. C'est un recueil de traités religieux, parmi lesquels il en est un qui a pour titre : *Le Cœur nou-*

---

(1) *Histor. imagin. sacra.*, in-4°. Lovanii, 1771.

(2) Nadas, *Ann. cælest.* 28 August. in Ginther, *loc. cit.*, p. 167.

(3) *Peintres primitifs.* Collection de tableaux rapportée d'Italie par M. Artaud de l'Institut. Paris, 1843, pl. 23.

(4) *Hist. de Notre-Dame de Boulogne*, p. 64.

(5) *Istoria della madonna d'Oropa*, Torino, 1720, p. 22 et 45.

veau, ou Exercice pour une personne engagée dans le monde, etc. L'auteur y paraphrase le *Dabo vobis cor novum*, etc. , d'Ezéchiel, mais dans un style tout spirituel et qui n'est pas moins conforme aux règles du bon goût qu'à celles de la vraie piété, et la gravure qui orne ce petit volume représente un autel dont le rétable, éclairé par deux cierges, nous offre un cœur enflammé avec ces mots : *Dabo vobis cor novum.* Cet autel serait-il l'autel principal de la célèbre abbaye de Port-Royal, qui compta M. de Saint-Cyran au nombre de ses amis les plus dévoués, et dès lors un cœur enflammé aurait-il été le principal ornement de cet autel, avant que la *Cène*, de Philippe Champagne, vînt l'y remplacer (1)?

Voilà d'assez nombreuses représentations du cœur, soit du cœur simple, soit du cœur percé de flèches, ou embrasé, représentations qui n'ont rien de déraisonnable. Je pourrais y ajouter une statue de la Vierge portant l'enfant Jésus et lui présentant un cœur, statue qu'en 1643 les magistrats consulaires de Lyon firent ériger, après s'être vus délivrés de maladies épidémiques qui désolaient la ville depuis 1628 (2). Mais, pour cette allégorie, comme toutes les fois que le tact et le goût sont en cause, l'abus n'était pas loin de l'usage, et peu d'emblèmes symboliques nous montrent cet abus au même point que le cœur. Ici, soit en mémoire de certaines représentations profanes que j'ai citées, soit par allusion au verset du psaume : *Qui me donnera les ailes de la colombe,* etc., le cœur du

---

(1) Voy. *Hist. de Port-Royal* en 6 vol. Cologne. 1752. t. III, p. 321.

(2) *Notre-Dame de Fourvières,* par l'abbé Cahour. p. 239.

chrétien est ailé, et, tandis qu'il s'envole vers le ciel, il est visé par un ange qui le perce d'une flèche; ou bien il est tristement emprisonné comme un oiseau dans une cage (1); là, le chrétien qui grave dans son cœur les mystères de la rédemption, c'est un peintre qui fixe sur un tableau, en forme de cœur, divers sujets relatifs à ces mystères (2); ailleurs, ainsi dans le *Schola cordis*, Anvers, 1635, dans le *Cor Jesu amanti sacrum*, qui doit être de la même époque, etc., il n'est pas d'*illustrations* puériles auxquelles ne servent de prétexte ou d'occasion les passages de l'Écriture sainte où il est question du cœur, depuis la lanterne jusqu'au balai même, qui, entre les mains de Jésus-Christ, éclairent ou purifient les replis de notre cœur; ailleurs enfin, le cœur est surmonté d'une tête, comme pour mieux nous indiquer qu'il représente l'individu tout entier, et dans son intérieur se passent les scènes les plus diverses, ou se succèdent les plus bizarres allégories (3).

Peut-on être surpris de ces enfantillages, quand on voit un écrivain religieux, décomposant le mot latin qui désigne le cœur, y trouver les trois initiales de *chambre du roi tout-puissant, Camera Omnipotentis Regis* (4)!

---

(1) Voy. *Flammulæ amoris sancti Augustini iconibus exornatæ*, auctore Michaele Hoyero, Anvers, 1639.

(2) Voy. *Via vitæ æternæ*, par Ant. Sucquet, à societate Jesu, Anvers, 1620, pl. 11 et 12.

(3) *Voy.* comme spécimens : l'*Oratoire du cœur*, Lyon, 1690; *Il vero penitente*, Naples 1789; et même, de nos jours, *le Miroir des âmes*, Lyon et Paris, chez les frères Périsse, 1854! Ces cœurs surmontés d'une tête, nous rappellent le vase cordiforme des Égyptiens, quelquefois surmonté de même. (*Voy.* ci-dessus ch. 1ᵉʳ p. 14, en note.) Rien de nouveau sous le soleil.

(4) Dans la dédicace du *Specul. amoris in sacratissimo corde Jesu*, par Ginther, déjà cité.

Mais c'est trop insister sur ces détails, pour lesquels l'imagination des jésuites en particulier s'est montrée encore bien féconde; arrivons à la dernière et, sans contredit, à la plus importante des allégories plastiques dont nous nous occupons : je veux parler des sacrés Cœurs de la sainte Vierge et de Jésus-Christ (1).

En 1650, un prêtre oratorien, le Père Eudes de Mézeray, frère de l'historien de ce nom, et fondateur d'une communauté religieuse destinée à l'éducation des ecclésiastiques et des missionnaires, fit paraître un ouvrage intitulé : *La Dévotion et l'Office du Cœur de la Vierge.* Cette dévotion nouvelle avait été, suivant lui, révélée par Dieu même à une religieuse dont il était le confesseur, Marie des Vallées. Cette religieuse, dont le Père Eudes publia la vie, d'autre part, en 3 vol in-4°, était fille d'un paysan de Coutances. A l'âge de dix-neuf ans, elle avait été considérée comme sorcière, et exorcisée. Devenue ensuite visionnaire, et évidemment hallucinée, elle donna jusqu'à la fin de ses jours (1655), c'est-à-dire jusqu'à soixante-six ans, dans des rêveries dont le récit nous importe peu, et dans lesquelles d'ailleurs, à part l'institution du nouveau culte, le cœur ne joue qu'un rôle secondaire. Qu'il me suffise, pour caractériser ces rêveries, de citer comme exemples : la présence de Jésus-Christ et de la sainte Vierge, que Marie des Vallées voyait constamment près d'elle, qui l'instrui-

---

(1) Pour tout ce qui va suivre sur les sacrés Cœurs de Jésus et de Marie, voy. : *Des sacrés Cœurs de Jésus et de Marie* par le P. Tabaraud. Paris, 1824. — *Lettres aux Alacoquistes*, par M. Renaud, curé dans le diocèse d'Auxerre. — *Lettre d'un prieur à un ami*, 1777. — *Lettre d'un théologien romain à une religieuse*, Rome. 1773. etc.

saient de tout ce qu'elle voulait savoir, et avec lesquels elle eut plus d'une fois des colloques d'une familiarité plus qu'irréligieuse ; ses descentes en enfer, ses ascensions au ciel ; son identification avec Jésus-Christ qui s'était, disait-elle, revêtu de sa chair, etc. Voilà pourtant de quelles folies, et je suis loin d'avoir choisi les plus révoltantes, le Père Eudes fut la dupe, et je dirai presque le complice, lui qui accueillit, encouragea et n'hésita pas à proclamer surnaturelles et saintes, ces aberrations d'un cerveau malade ; lui qui alla jusqu'à raconter que Marie des Vallées lui avait procuré un nouveau poumon à la place d'un des siens ; que plusieurs fois il avait donné la communion au prophète Élie, et autres extravagances du même genre !

Au reste, en 1659, fidèle à la mission qu'il avait reçue, le Père Eudes célébra la fête du sacré Cœur de Marie, lui dédia l'église de son séminaire et lui consacra toute sa nouvelle congrégation, qui maintenant encore existe à Rennes sous le nom de *Congrégation de Jésus et de Marie*. On sait combien sont nombreuses aujourd'hui les congrégations religieuses sous l'invocation du *saint* ou du *sacré* Cœur de Marie. Et cependant l'appel du Père Eudes était d'abord resté sans écho ; longtemps même il avait soulevé d'énergiques protestations ; mais un auxiliaire inattendu devait lui venir en aide : environ vingt ans plus tard, une autre visionnaire, Marie Alacoque, en rêvant pour le cœur de Jésus-Christ le même culte déjà imaginé pour celui de Marie, allait prêter à celui-ci une assistance toute nouvelle, et le triomphe de la seconde de ces innovations devait assurer le triomphe de la première.

Marguerite-Marie Alacoque, religieuse de la Visita-

tion de Paray-le-Monial, dans le Charolais, diocèse
d'Autun, annonça de très bonne heure une prédilec-
tion pour le merveilleux, qui ne devait que se développer plus encore avec l'âge. Dès son noviciat, elle
avait déjà des entretiens familiers avec Jésus-Christ,
qui l'assistait de sa présence dans les soins les plus
vulgaires. Bientôt ces entretiens devinrent des colloques amoureux. Jésus-Christ se plaisait, nous dit
son crédule biographe, M. Languet, alors évêque de
Soissons, à s'entretenir avec elle, tantôt comme un
ami tendre, tantôt comme un époux passionné, jusqu'à la mettre hors d'elle-même en lui faisant éprouver
ce qu'il y a de plus doux dans les caresses de l'amour.
« Ma fille, lui dit-il un jour, si je n'avais pas institué
mon divin sacrement d'amour, je l'instituerais pour
toi, afin d'avoir le plaisir de loger dans ton âme et de
prendre mon repos dans ton cœur. »

Puis Jésus-Christ et la sœur Alacoque se font dona-
tion réciproque de leurs cœurs, et Marguerite écrit
de son sang l'acte que Jésus-Christ lui dicte à ce propos ; et puis, au moyen d'un canif, elle grave sur
son cœur le nom de Jésus en caractères grands et
profonds. A ces premières hallucinations, d'autres ne
tardèrent pas à succéder. Indépendamment des dé-
mons, des âmes du Purgatoire, des saints, des anges
et des trois personnes de la sainte Trinité réunies,
dont je supprime les apparitions, Jésus-Christ se
montre encore à notre visionnaire, la fait reposer sur
sa poitrine, lui demande son cœur pour le déposer
dans le sien, et, après l'y avoir transformé en une
flamme ardente, le lui rend, le lui replace dans le
côté, l'assurant que, bien que cette plaie soit refer-
mée, la douleur lui en restera toujours, mais que,

quand cette douleur sera devenue trop intense, elle
sera diminuée par une saignée. Enfin Jésus-Christ lui
exprime le désir qu'une fête nouvelle soit établie pour
honorer son cœur, et comme elle hésite devant cette
mission, son confesseur, le P. jésuite de Lacolombière, lui est indiqué comme coopérateur, ou à son
défaut la Société de Jésus elle-même, dont l'existence
sera liée désormais, lui dit Jésus-Christ, à celle de la
nouvelle dévotion. Et en effet, après une série d'apparitions diverses dont je passe le détail, notre pauvre
hallucinée, que le P. de Lacolombière avait su défendre contre les exorcismes et le traitement de la
folie dont elle avait été plusieurs fois menacée, réunit
les novices dont elle est maîtresse, et, posant sur un
petit autel une image du cœur de Jésus-Christ dessinée
au crayon, se prosterne avec elles devant cette image,
que remplaçait l'année suivante (1686) la figure d'un
cœur en miniature sur un autel décoré cette fois
pompeusement. Telle est l'origine de la fête du Sacré-Cœur de Jésus; telles sont les hallucinations
hystériques d'où allait éclore la nouvelle liturgie.

J'ai analysé ces visions avec quelque étendue,
parce qu'on peut dire qu'elles appartiennent à l'histoire du symbolisme plastique du cœur, et par leurs
antécédents et par leurs conséquences. Comment douter, en effet, que le caractère tout spécial de ces visions, que ce culte du cœur dont nos deux religieuses
se constituèrent les fondatrices, n'aient tenu, pour
une bonne part, à ce rôle symbolique du cœur dont
elles avaient vu, dont elles voyaient journellement,
tant de manifestations autour d'elles? Voici à cet
égard deux exemples encore; ils me sont fournis par
deux ouvrages, contemporains successifs de nos deux

visionnaires. Le premier a pour titre : *Flammulæ amoris sancti Augustini versibus et iconibus exornatæ*, etc. Anvers, 1639. Ce titre est inscrit dans un cœur d'où partent des flammes; deux petits anges tiennent en outre chacun un cœur, l'un percé d'une flèche et l'autre traversé par une ancre. Je renonce à citer tous les passages tirés de saint Augustin, et qu'illustrent des cœurs. Je me contenterai d'indiquer la représentation du saint lui-même. Il porte un cœur embrasé dans sa main, et de ce cœur s'échappe un liquide dont viennent boire des docteurs et des abbés. L'auteur de cet ouvrage appartient à l'ordre des ermites de Saint-Augustin.

L'autre ouvrage, dont l'auteur est évidemment un jésuite, est intitulé : *Pratique spirituelle utile et profitable à l'âme religieuse qui désire s'advancer à la perfection*. Il est de 1664, et par conséquent antérieur d'une vingtaine d'années à la première célébration du nouveau culte par Marie Alacoque. Quand on le parcourt, on se demande s'il n'a pas dû être le manuel journalier de notre visitandine. Sur le frontispice on voit une religieuse, la poitrine ouverte et le cœur à nu; sur la planche annexée à la page 113, une femme est à genoux devant Jésus-Christ, qui lui montre son cœur percé de plusieurs traits. On lit page 165 : « O ma bien-aimée! me voici arrivé aux cris de ta prière, » et page 166 : « O mon très-doux Seigneur! permettez-moi que j'entre en esprit dans les playes glorieuses de votre corps précieux, et puisque vous habitez avec icelles dedans moi, je veux y loger mon âme, m'unissant avec vous d'un lien d'amour très-parfait. » Ne croirait-on pas entendre Marie Alacoque? Plus loin ce sont encore les mots d'*amour, amoureusement,*

ô abysme d'amour ! ô fournaise de charité ! (P. 181.)
Ailleurs : « Approchons-nous, mon âme, et baisons
en grande révérence ses playes sacrées ; suçons dans
ce divin côté l'eau vive de la grâce. » N'est-ce pas là
cette rêverie répugnante de Marie Alacoque qui, parce
qu'elle avait un jour nettoyé avec sa langue les vomissements d'une malade, fut, dit-elle, pour récompense, tenue par Jésus-Christ, la nuit suivante, pendant
deux ou trois heures, la bouche collée sur la plaie de
son sacré cœur ?

Je m'arrête dans cette démonstration. Qui pourrait,
après avoir lu froidement tout ce qui précède, mettre
en question la part d'influence que le symbolisme
plastique du cœur exerça si manifestement sur les
hallucinations dont nous parlons ? Mais on comprend
aussi quelle impulsion nouvelle les conséquences liturgiques de ces hallucinations durent imprimer, à leur
tour, à ce même symbolisme. Pour mieux l'établir,
entrons dans quelques considérations historiques sur
la façon dont le nouveau culte fut reçu et surtout
compris par l'Église.

Si les rêveries de Marie des Vallées avaient soulevé
tout d'abord, ainsi que je l'ai dit, une réprobation
prononcée, il en fut de même des rêveries de Marie
Alacoque. Contre elles, et surtout contre leur conclusion pratique, protestèrent Innocent XII, en 1697,
Benoît XIII, en 1726 et 1729, et le plus grand nombre des évêques et des curés de France. Mais pour
défenseur et pour appui la nouvelle cause avait la
Société de Jésus, qui s'y trouvait engagée et par esprit de corps et peut-être même, de par les révélations de Marie Alacoque, par un intérêt de conservation ; et l'on sait tout ce que cette habile compagnie

sait mettre de persistance et d'adresse au service des causes qu'elle prend en main.

Celle-ci finit donc par l'emporter. Plusieurs évêques furent gagnés successivement, et enfin, en 1765, sous Clément XIII, on concéda aux quelques églises qui la demandaient l'autorisation d'instituer, en tant que symbolique, ce nouveau culte. La même année, l'assemblée générale du clergé de France, *à la prière de la reine*, écrivit à tous les évêques pour les engager à établir la fête du Sacré-Cœur de Jésus dans leurs diocèses, et ce culte finit bientôt par s'étendre et se vulgariser.

C'est un curieux spectacle que cette lutte souvent ardente et passionnée entre les intérêts d'une corporation insinuante et obstinée, et ceux, on peut le dire, du bon sens et de la dévotion sincère et éclairée; entre les novateurs, ou *Cordicoles*, ainsi qu'on les nommait, et les continuateurs des saines et antiques traditions. Je sortirais des limites que je dois m'imposer, si j'entrais dans les détails de cette longue discussion. Mais je veux du moins y prendre ce qui nous intéresse au point de vue artistique.

Sous ce rapport, ce qui frappe d'abord c'est le caractère essentiellement matériel, et je puis dire anatomique, de l'objet du nouveau culte, dans la pensée, dans l'intention bien formelle, de ses premiers défenseurs. C'était le cœur charnel de Jésus-Christ que Marie Alacoque avait vu, dans lequel le sien avait été introduit, et que, bien évidemment, elle prétendait adorer d'une façon toute spéciale. Le jésuite Galliffet, l'un des plus zélés promoteurs de la dévotion nouvelle, déclare positivement à cet égard qu'il s'agit du cœur de Jésus-Christ dans le sens propre et naturel, et

nullement, ajoute-t-il, dans le sens métaphorique (1).
La supplique présentée à la congrégation des Rites
pour obtenir la sanction de la nouvelle messe ; les
termes formels des divers mandements en faveur de
cette innovation ; le texte lui-même de certains passages du nouvel office, ainsi que les litanies que le
P. Croiset, l'un des directeurs de Marie Alacoque,
avait composées pour chacun des jours de la semaine ;
tout prouve incontestablement ce que je viens d'a-
vancer.

Attaqués sur ce terrain, les *Cordicoles* ne pouvaient
longtemps s'y maintenir. Pourquoi, leur dit-on, ce
culte spécial dans la personne divine pour le cœur,
que la physiologie la plus élémentaire nous interdit de
considérer comme le siége ou le point de départ des
sentiments affectueux ? A ce titre d'ailleurs, pourquoi
ne pas affecter de préférence votre culte particulier à
la tête, qui, autant que le cœur, pourrait être envisagée comme la demeure de l'âme ? Et où vous arrê-
terez-vous dans cette sorte d'adoration analytique ?
Pourquoi n'adoreriez-vous pas aussi à part cette bouche du Sauveur, d'où s'échappèrent tant de fois les
paroles de la vie éternelle ; ces mains qui, tant de fois
aussi, furent imposées par lui sur les petits enfants,
sur les malades ou sur les morts, et qui furent clouées
sur la croix ; ces pieds que Madeleine arrosa de ses
larmes, qui furent aussi traversés par les clous, et
dont l'empreinte resta gravée sur la pierre de l'ascen-
sion, etc. ? Et de bonne foi, où nous conduiront alors
toutes ces fêtes de détails, toutes ces adorations orga-

---

(1) *De l'excellence de la dévotion au cœur adorable de Jésus-
Christ.*, t. I, p. 77.

niques? Leurs dénominations seules, en venant grossir encore malheureusement notre vocabulaire liturgique, en ajoutant à la fête du *Sacré-Cœur* celle de la *Sacrée-Tête*, etc., ne fourniront-elles pas à l'incrédule, mieux aiguisée que jamais, l'arme toujours dangereuse du ridicule? Mais, ajoutait-on, voici qui est plus grave : Prêcher une adoration qui se rapporte directement à l'humanité de Jésus-Christ, de telle sorte que sa divinité n'en soit que l'objet médiat et indirect; adorer ainsi l'humanité *in recto* et la divinité *in obliquo*, suivant le langage des théologiens, c'est diviser Jésus-Christ, dont on a dit : *Numquid divisus est Christus?* c'est partager en deux personnes, pour adorer à part la personne humaine, cette unité du Verbe fait chair, qui ne doit être adoré qu'intégralement, *integer colendus*; c'est enfin prêcher le nestorianisme (1).

Les Cordicoles reculèrent devant cette argumentation; ils reconnurent aussi, apparemment, que, dans la nature humaine de Jésus-Christ, une partie quelconque ne saurait être considérée comme meilleure que les autres parties, car ils supprimèrent de leur office certaines expressions trop compromettantes sous ce rapport, ainsi : *Hæc nempè carnis pars melior sacræ*; ils se retranchèrent enfin derrière le sens métaphysique et abstrait du mot; le cœur ne fut plus pour eux que la figure, que le symbole, de l'amour divin.

---

(1) « Si quelqu'un, disent les Pères du second concile œcuménique de Constantinople, soutient que Jésus-Christ doit être adoré dans chacune de ses natures, de manière qu'il introduise deux adorations, l'une de Dieu, l'autre de l'homme, au lieu d'adorer, par une seule et unique adoration, le Verbe incarné et la nature humaine qu'il s'est rendue propre et sienne..... qu'il soit anathème ! »

Les poursuivant jusque dans ce dernier retranche-
ment, on leur fit bien observer qu'ils ne faisaient, en
quelque sorte, que changer d'hérésie; que ce culte
d'une abstraction, d'une qualité morale étrangère au
cœur, dont le cœur n'est plus que la représentation
sensible, que le signe conventionnel, n'est autre chose,
en réalité, qu'une forme nouvelle du quiétisme. Mais
comment reculer davantage? Cette objection d'ailleurs était peut-être un peu subtile, et, pour ma
part, j'aime autant le reproche de surérogation, qui
fut adjoint au précédent. L'Église célèbre déjà, dans
les mystères de la vie et de la mort du divin Rédemp-
teur, autant d'actes de son amour, pourquoi donc abstraire ainsi cet amour, l'isoler de ses actes, l'idéa-
liser et le célébrer à part? Pourquoi le concentrer et
le personnifier dans un des organes de la personne divine, dans un organe qui n'a d'autres droits à ce
privilége qu'une erreur physiologique, ou qu'un vice
de langage? Est-ce parce que cet organe figure souvent comme symbole dans le style allégorique des
saintes Écritures? Mais, à ce titre, que d'autres emblèmes tout corporels pourraient devenir aussi les objets ou les prétextes d'un culte spécial! Comme le
cœur, souvent le sein et les entrailles symbolisent
aussi l'amour; la bouche, les yeux, les oreilles, les
bras divins, etc., ne sont-ils pas eux-mêmes fréquemment employés allégoriquement : *Os Domini locutum
est; oculi Domini super justos, et aures ejus in preces
eorum; portabam eos in brachiis meis*, etc.?

Les Cordicoles restèrent sourds à ces dernières observations : payant d'assurance, ils se posèrent comme
vainqueurs, proclamèrent leur triomphe, propagèrent leur nouveau culte; d'une dévotion d'abord fa-

cultative et arbitraire, ils firent une dévotion officielle
et obligatoire, et bientôt même, comme pour recon-
quérir le terrain qu'ils avaient perdu, certains d'entre
eux revinrent, du moins dans les termes, sur la con-
cession première, prêchèrent de nouveau l'*adoration*
du cœur charnel, suppliant ce cœur, *le cœur qui fut
percé d'une lance*, de prier pour eux; et puis, pour
que les deux dévotions apparemment se soutinssent et
se complétassent l'une par l'autre, ils rapprochèrent
et confondirent dans une *adoration* commune le cœur
de Jésus-Christ et celui de sa sainte mère, le cœur du
Créateur et celui de la créature, et finirent par y ajouter celui de saint Joseph, et parfois même ceux de
saint Joachim et de sainte Anne.

Il y eut donc, à vrai dire, au point de vue théolo-
gique, deux phases dans cette histoire du sacré Cœur
de Jésus : le culte charnel et grossier, franchement
et sincèrement avoué, et puis le culte spirituel, abstrait, idéalisé. Mais au fond, et pour la majorité des
simples fidèles, et pour la plastique à laquelle je reviens maintenant, il n'y eut qu'un seul et même
culte : l'adoration du cœur anatomique, du cœur,
qui sur le Calvaire fut percé d'un coup de lance; et
ici encore, on se figurerait difficilement dans quelles
excentricités, dans quels dévergondages, se laissa en-
traîner l'imagination des artistes.

Vers la fin du xiv⁴ siècle, sous l'inspiration d'un
mysticisme analogue à celui dont nous parlons, un
peintre avait rassemblé les trois personnes de la sainte
Trinité dans le sein de Marie. Le chancelier Gerson,
en voyant ce tableau dans l'église des Carmes à Paris, ne put retenir son indignation : « Je ne voy point,
s'écria-t-il, pour quelle cause on œuvre ainsi. Car, en

mon jugement, il n'y a baulté, ne devocion, en telles peintures, et ce doit estre cause d'erreur et de indignation, ou indévotion (1). » Qu'aurait dit ce *doctor christianissimus* en présence des *œuvres* suivantes, enfantées par le nouveau culte des sacrés Cœurs de Jésus et de Marie?

A Rome, dans une église, on vit une estampe composée de douze grands médaillons, dans lesquels les principaux mystères de notre rédemption étaient attribués tous au sacré Cœur de Jésus-Christ : 1° un cœur descendait du ciel, entouré d'anges qui prononçaient ces paroles : *Verbum caro factum est;* 2° un cœur était couché dans une étable ; 3° c'était un cœur qui était soumis à la sainte Vierge et à saint Joseph ; 4° on voyait un cœur ailé, c'était notre docteur et notre maître; 5° un cœur instituait le sacrement de l'Eucharistie, en versant du sang dans un calice ; 6° d'un cœur découlait une sueur de sang ; 7° un cœur était flagellé, 8° couronné d'épines ; 9° un cœur portait la croix; 10° il était percé d'un coup de lance, 11° placé dans le sépulcre ; 12° enfin, un cœur ressuscitait triomphant et glorieux.

A Rome encore, dans la chapelle de l'amphithéâtre de Titus, fut suspendu en 1771 un tableau qui représentait Jésus-Christ, la poitrine largement ouverte, communiant Marie Alacoque avec une des hosties qui sortaient en abondance de son cœur.

Dans un des ouvrages que j'ai indiqués plus haut (2), et auquel je viens d'emprunter les deux dernières ci-

____

(1) Bibliothèque impér., ms. 7282, f° 60, *in* Didron, *Hist. de Dieu*, p. 558.

(2) *Des sacrés Cœurs de Jésus et de Marie*, Paris, 1824.

tations, je vois signalé, comme décorant un des livres symboliques du nouveau culte, un cœur percé d'un glaive et au milieu duquel était couché un petit enfant : singulière façon de figurer la conception de Notre-Seigneur. J'y vois aussi que, le 24 juillet 1823, les jésuites de Sainte-Anne d'Auray portèrent en procession un gros cœur de Jésus-Christ, surmonté d'une croix et entouré d'épines, avec cette inscription : *Unique salut de la France.* Vers la même époque, nous avions à Paris, à Saint-Germain-l'Auxerrois, et je me rappelle l'y avoir vu bien des fois, un tableau représentant une femme, de grandeur naturelle, et les bras nus, qui invoquait le sacré Cœur, en mémoire des profanations exercées pendant la révolution sur le plus saint de nos mystères, figuré par des hosties dispersées sur le sol.

Je rapprocherai de ces exemples deux petits émaux de Limoges, de la collection de madame de la Sayette, à Poitiers, dont je dois la connaissance à mon ami M. P. Durand, et qui datent, je le suppose, des premières années du xviiie siècle. L'un représente sur une même ligne les trois personnes de la sainte Trinité : le Père éternel, une colombe, et Jésus-Christ avec sa croix; plus bas, au-dessous de la colombe, un cœur percé d'un glaive, avec ces mots : *Cœur de Marie, les délices de la sainte Trinité;* et enfin, plus bas encore, un carme et une carmélite. Sur l'autre, on voit le Père éternel, le Saint-Esprit au-dessous de lui; plus bas encore, le sacré Cœur de Jésus-Christ, et inférieurement, une religieuse vêtue de noir et un religieux vêtu de blanc.

Il me serait facile de continuer cette énumération. Dans notre cabinet des estampes, à la bibliothèque impériale, deux énormes portefeuilles sont remplis de gravures, ou lithographies, françaises, allemandes, italiennes, et surtout espagnoles, figurant de toutes les façons l'*adoration* du sacré Cœur de Jésus et de Marie. Dans nos églises, dans nos chapelles, ce double emblème se retrouve partout, peint sur les autels, brodé sur les bannières ; c'est le motif le plus ordinaire de la sculpture ou de la ciselure religieuse ; c'est l'accessoire indispensable des chapelets ou des médailles. Le cœur redevient même quelquefois aujourd'hui ce qu'il fut chez les Égyptiens, comme la représentation abrégée de l'individu qui l'offre ; témoin, entre autres, ces cœurs métalliques appendus par centaines aux murailles de notre église des Petits-Pères, et qui sont là, moins pour leur valeur intrinsèque, comme ceux donnés à Notre-Dame de Boulogne par Philippe-Auguste, par Louis XI, etc., que comme personnifications des donateurs dont ils portent les noms ; symboles pieux, mais un peu charnels, déductions naïves et toutes naturelles d'ailleurs, non des cœurs votifs du moyen âge, mais de cette innovation des sacrés Cœurs dont je viens d'exposer la naissance et les développements.

En résumé, le point de départ de ce culte singulier fut primitivement la localisation dans le cœur humain de certaines fonctions morales, localisation imaginaire ; et secondairement les révélations, non moins imaginaires elles-mêmes, de deux religieuses hallucinées. Contre ce culte réagirent de pieuses et savantes protestations ; car c'était bien là une de ces innovations insuffisamment motivées, que saint Augustin, Tertullien, et généralement toutes les grandes voix de l'Église catholique, ont flétries sévèrement ; car c'était, et ce fut longtemps, de l'aveu même de ses promoteurs, une adoration toute charnelle et par conséquent hérétique ; car les représentations grossières que ce nouveau culte faisait éclore n'étaient propres qu'à entretenir dans l'esprit des simples fidèles des habitudes d'erreur et presque d'idolâtrie ; car la dévotion solide et sérieuse se demandait avec inquiétude jusqu'où l'esprit d'innovation s'avancerait en pareille voie, quels organes il voudrait fêter après le cœur, quels cœurs de saints ou de saintes il imaginerait de fêter aussi après les cœurs de Jésus et de Marie. C'était une douleur, pour ces esprits droits et éclairés des lumières de l'histoire, que de voir se surajouter à l'ensemble vénérable des cérémonies traditionnelles une nouveauté au moins superflue, rêve étrange de deux pauvres folles, qu'une société remuante et amie du merveilleux s'était empressée d'accueillir et de patroner, pour s'en faire un moyen d'action et de mise en scène.

Plus tard cependant, devant un fait accompli, généralement accepté, pour qui se faisaient de jour en jour l'oubli de son point de départ et la sanction du temps ; devant une conception matérielle et tout humaine à son origine, matérielle quelquefois encore dans le langage inhabile de ses défenseurs, mais que le progrès du bon sens public ne peut que spiritualiser en dépit d'eux-mêmes, un terme devait venir à d'inutiles résistances ; on devait comprendre que, malgré la science et de par l'usage,

Quem penes arbitrium est et jus et norma loquendi,

le cœur est et sera toujours le siége, ou du moins le synonyme, de l'amour ; que célébrer ce qu'il y a d'amour pour l'humanité dans le cœur, je veux dire dans l'âme, de Jésus et de Marie, c'est, en définitive, instituer un culte qui, s'il est nestorien ou idolâtre chez quelques-uns que leur ignorance excuse à cet égard, est tout de reconnaissance et de réciprocité d'amour chez le plus grand nombre ; et qu'en deux mots, d'un arbre mauvais un fruit avait pu naître, par exception, devenu à la longue acceptable ; telle fut, si je ne me trompe, la raison du silence qui succéda enfin à cette longue querelle ; telle fut la solution finale de cette curieuse controverse.

Ici se termine notre étude du symbolisme plastique du cœur. Ce symbolisme, nous l'avons vu successivement : familier aux Égyptiens ; nul chez les nations contemporaines, ou ultérieures ; nul, quoi qu'on en ait dit, sur les monuments grecs et romains, sur leurs médailles, sur leurs tombeaux. Né chez les peuples du moyen âge, vers l'époque et à l'occasion peut-être de l'inhumation isolée du cœur, ce symbolisme se montre alors à nous dans les statues funéraires, dans le blason, dans les cartes à jouer, empruntant sa modalité presque idéale, soit à la feuille de lierre des anciens, soit à l'écu de nos chevaliers. A la Renaissance, sa vogue grandit et s'étend ; sous le règne de l'allégorie, ce symbolisme est, plus que tout autre, fêté, répandu, popularisé par la mode. Du domaine des conceptions frivoles il passe jusque dans le domaine austère des conceptions pieuses et du mysticisme, où deux visionnaires s'en emparent, lui prêtent un nouvel éclat, l'imposent à l'Église en lui marquant sa place au sein même de nos cérémonies liturgiques les plus anciennes, et lui impriment dès lors une manière d'être assez dominante pour se substituer pres-

que exclusivement à toutes ses manières d'être antérieures. Et en effet, en dehors de ses applications
religieuses, dont notre époque a accepté et grossi
l'héritage, où le retrouvons-nous de nos jours? Certaines armoiries héréditaires, et nos cartes à jouer,
bien entendu, puis à peine quelques bijoux surannés,
ou vulgaires, et pour ne rien omettre, certains plas-
trons de maîtres d'armes, voilà où se perpétue cette
figure conventionnelle du cœur, image aussi fausse
de la conformation réelle de cet organe, que sont in-
exactes elles-mêmes les attributions morales qui lui sont
affectées. Chose curieuse, comme si l'homme avait eu
conscience du peu de vérité de cette figure, je l'ai
cherchée en vain parmi les ex-voto proprement dits, je
veux dire parmi ces représentations de l'organe souf-
frant et guéri qu'une piété reconnaissante suspend
aujourd'hui dans les chapelles de pèlerinages, comme
elle les suspendait autrefois dans les temples d'Apollon
ou d'Esculape.

Ainsi donc, dans le symbolisme plastique du cœur,
c'est l'amour divin qui maintenant absorbe, on peut
le dire, ce luxe d'allégories et d'emblèmes à l'usage de
l'amour humain, dont les siècles précédents, et surtout
le xvie siècle, s'étaient montrés si prodigues, et que le
bon goût et les saines traditions de l'art désavouaient
tout autant dans le genre profane, que le bon sens naturel et des traditions d'un ordre supérieur réprou-
vent ces mêmes exagérations dans le genre religieux.

CHAPITRE VII.

DU MOT *COEUR*, AU POINT DE VUE DE LA PHILOLOGIE COMPARÉE.

Nous avons étudié les attributions diverses affectées au cœur par le langage et par les idées philosophiques, physiologiques, médicales même, des différents peuples, idées dont le langage usuel est souvent le reflet et comme le résumé ; nous avons passé en revue les rôles qu'ont fait jouer au cœur l'histoire, la légende et la symbolique proprement dite ; nous allons maintenant, pour compléter cette monographie, jeter un coup d'œil sur les mots eux-mêmes qui, dans les principaux idiomes de l'humanité, ont désigné et désignent encore l'appareil central de la circulation.

Cette étude comparative, en complétant nos études antérieures, qu'elle nous donnera plus d'une fois l'occasion de rappeler, nous fera rencontrer quelques inductions ethnographiques dignes d'intérêt, et certains rapprochements entre les synonymes ou homonymes du mot *cœur*, et les idées ou théories produites à propos de cet organe.

Ce sujet est donc moins aride qu'on ne pourrait le croire de prime abord, et il est en même temps moins étendu. Et en effet, dans le vocabulaire, bien vaste assurément, que nous allons feuilleter, nous ne nous adresserons, je le disais tout à l'heure, qu'aux idiomes principaux. Et puis, combien d'idiomes où le mot *cœur* manque entièrement! Ce mot n'existe qu'à la condition d'un certain degré de civilisation ; qu'autant que l'observation ou l'analyse des différentes parties du corps humain a dépassé la surface pour pénétrer au dedans ; qu'autant même, à vrai dire, que, parmi ces viscères internes, le langage a su reproduire les distinctions établies par la nature ; qu'autant que le même mot ne dénomme pas, par exemple, sans les différencier, le poumon et le cœur, ou le cœur et le foie, comme le même mot dénomme quelquefois le doigt et la main, ou la main et le bras.

Je vais commencer par l'énumération des mots, énumération que ceux-là seulement de mes lecteurs devront parcourir, qui voudraient y chercher eux-mêmes ce qui aura pu m'échapper d'inductions ou de rapprochements ; les autres pourront passer tout de suite aux réflexions qui suivront.

§ 1er.

Énumération des synonymes ou analogues de notre mot *cœur*.

J'emprunte, comme cadre général, mais en lui faisant subir quelques modifications dans les détails, l'ordre adopté par Balbi dans son atlas ethnographique ; je vais donc parcourir successivement les langues asiatiques, européennes, africaines, océaniennes et américaines.

1° *Langues asiatiques.*

Langues dites sémitiques.	En Hébreu, cœur se dit :	*leb* ou *lap.*
	Syriaque	*lebo.*
	Arabe	*qalb*, plur. *qouloub.*

Langues caucasiennes.	Géorgien	*gouli.*
	Tcherkesse	*ggo, gouh.*
	Abaze	*ghô, gou.*
	Tchetchentse	*dugh.*
	Ingouche	*dog.*
	Qazi-Qoumouq	*daikou.*
	Aware	*rak.*
	Antsoukh	*rak.*
	Tchari	*rak.*
	Andi	*roko.*
	Dido *et* Ounso	*roko.*
	Kourde	*our.*
	Akoucha	*ourki.*
	Arménien	*sird.*
	Ossète (anciens Mèdes)	*serdé.*
Langues persanes.	Zend	*erétsém, erézeém.*
	Pehlvi	*del, rabbememan.*
	Persan	*del.*
Langues indiennes.	Sanscrit	*HARD.*
	Hindoustani	*dil, qulb, chit, hirda, etc.*
	Tamoul	*idoudayene.*
	Chinois	*sin.*

Langues tartares.	Qoumouq	*vrek,*	
	Qizylbach	*ourégh,*	
	Qazakh	*ourek,*	
	Nogaï	*yourek,*	**Dialectes turcs.**
	Qaratchaï	*yourek,*	
	Turc de Constantinop.	*yurek,*	
	Turc de Tobolsk (Sibérie)	*yourek,*	
	Yakout (Sibérie)	*sourach.*	

Langues sibériennes.	Tougouth (Mandchoux, près la mer Glaciale)	*mi-ouan.*
	Lamoute	*mévar.*
	Samoyède	*soï.*
	Tchouktchi	*liig ling.*
	Koriaque	*lingling.*
	Youkagir	*tchouenzcha.*
	Aléoute	*kanegh.*
	Kadiak	*kanok.*

Langues entre l'Asie et l'Amérique septentrionale.	Ainos de la côte sud de Tchoka	*schambi.*
	Ainos des îles Kouriles	*sāmpeh.*
	Ainos du Kamschatka	*ssampe.*
	Kamtschadale	*nogkouek, guillioun.*
	Ile de Kadiak	*oungoutaga.*
	Ounalascha	*kannouhin.*
	Baie de Kenay	*sikty.*
	Sitca	*kateh.*

2° *Langues européennes.*

Langue ibérienne *ou* basque   *bihotza.*

Langue celtique.	Gaëlique, irlandais	*cridhe.*
	Bas-Breton	*kalon, kaloun.*

Langues thraco-pélasgiques, ou gréco-latines.	Grec	κέαρ, ou κῆρ; καρδία; ἦτορ.
	Latin	*cor.*
	Roman	*cor, quer* (1).
	Vieux français	*coraille, corée, cuer, cueur.*
	Français moderne (dialectes du Nord)	*cœur.*
	Idem (dialectes du Midi)	*cour.*
	Italien	*cuore, core.*
	Espagnol	*corazon.*
	Portugais	*coração.*
	Langue d'or, *ou* langue romane de Dacie (Valaques, Moldaves, etc.)	*inima,* (du latin *anima*).

---

(1) Lacombe (*Dict. du vieux langage*) donne aussi le mot *het* comme ayant signifié le cœur, et, d'après lui sans doute, Klaproth l'a répété, mais à tort; ce mot ne se trouve pas dans Raynouard, et si nous le rencontrons dans quelques autres lexiques, c'est avec un sens, ou détourné, ainsi *de bon het*, pour dire *de bon cœur* (*Grand vocabulaire français, par une Société de gens de lettres*, in-4°, 30 vol. Paris, 1770); ou même tout différent, ainsi *het* et *hait* santé, gaieté de cœur, etc. (Sainte-Palaye, *Gloss. franç.*, t. XV.)

Langues germaniques.	Gothique	hairto.
	Bas-Saxon	hart.
	Anglo-Saxon	heorte.
	Allemand	herza, herz.
	Hollandais	hart.
	Flamand	hart, hert.
	Suédois	hierta.
	Danois	hierte.
	Vieux danois, *ou* runique	hiortum.
	Islandais	hiarta.
	Anglais	heart.

Langues slaves.	Slavon, *ou* Illyrien	serdtsé.
	Russe	serdtsé.
	Livonien	serdé.
	Lithuanien	sirdis.
	Polonais	sercé.

Langues ouraliennes.	Lapon	waimo.
	Hongrois	sziv.

3° *Langues africaines.*

Je partage ces langues en suséquatoriales et sous-équatoriales ; je subdivise les premières en langues de la région du Nil, langues de la région atlantique et langues de l'Afrique maritime et centrale. J'énumère ces dernières en suivant, autant que possible, l'ordre topographique et marchant de l'est à l'ouest.

A. *Langues suséquatoriales.*

Langues de la région du Nil.	Copte	het.
	Haute-Égypte	calbi, ou ga...
	Nouba	ay...
	Dongola	aïka.
	Mahassi (Dar-el-mahas)	aïka.
	Kensy	aagy.

Langues atlantiques.	Syouah	oûli, ouelet (Cailliaud).
	Audjelah (Cyrénaïque)	ouelnis.
	Berbère	oul.

Langues de l'Afrique maritime et centrale.	Saumal (tribu arabe, de Bab-el-Mandeb à Saouâhel)	*ouadhna.*
	Danakil, *ou* Denkali (entre mer Rouge et Abyssinie)	*tou ro.*
	Amhara (Abyssinie)	*lib.*
	Tigré (*id.*)	*libbe.*
	Dar-Four	*kelma.*
	Bergou	*goly.*
	Baghermeh	*gâly.*
	Bornou	*kaghirki, kagergy.*
	Mandara	*erfangoulé.*
	Bambara	*sôo.*
	Yolof	*Iöle.*
	Mandingue	*jouzou.*
	Bouroum	*akirrabie.*
	Fanti	*akoumo.*
	Achanti	*akoumo.*

B. *Langues sous-équatoriales.*

Congo.	Malemba	*m'chima.*
	Embomma	*monio.*
	Magialoua	*ima.*
	Abunda	*muk chima.*
	Congo proprement dit	*muc-ima.*
Cafrerie.	Koussas (cœur des animaux)	*ip'hapu.*

4° *Langues océaniennes.*

Madékasse — *aën; po; foh; foo; anvoa; atin* (cœur d'un arbre) (*ate*, foie).

Malai — *djantong, ati* (cœur moral et foie).

Manado (îles Célèbes) — *ati.*

Mawi (Nouvelle-Zélande) — *wati-manawa; ngakau.* (*atta*, foie).

Archipel de Viti (*ou* Fidji) — *aouto.*

Iles Tonga (*ou* des Amis) — *mafou; kano* (*ateï* ou *atte*, foie).

Ile aux Cocos (une des précédentes) — *fatta* (*adde*, foie).

Iles Taïti (*ou* de la Société) — *ouho; houtou.*

Noukahiva (îles Marquises) — *te-a-te; hobou* (*e-até*, foie).

Iles Sandwich — *puu; ake* (cœur et foie).

Hawaii (*Ibid.*)   *naho.*
Golfe Saint-Vincent (Australie)   *wingo.*
Port Dalrymple (Tasmanie)   *retena.*

5° *Langues américaines.*

Je vais énumérer celles de ces langues qui m'ont
fourni le mot *cœur*, en descendant du nord au sud.

Amérique septentrionale	Esquimaux	*ōmut.*
	Noutka (île Vancouver)	*tug-tu-ja* (prononciation espagnole).
	Knisteneaux (Baie d'Hudson)	*ou-tay-hi; o thi; meta.*
	Sank	*ota.*
	Sioux	*chanta.*
	Chippeways	*otae; oathly.*
	Hurons	*auoiachia.*
	Algonquins	*mishewah; o thaï.*
	Mohicans	*utoh.*
	Shawanee (Chawah, Caroline du Sud)	*otaheh.*
Amérique méridionale.	Caraïbe	*iouànni; oullácae; nanichi* (langue des femmes).
	Galibi	*itopoupo.*
	Brésilien	*pyá* (cœur et foie).
	Patacho (Brésil. *Maximilien*)	*akiopkanaï* (foie).
	Topinamboux	*guy-encg* (cœur et poumon); *puyac* (estomac *ou* foie).
	Kiriri	*si.*
	Botocoudy	*hatoung.*
	Maconi	*inkikha.*
	Camacan	*nirochi.*
	Chilien	*piuque.*

§ 2.

Quelques considérations, ou inductions, suggérées par le rapprochement des mots précédents.

La plus intéressante application de la philologie
comparée serait sans contredit la solution, si jamais

elle devait être possible, du problème de la descendance et de la parenté des différentes familles humaines, et la démonstration scientifique de l'unité de leur point de départ. Reconnaissons-le tout de suite, ce but, on ne l'atteindra sans doute jamais, ou, si l'on y arrivait par la philologie, ce serait moins l'étude des mots, que celle des conceptions grammaticales, qui nous y amènerait. M. Guillaume de Humboldt a mis depuis longtemps ce dernier point à l'abri de toute contestation. Est-ce à dire qu'il faille négliger entièrement l'étude des mots? Non, assurément. Quelle que puisse être la valeur plus modeste des inductions que cette étude est à même de fournir, et combien cette valeur s'atténue-t-elle encore quand cette étude porte sur un mot unique, cependant cette comparaison elle-même n'est pas sans quelque intérêt, et l'on peut encore y glaner en passant quelques considérations.

Et d'abord, parmi les cent quarante dénominations du cœur que nous venons d'énumérer, qui ne voit, au premier coup d'œil, du sein de leur diversité même surgir et se détacher certains groupes de dénominations vraiment identiques ou analogues, pareils à ces cristallisations isolées qui, dans un liquide confus encore, se disséminent çà et là, puis s'envoient les unes aux autres ces ramifications divergentes et réciproques qui précèdent, et bientôt déterminent la cristallisation totale?

Parmi ces groupes, où, contrairement à une certaine prétention aujourd'hui abandonnée, la langue hébraïque tient peu de place, n'est-on pas frappé tout de suite, au contraire, de l'importance des groupes arabe, caucasique, tartare, et surtout indo-germanique? Le *qalb* des Arabes et son pluriel *qouloub* ne se retrouvent-ils pas évidemment dans le *qulb* des Hindous, chez lesquels d'ailleurs les Arabes l'ont importé, puis dans le *calbi* ou *galbi* de la Haute-Égypte? Le *gouli* des Géorgiens ne ressemble-t-il pas fort au *gâli* de la Nubie supérieure; au *goly* de Borgo, dans la Haute-Égypte; aux *goly, gâly,* et peut-être même *erfangoulé* de l'Afrique centrale; et même aux mots *oûly* de Syouah (oasis d'Ammon), et *oul* de la langue berbère? Et par ces deux derniers mots, manifestement identiques, le cœur ne nous exprime-t-il pas, ainsi que le foie nous l'exprimera lui-même à son tour, l'identité du syouah, langue de l'oasis d'Ammon, avec la langue berbère, langue des Kabyles ou Kabaïls d'aujourd'hui, c'est-à-dire l'unité primitive des populations répandues depuis cette oasis, contiguë à l'Égypte, jusqu'aux limites du Maroc, et même, d'après certaines découvertes modernes, jusque dans les îles Canaries?

Si nous examinons d'un coup d'œil comparatif le groupe des langues caucasiennes et celui des langues tartares, comment ne pas remarquer aussi, d'une part ce radical *rek,* ou *rak,* si commun dans l'un et l'autre de ces deux groupes, et en particulier l'affinité du *ourek* de certaines tribus cosaques et des *our* et *ourki* de certaines tribus du Caucase, et d'autre part cette quasi-identité de l'appellation du cœur, depuis le *yurek* du turc de Constantinople, jusqu'au *sourach* de l'yakoût de Sibérie?

Pour qui sait avec quelle facilité les deux lettres *r* et *l* permutent réciproquement, la question suivante ne serait peut-être pas indigne d'être posée, à propos du groupe caucasique : le *our* du Caucase ne se retrouverait-il pas dans le *oul* des Berbères, dans le *ouli* de Syouah?

Arrivons à ce qu'on nomme aujourd'hui la famille indo-germanique. Nous y voyons jusqu'à l'évidence le cœur traduire, pour sa part, l'unité d'origine dés membres maintenant si éloignés et si épars de cette ancienne et nombreuse famille; nous y trouvons en outre, plus claire que le jour, cette étymologie de notre mot *cœur*, sur laquelle ont été débitées tant de fables et d'hypothèses. Ce mot est même, sous ce rapport, d'un intérêt tout spécial, car il en est peu qui, mieux que lui, fassent ressortir la distance qui existe entre la philologie ancienne et la philologie actuelle, au point de vue de la science, toute moderne, des étymologies.

Si nous demandons, en effet, aux philologues des siècles qui ont précédé le nôtre, l'étymologie du mot *cœur*, ou plutôt du mot latin *cor*, dont le mot français dérive si manifestement, la plupart sans doute nous répondront qu'il vient du grec κῆρ, ou καρδία, mais souvent, à côté de cette origine parfaitement suffisante, ils en proposeront d'autres d'une invraisemblance, ou plutôt d'une impossibilité patente. Ils mettront en question, par exemple, si *cor* ne viendrait pas de *cura*, parce que *in eo omnis sollicitudo et scientiæ causa manet* (1); ou de *curro*, *quod perpetuo currat, seu agitetur;* ils nous citeront, à l'appui de cette dernière supposition, le mot *sziv*, qui signifie cœur en hongrois, et qui viendrait de σείω, *agitare;* l'arabe *kalb*, si voisin du verbe arabe *kalaba, vertere, versari;* et même le *herz* des langues germaniques, qui aurait

---

(1) Isidore, *Orig.*, l. XI, c. 1.

eu pour point de départ le mot suédois *hyra,
movere* (1).

Le cœur se meut sans cesse, en effet, et pour Hippocrate, ainsi que nous l'avons dit ailleurs, la cause de ce mouvement est un feu caché. Le cœur est pour Galien une chair dure et solide, *caro dura.* Ces deux qualités, *chaleur* et *dureté*, ne pouvaient être oubliées des étymologistes dont nous parlons. Pour l'un, κέαρ pourrait bien encore dériver de κέω, *uro*, comme peut-être le slave *serdze* et l'arménien *sirt* de σείρω, *dessicco caloris vi* (2); pour d'autres, *herz* vient de *hard*, dur, comme le *calon* des Bas-Bretons pourrait bien venir de l'hébreu *calet* qui signifie dur; comme peut-être, et pour la même raison, *corium* est venu de *cor* (3).

Ajoutons que pour d'autres le même *herz*, comme *hairto*, comme *heart*, etc., n'est autre chose que ἦτορ dont les lettres sont transposées (4). Disons enfin qu'à l'époque où l'on voulait tout ramener à l'hébreu, comme à la langue primitive, l'hébreu *iacar* ou *iakkir* (*pretiosus*) était présenté comme ayant donné naissance chez les Latins à *jecur, viscus præstantissimum*, et chez les Grecs, par omission de la première syllabe, à κῆρ, d'où le mot *cor*, et plus tard le mot *cœur* (5).

---

(1) *Voy.* Mathias Martinius, *Lexicon philologicum, præcipuè etymologicum*, Brême, 1623, ou Francfort, 1655; et Wachter, *Glossarium germanicum*, Leipsick, 1737.

(2) Martinius, *loc. cit.*, édit. Francfort.

(3) *Ibid.*, et dom Le Pelletier, *Dict. de la langue bretonne*, article *Calon*.

(4) Voy. *Gothicum glossar.*, 1665, art. *Hairto*, et Wachter, *Glossar. germanic.*

(5) *Voy.* Estienne Guichard, *Harmonie étymologiq. des langues*, etc., Paris, 1631, *Iakar*.

Après toutes ces rêveries, combien simple et manifestement vraie s'offre à nous la filiation indo-germanique du mot qui nous occupe! On sait que,
comme initiale, la lettre *k* est très-souvent étrangère
à la racine d'un mot, et qu'elle ne figure que comme
un signe d'aspiration, dont la lettre *h* est tout à fait
l'analogue. On sait d'autre part qu'entre le *d* et le *z*
existe une certaine équivalence; qu'ainsi les Romains
substituaient parfois le *d* au *z*, exemple, *Mezentius*,
qu'ils écrivaient *Medentius*, et que, réciproquement,
le *z* remplace le *d* dans notre mot *onze*, traduction de
undecim, dans notre mot *raser*, traduction de *radere*, etc.
Cette double observation, si nous l'appliquons au mot
sanscrit HARD et à ses transmutations, nous explique
comment les Grecs rendirent ce mot par χῆρ et par καρδία,
tandis que les Allemands le rendaient par *herz*, et les Slaves par *serdtsé*. Et à propos de ce dernier mot, serait-ce
trop oser que de le rapprocher du mot zend *erétsém*,
qui, d'autre part, confine par sa racine *er* à la racine
du mot sanscrit correspondant, avec cette particularité, propre aux mots de la langue zend, d'être dépour-
vue d'aspiration? Que si l'on conteste la valeur du rapprochement que je viens de proposer, me refusera-t-on
l'identité si notoire du mot lithuanien *sirdis* et du mot
arménien *sird*, et celle du *serdé* des Ossètes, c'est-à-
dire des anciens Mèdes, et du *serdé* des Slaves livo-
niens?

Comme on le voit, le mot qui désigne le cœur, non-
seulement serait de ceux qui consacrent l'alliance aujourd'hui bien établie entre le zend, le sanscrit et les
langues gothique, slavone, grecque et latine, mais il
en rapprocherait encore, et l'idiome des anciens
Mèdes, conformément aux idées de Klaproth, qui

place le siége primitif du zend dans la haute Médie, et l'idiome lui-même des Arméniens. Fusion curieuse, en ce qu'elle nous indique, moins la descendance et la filiation de langues successives, que la fraternité primitive, que l'antique communauté d'origine, de langues qui sans doute étaient sœurs.

Les langues africaines ont été longtemps considérées comme autochthones en quelque sorte, je veux dire comme entièrement indépendantes et sans parenté aucune relativement aux autres langues connues. Cependant nous y avons déjà signalé quelques noms du cœur, d'origine soit caucasique, soit surtout arabe, et, pour ces derniers, d'origine aussi apparente que l'islamisme lui-même qui les y importa peut-être.

Voici quelques mots encore que l'on peut ajouter aux précédents : En Abyssinie, dont les habitants ont été identifiés, à tort il est vrai et par certains ethnographes seulement, avec les juifs, et dans la principale province de cette contrée, le Tigré, le mot *lib* ou *libbe* n'est-il pas le même que le mot hébraïque *leb?* Les mots de l'Afrique orientale *akoumo* et *akirrabie* n'ont-ils pas le même radical que les mots de la Nubie et des régions voisines *ayka* et *aïka;* et ne peut-on pas entrevoir encore dans ceux-ci comme un souvenir lointain et altéré des mots *doikou*, *roko*, etc., que nous avons déjà notés dans certaines langues caucasiennes, et que nous avons vus s'irradier d'autre part dans le groupe des langues tartares?

On sait quel profond mystère plane sur les origines de la langue copte. Citer une langue antérieure à celle-ci, et ce que celle-ci dut lui emprunter, c'est ce que personne ne saurait faire. Mais, en revanche, d'autres idiomes vinrent y puiser, et parmi ceux-ci le grec en particulier. Le nom du cœur chez les anciens Égyptiens, le mot *het* ou *hit*, nous fournit un exemple de ces emprunts. Ne le retrouvons-nous pas en effet, manifestement, dans le ἦτορ des Grecs? Ne pouvons-nous pas même le soupçonner encore et l'entrevoir peut-être, en l'y énucléant, dans le *bihotza* des anciens Basques?

Le mot ἦτορ que je viens de citer signifiait chez les Grecs, non-seulement le cœur, mais aussi les intestins. De même, chez les Latins, le mot *viscera*, tout en désignant plus spécialement les viscères de l'abdomen, n'en était pas moins employé quelquefois comme synonyme, au point de vue moral, du mot *præcordia;* de même, dans le vieux français, *coraille, corée, curée*, s'appliquaient aux viscères abdominaux, tout autant qu'au cœur, et aujourd'hui encore nous disons indifféremment un *cœur de mère*, ou des *entrailles maternelles.*

Il y a là comme un reflet et comme une preuve nouvelle de cette équivalence du cœur et du foie, du thorax et de l'abdomen, relativement à leurs rôles intellectuels ou moraux, de cette substitution d'un des organes à l'autre, suivant les temps ou les climats, dont j'ai donné d'assez nombreux exemples. J'y suis ramené d'ailleurs une fois encore par les langues océaniennes.

Dans ces langues, un certain nombre de mots se retrouvent, arabes, hébraïques, grecs, etc., soit comme souvenirs du passage en Océanie de navigateurs arabes, phéniciens, etc. ; soit comme vestiges d'une langue primitivement commune aux nations diverses que je viens de nommer, emportée par ces exilés du continent asiatique qui devaient être les

Océaniens, et immobilisée chez eux par leur isolement lui-même. Le mot qui désigne le cœur dans les langues océaniennes est-il un de ces mots? A-t-il quelque apparence d'affinité avec l'une des langues propres aux continents qui environnent l'Océanie? Pour le savoir, rappelons-nous que, chez les Océaniens, plus qu'ailleurs peut-être, nous avons vu localiser dans l'abdomen, et notamment dans le foie, les fonctions morales localisées généralement dans le cœur, et dès lors nous comprendrons que, pour la recherche qui nous occupe, nous devons nous adresser également au nom qui désigne le foie et à celui qui désigne le cœur.

Ceci convenu, si nous parcourons la langue océanienne d'un coup d'œil général, nous y sommes frappés de la fréquence du radical *at*, ou quelquefois *ak*, ce qui pour un philologue est la même chose. A l'exception de l'Australie, dans toutes les îles de l'Océanie dont j'ai pu me procurer les vocabulaires, je retrouve ce radical. J'entrerai à ce propos, en étudiant le foie, dans quelques considérations sur lesquelles je ne veux point empiéter ici. J'avouerai seulement qu'en présence d'un radical si constant, si manifestement commun à toutes les peuplades disséminées sur cette vaste étendue des mers océaniennes, je me demande s'il n'y a pas là une preuve ajoutée à bien d'autres, de l'identité d'origine de tous ces peuples.

J'avouerai plus encore, c'est que je ne puis me défendre de rapprocher du radical qui nous occupe le son si analogue, sauf l'aspiration, de ce mot *hit* ou *het* que nous avons noté dans la langue égyptienne, retrouvé dans la langue grecque primitive, soupçonné dans la langue ibérienne, et l'ajouterai-je, que nous pouvons soupçonner peut-être jusque dans le prâcrit, en désignant par ce mot l'idiome vulgaire des Hindous, antérieur au sanscrit.

Et en effet, *chet-singh*, en hindoustani, signifie *cœur de lion*. L'idée de prendre le lion pour symbole du courage a bien pu être empruntée par les Hindous aux Arabes, ou mieux peut-être aux Persans, qui leur transmirent les œuvres littéraires des Arabes. Mais d'où leur vint le mot *chet?* L'hindoustani actuel est le résultat de la fusion du persan et de l'arabe avec le prâcrit (1); or *chet* n'est pas un mot persan ou arabe; ce fut par conséquent, sans doute, un mot prâcrit. Voilà donc un nouvel analogue du mot *het,* plus vieux apparemment que le sanscrit (mot à mot *bien formé,* c'est-à-dire langage perfectionné), et contemporain possible de ce mot *het* des Coptes, auquel il est d'ailleurs si légitimement assimilable.

J'insiste sur ce point, parce que, si les rapproche-

---

(1) Le *prâcrit,* sorte de patois populaire dans le principe, finit par dominer le sanscrit, langue des anciens Arias parlée spécialement par les classes supérieures. Le *prâcrit,* devenu à vrai dire la langue indienne, reçut pour cela le nom de *hindi,* ou *hindoustani.* Les invasions des musulmans aux VIIIe et XIe siècles, puis de Tamerlan au XVe, introduisirent dans la langue indienne beaucoup de mots arabes et persans. De là un double idiome indo-musulman : l'hindoustani du nord, ou *urdu,* et l'hindoustani du midi, ou *Dakhni.* Cependant la langue antérieure à ces mélanges, *hindi* proprement dit, ou *hindoui,* se conserva en caractères dévanagaris parmi les Hindous qui évitèrent tout rapport avec les musulmans. (*Voy.* Garcin de Tassy, *Les auteurs hindoustanis*). Le mot *cœur,* dans les dictionnaires d'hindoustani, nous rappelle toutes ces particularités historiques, par ses différents synonymes. Nous y trouvons en effet (voir plus haut, p. 202), le mot *dil,* persan; le mot *qulb,* arabe; le mot *hirda,* sanscrit, et le mot *chit,* ou *chet,* probablement prâcrit.

ments que je viens de signaler semblent valables, on conviendra qu'en se multipliant ils amènent à leur tour la question suivante, dont la solution, il est vrai, serait plutôt curieuse et hypothétique que vraiment positive : le mot *het* ne serait-il pas le plus reculé des noms du cœur qu'il nous soit donné de rencontrer ; ce mot *het*, monosyllabique, essentiellement radical, comme le *ard* du sanscrit lui-même ; se retrouvant, comme celui-ci, dans plusieurs langues qui, pour lui, sont moins nombreuses que celles où nous retrouvons le radical sanscrit, précisément parce qu'il est plus ancien que lui, parce que, antérieur au prâcrit, il l'est par cela même au sanscrit ; ce mot *het*, qui, plus que son émule indo-germanique, offre le caractère évident d'une véritable onomatopée, et nous exprime si probablement en effet la perception et traduction première de ces battements, ou plutôt de ces bruits du cœur, qui durent être entendus et notés avec étonnement, ainsi que nous l'avons dit, par le premier homme qui reposa sa tête sur le sein de sa compagne ?

Nous retrouvons donc le *het* des anciens Coptes dans le *at* des Océaniens, et l'on ne niera pas que cet *at* pût devenir *ak* chez certains d'entre eux. De là le *ake* des îles Sandwich, qui signifie le cœur et le foie ; de là même le *ngakau* de la Nouvelle-Zélande, qui signifie le cœur, et a pour synonyme dans cette île le mot *wati*-manawa (1).

Mais remarquons que ce radical *ak* s'est déjà pré-

____

(1) Y aurait il quelque rapport, ou communauté d'origine, entre ce dernier mot composé et le mot zend *vaghu-manô*, bonne pensée, bon cœur ?

senté à nous. Nous l'avons constaté en Afrique dans les mots *akirrabie, akoumo, ayka* et *aïka*. Nous l'avons soupçonné dans les mots *daikou, roko* et *rak* du groupe caucasien, groupe bien remarquable lui-même et riche en points de contact, puisque, par le mot *cœur*, il confine, ainsi que nous avons pu le voir, d'une façon il est vrai quelquefois contestable, aux langues arabe, africaines, berbère, tartares, indo-germaniques, océaniennes, et, disons-le tout de suite, américaines elles-mêmes.

Nous avons peu de chose à dire des langues américaines. On sait, au reste, que bon nombre de ces idiomes ont perdu leurs racines primitives et, suivant Klaproth, sont plutôt des jargons que de véritables langues (1). Cependant leur étude, au point de vue où nous sommes placés, peut nous suggérer quelques observations dignes d'intérêt. Ainsi d'abord nous remarquerons que, dans ces langues, le nom du cœur manque moins fréquemment qu'on ne pourrait être porté à le supposer, et moins fréquemment, par exemple, que celui du foie, lequel, au contraire, dans les langues océaniennes, manque bien moins souvent, ou désigne indifféremment et le foie et le cœur. Serait-ce parce que l'Océanie fut peuplée antérieurement à l'Amérique, et alors que c'était encore le foie qui jouait dans le langage ce rôle moral qui devait plus tard passer au cœur?

L'identité d'appellation pour ces deux organes, identité très-fréquente en Océanie, nous la retrouvons dans le mot brésilien *pyá* qui signifie cœur et foie. Je re-

---

(1) *Voy.* l'article *Langues,* par Klaproth, dans l'*Encyclopédie moderne*, p. 114.

marque à cette occasion que, chez un autre peuple
de cette même contrée de l'Amérique, et dans une
langue qui n'est probablement qu'un dialecte de la
précédente, *puyac* signifie le foie et l'estomac, tandis
que le mot *guy-encg* désigne le cœur et le poumon.

Remarquons encore que par certains des mots divers qui dénomment le cœur dans les langues américaines, il n'est peut-être pas impossible d'entrevoir
quelques vestiges de parenté lointaine entre les peuples
américains et les nations voisines, fût-ce même ces
nations océaniennes, si dissemblables pourtant des
peuplades américaines sous tant d'autres rapports.
Ainsi en kiriri (Amérique méridionale), *si* désigne le
cœur. Ce mot ne ressemble-t-il pas quelque peu au
sin des Chinois, et même au *soï* des Samoyèdes ? Ainsi
le radical *at* ou *ak*, que nous avons signalé dans les
langues océaniennes en le rapprochant même, hypothétiquement il est vrai, du *het* des anciens Égyptiens,
et du *aïka*, *akoumo* etc., des langues africaines, ne le
retrouvons-nous pas dans le *akiopkanaï* d'une des peuplades brésiliennes; dans le *ota* de plusieurs peuplades de l'Amérique septentrionale; dans le *hatoung*
du Botocoudy (Amérique méridionale), etc. ; et pour
ce dernier mot lui-même, ne pouvons-nous pas nous
demander encore s'il ne serait pas un peu frère du
djantony des Malais?

J'ai, dans mes premiers chapitres, étudié d'une manière toute spéciale les rôles divers de l'ordre intellectuel, moral ou physiologique, affectés au cœur par
les différents peuples. Sans vouloir traiter ce sujet
une seconde fois, je ne puis cependant me dispenser
de le rappeler pour un instant au souvenir de mes
lecteurs, afin de leur fournir, par l'analyse des mots

eux-mêmes, de nouveaux exemples de ces associations d'idées.

Ainsi d'abord je trouve que notre expression *mon cœur*, et notre diminutif *mon petit cœur*, expressions de tendresse ou d'amour, ont leurs correspondants chez bien des peuples. Pour *mon cœur*, je citerai le latin et les langues néolatines ; les langues germaniques, celtiques, et certains dialectes slaves, ainsi le polonais ; et jusqu'à la langue caraïbe elle-même, du moins la langue des femmes, dans laquelle *mon cœur, nanichioué*, est synonyme de *ma mie*. Comme diminutifs, je citerai *corculum*, chez les Latins ; *coraçoncillo*, chez les Espagnols ; *herzchen*, chez les Allemands ; *hiertunge*, chez les Suédois ; *calonnig*, ou *calounicq*, chez les Bas-Bretons, etc., etc.

Mais voici qui se rattache plus directement encore à l'étude toute de mots qui fait l'objet du présent chapitre. Voici que des mots, ou identiques, ou évidemment analogues, soit dans le même idiome, soit dans des idiomes différents, vont désigner et le cœur, et quelqu'une des manières d'être, ou des idées, que nous avons vues rattachées au cœur par des assimilations plus ou moins légitimes.

Ainsi dans bien des langues, comme dans la nôtre, cœur est synonyme de milieu ; cœur est synonyme de sentiments affectueux, de courage, etc. Mais, chose plus singulière, n'a-t-on pas été jusqu'à faire du mot *cœur* le synonyme de *chaleur* ou de *feu*, de *rougeur*, et du *sang* lui-même ! Nous rencontrerons d'assez fréquents exemples de ces concentrations d'idées diverses sous le mot *cœur*, soit en feuilletant certains vocabulaires isolés, soit en les comparant les uns aux autres, et nous trouverons même, dans ces rapprochements, comme une nouvelle indication de l'unité d'origine des différents peuples.

Je sais que ces analogies ou identités apparentes dans les mots, surtout d'un peuple à un autre peuple, peuvent être purement fortuites, et je ne veux certes pas, à la façon de Court de Gebelin, en exagérer la valeur. Mais aussi, dans ces similitudes, tout est-il pur effet du hasard? Je ne le pense pas. Je laisse d'ailleurs au discernement du lecteur le soin d'élaguer ce qui, dans ces rapprochements, lui semblera insuffisamment motivé.

Le cœur, nous l'avons dit, était nommé *het* ou *hit* par les Égyptiens, et ils le représentaient par un brasier. Le feu ou la chaleur se disent : *et*, en hébreu; *aït*, en chaldéen; αἰθός, en grec; *hete*, en anglo-saxon; *heat*, en anglais, etc. (1). Ajouterai-je à cette énumération le mot *hat* (chaleur) dans le dialecte des Assanes, en Sibérie?

Cœur se disait HARD en sanscrit, d'où le κῆρ des Grecs, le *cor* des Latins, le *herz* des langues germaniques etc. *Flamme* se dit *härāk* en arabe; *karra* en basque, *karr* dans le dialecte océanien des îles Pelew.

· (1) En mœso-gothique, *het* signifiait chaud, *calidus*, et la fièvre se disait *heito*. Elle se disait encore, ajoute le lexicographe auquel j'emprunte cette citation, *brinno*, de *brinna*, *ardere* (Ihre, *Glossar. suio-gothicum*). Quand on songe aussi que *fever* en anglais signifie *fièvre*, et que *feuer* en allemand signifie *feu*, peut-on, devant ces rapprochements qu'il me serait facile de multiplier, se refuser à rattacher notre mot *fièvre*, ou plutôt le mot *febris* dont il est dérivé, à *fervere*, plutôt qu'à *februare*, *purifier*? Qui ne voit que le phénomène *chaleur* a dû frapper dans la fièvre, bien avant cet autre résultat théorique et problématique *purification*?

Dans les langues du Caucase, et dans les différents dialectes turcs qui paraissent s'y rattacher, *cœur* se dit *our, yourek, ouregh*, etc. ; *feu* se dit, en syriaque et en chaldéen, *nour ;* en afghan et en arménien , *our* et *hour ;* en kurde, *ouour*, et c'est de l'un de ces mots que dériva sans doute le *urere* des Latins.

Dans la Nubie supérieure , le nom du cœur est *aïka ;* dans la Nubie en général , le nom du feu est *eeka ;* dans le Dongolah, *ik ;* chez les Berbères, *ika.*

Dans l'Amérique septentrionale, *ota* signifie le cœur ; chez certaines peuplades de l'Afrique moyenne , *oota* et *otou* signifient le feu.

En brésilien et en guarani , *pia* veut dire cœur ; dans la Nouvelle-Irlande , *bia* veut dire feu.

En madekasse, le cœur se dit *foh ;* le feu, *afo.* Aux îles Tonga, le cœur se dit *mafou*, le feu se dit *afi.* Dans la langue d'Hawaii (îles Sandwich), le cœur est *naho*, le feu *ahi.*

Comme l'idée de chaleur, l'idée de rougeur a été chez bien des peuples traduite aussi quelquefois par le mot déjà chargé d'exprimer le cœur, moins souvent , il est vrai, que par le mot chargé d'exprimer le sang.

En sanscrit, *rouge* se dit *rôhita.* Y aurait-il là un souvenir de ce *het* ou *hit* des Égyptiens, que nous avons cru entrevoir aussi dans le *chet* de l'idiome prâcrit? Cette conjecture semblera de prime abord bien osée ; mais poursuivons, et nous remarquerons que, dans l'idiome de Bali (Asie méridionale), *barak* signifie *rouge*, et que, dans plusieurs dialectes du Caucase, le mot *rak* signifie *cœur ;* que dans d'autres de ces dialectes caucasiens, ou dans certains dialectes turcs, *ur* ou *our* est bien fréquemment le radical des mots qui désignent le cœur, et que les mots *oura* (Tahiti et Sandwich) , *ouraura* (îles de la Société), *koura* (Nouvelle-Zélande), etc., signifient *rouge*.

Nous avons signalé le radical *ak* dans un bon nombre des mots qui en Afrique et ailleurs désignent le cœur, et voici que les mots *akie* (Béghirma, Afrique moyenne) ; *akabey* (Bambara, Afrique occidentale) , et même *akal*, en japonais, signifient *rouge*.

Ouli, dans l'idiome de Syouah, et *oul*, dans l'idiome berbère, veulent dire *cœur; oulan*, en mongol, *oulati* et *oularin*, dans certains idiomes de Sibérie, veulent dire *rouge*.

Ces citations à propos de l'idée de rougeur, déjà assez nombreuses pour le cœur, le seraient bien davantage pour le sang, depuis les mots hébreux *dam*, le *sang* et le *vin*, à cause de sa couleur, et *adom*, *rouge*, jusqu'aux mots *toto* en Nouvelle-Zélande et ailleurs ; *bolouina*, au port Dalrymple ; *dhioly*, dans le Bambara ; qui signifient également, soit le sang, soit la couleur rouge. Mais ceci m'écarterait de mon sujet. Signalons plutôt cette dernière synonymie de *cœur* et de *sang*, que nous offre le mot *si* dans la langue kiriri (Amérique méridionale), et puis ce mot *piá* qui, en brésilien, signifie le cœur, tandis que ce même mot *pia*, en guarani, signifie le sang.

Mais j'ai hâte de terminer ce chapitre, et peut-être même ai-je déjà fatigué l'attention du lecteur par le nombre de mes citations lexicographiques. J'invoquerai pour excuse les indications ethnologiques que je me suis attaché à faire ressortir du sein même de ces langages en apparence si divers ; la convergence de ces indications vers l'unité primitive du point de départ de l'humanité , problème non moins important que difficile, et pour lequel aucun document, quelque minime qu'il puisse paraître, ne doit être négligé ; enfin l'intérêt lui-même qui s'attache à discerner ainsi, sous le voile des mots, le système philosophique ou physiologique qui a pu présider à leur choix. Voile transparent en effet, ou moins impénétrable quelquefois qu'on ne pourrait le croire de prime abord : témoin, après les exemples que nous en avons rencontrés, celui-ci encore qui s'est offert à moi dans le cours de ces recherches, et que j'en rapproche pour en consolider la valeur. Dans la langue de Bambara, œuf se dit *kili* et testicule se dit *forokili*. (Voy. le dict. de Dard.) N'y a-t-il pas là comme une révélation, imparfaite assurément, mais assez curieuse, de l'idée que les habitants du Bambara se sont faite apparemment du mystère physiologique de la génération ? De même, et par un procédé de l'esprit humain certainement analogue, si, sous les mots qui expriment l'idée de rougeur ou de chaleur dans certains langages primitifs, nous avons retrouvé le cœur lui-même, c'est évidemment que, dès ces temps reculés, on avait entrevu que le cœur n'est étranger, ni à la circulation du sang, le liquide rouge par excellence, ni même à la fonction si complexe de la calorification.

Après tous les développements dans lesquels nous sommes entré, et qui n'ont pas comporté moins de sept chapitres, après avoir considéré notre sujet sous tant de faces diverses, on peut croire que notre question est épuisée, et j'avoue qu'en effet je ne pense pas avoir rien omis d'essentiel de tout ce qui appartenait plus ou moins directement à l'étude du cœur proprement dite. Je veux pourtant donner à cette étude un complément encore, en lui annexant celle d'un organe bien dissemblable assurément, aux yeux de l'anatomiste et du physiologiste, mais qui pour nous, et en analysant son histoire comme nous avons analysé celle du cœur, présentera plus d'un point de contact avec celle-ci, et des traits communs assez nombreux et assez notables, pour qu'il soit vrai de dire que ces deux histoires s'éclairent en quelque sorte et se complètent réciproquement. Cet organe, c'est le foie.

DEUXIÈME PARTIE.

LE FOIE.

———

Par ses mouvements et par ses bruits, le cœur avait dû fixer dès le principe l'attention des hommes. Par son volume, le foie, la plus considérable de nos glandes, ne pouvait manquer de frapper aussi tout d'abord et d'une manière toute spéciale les premiers observateurs, ceux qui voulurent analyser les détails de l'organisation humaine. Aussi, à part l'Égypte, voyons-nous que partout, dès la plus haute antiquité, on attribue au foie un rôle moral et comme une importance particulière. Les anciens Égyptiens, nous le savons, initiés à tant d'autres sciences, restèrent à peu près étrangers à la science anatomique. Il devait en être ainsi, grâce aux prescriptions qu'avaient inspirées à leurs prêtres certaines exigences d'hygiène publique et surtout leur croyance à l'immortalité de l'âme, qui leur faisait une loi d'éterniser, autant que possible, cette dépouille mortelle que l'âme devait reprendre un jour, soit dans une de ses transmigrations, soit au moment de la résurrection dernière.

Ceux qui, chez eux, étaient chargés du soin des embaumements pratiquaient souvent, le long de la face latérale gauche du cadavre, une ouverture par laquelle ils donnaient issue aux viscères intérieurs, et ceux-ci, consacrés en masse aux quatre fils d'Osiris, étaient retirés tous, sauf le cœur et les reins, si nous en croyons le témoignage de Diodore de Sicile (1), puis lavés avec du vin de palme et des liqueurs odoriférantes, et sans doute replacés ensuite. Le cœur et les reins sont les seuls organes désignés ainsi spécialement, et, dans l'énumération assez curieuse des parties du corps d'Arsiesi, prêtre d'Amonra, dédiées à différentes divinités, énumération qui fut trouvée dans le cercueil de Pétaménoph et publiée par Champollion le jeune (2), le foie n'est pas nommé, non plus, il est vrai, qu'aucun autre de nos viscères internes.

Contrairement à cette sorte d'indifférence pour le foie, de la part des Égyptiens, chez les peuples d'Orient généralement, le courage et l'amour, ces deux sentiments qui durent être les premiers objets de l'analyse psychologique, comme le foie avait été sans doute un des premiers objets de l'examen cadavérique, furent le plus fréquemment affectés à ce viscère. Disons-le tout de suite, avec le foie, ces observateurs rudimentaires identifiaient bien souvent les organes limitrophes : ainsi les reins, ainsi la rate, ainsi même le canal gastro-intestinal.

Dans nos livres saints, quand Moïse raconte la frayeur et la fuite des ennemis d'Israël, « alors, dit-il dans le texte hébreu, les liens de leurs reins se relâchèrent. » « Le trouble s'est emparé de mes entrailles, s'écrie Jérémie, et mon foie s'est répandu

____

(1) *Voy.* Diod., liv. 1, sect. 2, § 34.
(2) *Voyage de Cailliaud à Méroé*, tome IV.

sur la terre : *conturbata sunt viscera mea , effusum est in terra jecur meum* (1). »

Il me paraît y avoir à cette localisation du courage dans l'abdomen, et dans la plus volumineuse des glandes de cette cavité, une raison toute physiologique : je veux dire certain effet bien connu du sentiment contraire, effet que semblent indiquer, tout en le voilant, plusieurs des expressions que je viens de citer, et qui, dans les pays chauds, dans ces contrées où prédominent les affections morbides du foie (2), dut être remarqué bien avant qu'on pût établir exactement la part qui revient à la sécrétion hépatique dans ce dernier acte de nos fonctions digestives.

Il serait moins facile d'expliquer la localisation de l'amour dans le foie, ou dans son voisinage. Et cependant, cette localisation n'est pas moins incontestable que la précédente. Nous voyons dans la Bible que le jeune homme qui se laisse séduire par les charmes de la courtisane, la suit jusqu'à ce qu'il ait le foie percé d'une flèche, *donec transfigat sagitta jecur ejus* (3). Qui ne sait que, dans les sacrifices des Hébreux, le foie, les reins et les tissus adipeux environnants (4), sont désignés si fréquemment et si expressément comme devant être brûlés sur l'autel, que les Pères de l'Église n'ont pas hésité à voir dans ces diverses parties de la victime l'image du sacrifice que nous devons faire à

---

(1) *Lament.*, ch. 2, v. 11.

(2) Cette prédominance a été attribuée à l'abus des *ingesta* irritants, à l'absorption des matières dysentériques, etc.

(3) *Proverb.*, c. 7, v. 23.

(4) *Exod.*, c. 29, v. 13. *Levit.*, c. 1, v. 8 et 12 ; c. 3, v. 15, et c. 8, v. 16 et 25.

Dieu de nos passions charnelles ? « Toutes ces cérémonies, dit saint Jérôme, étaient des instructions
mystérieuses pour nous..... C'est l'opinion des phy-
siciens que la volupté et la concupiscence viennent
du foie, et les prêtres l'offrent à Dieu..... afin.....
qu'ayant consumé par le feu ce qui est la source de la
concupiscence et de l'amour des plaisirs, ils reçoivent pour récompense.... les pensées pures, etc. (1). »

C'est en raison sans doute de cette même localisation que l'ange Raphael dit au jeune Tobie : « Soyez
continent la première nuit de vos noces et les deux
suivantes, et brûlez le foie du poisson pour chasser le
démon : *incenso jecore piscis, fugabitur dæmonium* (2). »

Dans cette histoire de Tobie nous trouvons un autre
usage du foie, ou du moins de la bile, que je ne puis
passer sous silence ; car il nous offre un intérêt tout
particulier au point de vue thérapeutique. Revenu
dans la maison paternelle, Tobie guérit les yeux de son
père en les frottant avec du fiel : une pellicule blanche
s'en détache, et le vieillard recouvre la vue (3). Et en
effet, l'ange lui avait dit : « Le fiel est bon pour oindre
les yeux où il y a quelque taie et il les guérit : *fel
valet ad ungendos oculos in quibus fuerit albugo et sana-
buntur* (4). » Nous rencontrerons chez les Latins, et
dans Pline en particulier, comme un souvenir de cette
formule biblique.

Une application toute différente de la bile, ou plutôt
du fiel, appartient encore à nos livres saints, et j'en

---

(1) *Lettres choisies*, liv. 3, lett. 4.
(2) *Tobie*, c. 6, v. 19.
(3) *Ibid.*, c. 11, v. 4, 8, 13.
(4) *Ibid.*, c. 6, v. 9.

emprunte la citation à l'un de nos prédécesseurs dans la science médicale, à Thomas Bartholin. Je la trouve dans un traité peu connu, sans doute, de ceux qui ne cherchent dans Bartholin que le savant anatomiste : c'est son traité *De cruce, De la croix de Jésus-Christ*. Il faut d'ailleurs, pour le bien comprendre, en rapprocher quelques passages du Dictionnaire de la Bible par D. Calmet. De cette étude comparée il ressort que, chez les Juifs et peut-être chez d'autres peuples, les Athéniens par exemple, on donnait aux condamnés à mort, pour leur dérober en partie les horreurs du supplice, certaines liqueurs, du vin spécialement, additionnées de drogues qui rendaient ces liqueurs plus fortes et plus capables d'amortir la douleur. Telle est pour les Juifs l'opinion des rabbins, et ils ajoutent qu'à Jérusalem, des femmes charitables étaient chargées du soin de cette préparation. *Date siceram mœrentibus*, lisons-nous dans les Proverbes. *Sicera*, suivant D. Calmet, est le vin de palmier; mais, suivant Isidore (1), c'est tout ce qui peut enivrer en dehors de la vigne. « Donnez quelque chose d'enivrant à celui qui est affligé (le texte hébreu dit même à celui qui périt), et du vin à ceux qui sont dans l'amertume du cœur (2). » Dans la composition de ces boissons, jusqu'à un certain point anesthésiques, entraient généralement des amers. C'était, par exemple, de la myrrhe, ou de l'encens : de là le *vinum myrrhatum* bien connu des anciens, et cité même par saint Marc à propos d'un détail de la passion de Jésus-Christ rapporté par saint Mathieu dans des termes que

---

(1) *Orig.*, liv. 20, ch. 3.
(2) *Prov.*, c. 31, v. 6.

je vais reproduire tout à l'heure, et qui ne diffèrent
de ceux de saint Marc que tout juste assez pour nous
indiquer que, sans doute, on employait indifféremment
en pareil cas, ou le vin de myrrhe, ou le vin de fiel.
Et en effet, le fiel lui-même, à ce qu'il paraît, faisait
partie de ces mélanges ; et voici un passage d'Habacuc
qui semble nous montrer qu'on l'appliquait parfois
à un usage assez indigne : « Malheur à celui qui
enivre son ami, en lui faisant boire du fiel, pour voir sa
nudité (1). » Nous lisons enfin dans saint Mathieu (2),
et c'est là spécialement où je voulais en venir, que
Jésus-Christ étant arrivé au Calvaire, on lui présenta
du vin mêlé avec du fiel, *vinum cum felle mistum*,
qu'il y goûta, pour accomplir sans doute la pro-
phétie : « Ils m'ont donné du fiel pour nourriture » (3),
mais qu'il n'en voulut pas boire, comme pour ne rien
faire qui pût atténuer chez lui le sentiment de la
souffrance, *et cùm gustasset, noluit bibere.*

Malgré tout ce que nous venons de voir, la bile, ou
plutôt le fiel, était en général, chez les anciens Juifs,
comme le type de ce qu'il y a de plus répugnant et
de plus amer ; et s'il est vrai, comme le rapporte François Alvarez (cité par Thomas Bartholin), que les *pri-
mates abyssini* se régalaient de viande de bœuf cru,
avec du fiel pour condiment, ce détail pourrait bien
être ajouté à ceux qui différencient les Abyssiniens
des Juifs, avec lesquels, pour d'autres raisons, quelques ethnographes ont voulu, à tort, les confondre.
« Dieu nous a donné à boire de l'eau de fiel, dit Jé-

(1) *Habac.*, c. 2, v. 15.
(2) *Matth.* c. 27, v. 34.
(3) *Psalm.* 68, v. 22.

rémie, parce que nous avons péché contre lui (1). »
Bien d'autres passages analogues pourraient facilement être ajoutés à celui-ci.

Comme les Hébreux, les Arméniens rapportaient
apparemment l'amour à la glande hépatique. Un poëte
arménien nous dit, en parlant d'un amant délaissé
par sa maîtresse, qu'il se retire *le foie brisé, liartabadradz*.
Je tiens cette citation de M. Dulaurier, notre savant
professeur de langues orientales.

Comme les Hébreux aussi, les Persans plaçaient
dans le foie le courage, et ils y plaçaient même toutes
nos facultés intellectuelles et morales. Au lieu de : *ils
eurent peur*, ils nous disent : *leurs foies se liquéfièrent,
leurs foies se fondirent en eau*. N'est-ce pas bien là l'é-
quivalent du *jecur effusum* de Jérémie?

Ainsi que nous l'avons déjà vu, à l'occasion du
cœur, on lit dans les *Védas*, ce livre sacré des Hindous, antérieur, dit-on, de plus de deux mille ans à
notre ère, que, sous le nom de *Djiw átma*, une âme
universelle, une sorte de principe vital, conjoin-
tement avec Brahm lui-même, occupe chez l'homme
trois siéges : le cerveau, la poitrine et l'ombilic. Dans
cette dernière région, qui seule nous intéresse en ce
moment, ils président à la génération et aux déjections du corps humain (2). Ce dernier rôle confirme
mon observation de tout à l'heure sur la corrélation
que l'on imagina sans doute entre le foie et le courage, quand on vit que la peur exagérait l'exercice
de ces fonctions alvines présidées par le foie.

Les Chinois fréquemment, et pour le même motif,

---

(1) *Jérémie*, c. 8, v. 14.
(2) *Oupnekhat*, trad. d'Anquetil Duperron, tome II. p. 155.

suivant toute apparence, placent le courage dans la vésicule du fiel. Comme nous dirions un *homme de cœur*, les Chinois disent dans le même sens un *homme de bile*. Je dois ce détail à l'érudition obligeante de M. Stanislas Julien, et voici que l'insurrection chinoise contemporaine nous a fourni une particularité qui, en effet, démontre cette localisation. D'après le témoignage de quelques Européens, témoins de plusieurs batailles entre les rebelles et les troupes impériales, les deux partis ont une habitude barbare, et qui est presque du cannibalisme, nous dit le journal auquel j'emprunte cette citation. Les Chinois croient que s'ils mangent le foie, le fiel, ou quelque autre partie du corps de leur ennemi, leur courage et leur ardeur de vengeance sont par là puissamment excités. Il en résulte qu'après le combat ils enlèvent ces parties du corps de ceux qui ont succombé, les font cuire et les mangent avec grand appétit (1). Nous avons vu pour le cœur bien des faits analogues à celui-ci.

Avant de quitter l'Orient, jetons un coup d'œil sur un peuple qui me paraît être, pour ceux qui cherchent à remonter aux plus anciens souvenirs de l'humanité, plus intéressant parfois à consulter qu'on ne le suppose généralement : je veux parler des habitants de l'Océanie.

Les naturels des îles Tonga (Polynésie) considèrent le foie comme le siége du courage. Ils prétendent avoir remarqué, en ouvrant des cadavres, que les foies les plus volumineux, non malades, appartien-

---

(1) Voy. *Le Pays* du 29 décembre 1854.

nent aux hommes les plus braves. Ils disent aussi avoir fait sur ce même viscère une autre observation, savoir, que, chez les hommes qui sont gauchers, le foie est situé plus à gauche qu'à droite, et que, chez les ambidextres, il dépasse la ligne médiane également de l'un et de l'autre côté. L'auteur auquel j'emprunte ces détails ajoute que ces naturels connaissent parfaitement la situation de tous nos principaux viscères (1). Les habitants de ces mêmes îles sont sujets aux tumeurs squirrheuses du foie, et le peuple croit fermement que cette lésion est le châtiment de tout sacrilége, de toute violation de ces interdictions religieuses désignées collectivement sous le nom de *tabou.* On ouvre donc très-souvent les cadavres, pour voir si le défunt n'a pas commis pendant sa vie quelque faute de ce genre (2), et, pour prévenir cette punition, quand quelqu'un se sent coupable d'une de ces fautes, il prie l'un de ses chefs de lui appliquer la plante du pied sur le ventre, comme préservatif de la maladie en question (3).

Ces particularités ont bien leur intérêt, ce me semble, dans l'histoire ethnographique de ces peuples, et comme liens qui, avec un certain nombre d'autres, à mon avis, les rattachent au continent, qui me paraît avoir été leur point de départ. Comment, en effet, n'être pas frappé de cette même localisation du courage chez des peuples devenus si distants les uns des autres? Comment ne pas remarquer cette analogie d'action thérapeutique supposée, entre le

(1) *An acccount of the natives of the Tonga Islands,* by Mariner, vol. 2, p. 127.

(2) *Hist. des îles Tonga,* par John Martin, tome I, p. 215.

(3) *Ibid.,* tome II, p. 59.

pied du chef tonga qui guérit les tuméfactions du foie,
et le pied de Pyrrhus, dont l'application, si nous en
croyons Plutarque, dissipait les enflures de la rate (1)?

Voici encore une particularité que j'emprunte à
John Martin (2) : « Un homme de Tonga ayant conçu
une haine très-violente contre un de ses compatriotes,
qui avait outragé sa femme devenue sa prisonnière,
le tua, ouvrit son corps, emporta son foie chez lui, et,
l'ayant enveloppé d'un morceau de *gnatou* (3), chaque
fois qu'il voulait boire, il le trempait dans son breu-
vage, pour satisfaire ainsi sa soif et sa vengeance.
Nouveau point de contact entre l'histoire du foie et
celle du cœur (4).

Passons maintenant chez les Grecs, et cherchons si,
pour le sujet qui nous occupe, nous retrouverons,
ce dont on a chez eux de si fréquents exemples,
l'empreinte des idées de cet Orient qui, certainement
aussi, fut leur berceau.

Voici d'abord qu'un des mots qui dans la langue
grecque expriment l'homme timide, nous prouve que
le foie, chez les Grecs eux-mêmes, fut, à une certaine époque, le siége du courage : c'est le mot λευκη-

---

(1) Plutarq., *Vie de Pyrrhus.*
(2) *Loc. cit.*, t. I, p. 337.
(3) Sorte de natte d'un tissu très-fin.
(4) Cet acte sauvage du guerrier de Tonga nous est, jusqu'à
un certain point bien entendu, rappelé par ce chasseur de la
chronique arabe qui, dans sa colère, jure de ne prendre aucun
aliment avant d'avoir mangé le foie de la gazelle qu'il vient de
manquer. Il succombe le lendemain à la faim et à la fatigue,
mais, sur son lit de mort, on lui apporte le foie de la bête
qu'on a fini par atteindre, il l'approche de ses lèvres et rend
le dernier soupir. (Voy. *Revue des Deux-Mondes* du 1ᵉʳ mars,
1853, *La chasse en Afrique*, par le général Daumas.)

πατίας (*qui a le foie blanc*). Ce mot, nous disent les hellénistes, signifiait autrefois un lâche (1). Disons-le par avance, ce vieux souvenir devait se transmettre d'âge en âge, et les Anglais, aujourd'hui même, nous offrent comme une traduction exacte du λευκη-πατίας des Grecs dans leur expression *white livered*, homme timide, qui pâlit devant le moindre danger ; ou bien encore : homme stupide, insensible, que rien ne touche, homme, comme nous le disons nous-mêmes trivialement, *qui ne se fait pas de bile.*

Voici maintenant pour l'amour. L'amour, lisons-nous dans les poésies dites d'Anacréon, me frappe au milieu du foie, μέ τύπτει μεσόν ἧπαρ (Ode 3). Qui ne reconnaît là le trait qu'au dire de Salomon la courtisane lance dans le foie de celui qui l'aime ?

Voici encore pour cet ensemble des facultés vitales ou intellectuelles fixé plus tard, et par les Grecs eux-mêmes, dans le cœur : « Plût au ciel, dit Mégare désolée de la mort de ses enfants, que moi aussi je fusse là gisante avec une flèche empoisonnée dans le foie (2) ! » Vénus, pleurant sur le cadavre d'Adonis, attend que le dernier souffle de son bien-aimé passe, non dans son cœur, mais dans son foie, εἰς ἐμὸν ἧπαρ (3). Enfin Hécube, indignée contre Achille, exprime le vœu barbare de tenir et de dévorer son

---

(1) Voy. *Érasm. Adag.* chil., 4ᵉ, cent, 1, proverb. 85. Pour Galien, il y avait quelquefois un rapport inverse entre le courage et le volume du foie : il cite à ce propos le lièvre, dont le foie est remarquable par son grand développement. *Voy.* Galien, *De administrationibus anatomicis.*

(2) *Moschus,* idylle 4, v. 30.

(3) *Bion,* idylle 1, v. 48.

foie (1), ce que madame Dacier traduit par : « Que ne puis-je lui ronger le cœur! » Ce vers d'Homère ne nous rappelle-t-il pas encore le naturel des îles Tonga que je citais tout à l'heure ?

Le foie est de tous nos organes un de ceux auxquels Platon prête les fonctions les plus importantes et les plus variées. C'est d'abord le siége des passions charnelles. De là, dans sa pensée, le supplice de Tityus, ce fils de Jupiter qui voulut faire violence à Latone. Il fut mis à mort par les fils de cette déesse, et il gît étendu sur la terre, éternel aliment d'un vautour qui ne cesse de lui ronger le foie (2). Ailleurs, c'est l'aboutissant des odeurs descendues jusque-là du sommet de la tête (3); ou des sons que reçoit notre oreille, dont les conduits s'étendent aussi jusqu'au foie (4). C'est un miroir dont la rate, comme une éponge, entretient la surface brillante et polie, et qui réfléchit les pensées que l'intelligence, ou l'âme supérieure, lui envoie. Tantôt, terribles et menaçantes, ces pensées épouvantent l'âme sensuelle dont la région sous-diaphragmatique est la demeure, en mettant en jeu la partie amère que le foie renferme; tantôt, plus calmes et plus sereines, elles y font naître des images toutes contraires et n'agissent sur la passion qu'au moyen de la partie douce du foie. De là ces songes, ou images de l'avenir, qui nous éclairent ou nous avertissent dans le sommeil; de là ces visions mystérieuses et tous les moyens de divination à l'usage des oracles ou

---

(1) *Iliade*, l. 24, v. 212.
(2) *Voy.* Platon, trad. par Cousin, *Notes sur le Gorgias*.
(3) *Timée*, de Platon.
(4) *Timée* de Locres, dans son résumé du *Timée* de Platon.

des prophètes ; de là même ces signes ou présages, empreintes ou modifications de texture souvent équivoques, que le foie des animaux eux-mêmes peut, jusqu'à un certain point, nous offrir (1).

Remarquons, comme histoire de ces localisations de l'homme moral dans l'homme matériel et physique, que voilà le foie devenu étranger au courage. Platon nous le dit positivement ; car il admet chez nous deux âmes : une âme immortelle qu'il place dans la tête, ou mieux dans le cerveau et la moelle, et une âme mortelle qui se dédouble, sa partie la meilleure, sa partie virile et *courageuse* habitant la poitrine et spécialement la région du cœur, sa partie la plus imparfaite, sa partie essentiellement sensuelle, résidant sous le diaphragme qui l'isole de la précédente, comme ces cloisons, nous dit Platon, qui séparent l'habitation des femmes de celle des hommes (2).

Ces idées du philosophe grec, cette trinité de l'âme humaine, ne semblent-elles pas comme la paraphrase du passage des Védas que j'ai rapporté plus haut ?

L'importance du foie, déjà si considérable au point de vue philosophique, n'est pas moindre pour Platon au point de vue pathologique. A l'entendre, une foule de maladies, que je ne crois pas devoir énumérer ici, naissent de la pituite et de la bile. On sait quel fut le succès et le long règne de ces idées humorales que patronnèrent ou développèrent même, entre autres et surtout, Hippocrate d'abord, puis plus tard Galien.

Hippocrate, nous le savons, rapportait en effet

---

(1) *Timée*, de Platon, *passim*.
(2) *Timée*, de Platon.

toutes nos maladies internes aux proportions réciproques et plus ou moins convenables des quatre humeurs de notre économie : le phlegme, ou la pituite, dont le laboratoire spécial est le cerveau ; le sang, dont la source est le cœur ; l'atrabile, qu'élabore la rate, et la bile qui provient du foie, lequel était de plus, pour Hippocrate, le point de départ de toutes les veines, ῥίζωσις τῶν φλεϐῶν (1).

Le système de l'école hippocratique sur la bile fut, il est vrai, combattu par Aristote. Observateur plus sévère, Aristote mit en question ce rôle de la bile dans la production des maladies, mais il n'en considéra pas moins la bile comme une substance nuisible, car il dit quelque part que, chez les hommes qui, par exception, n'ont pas de bile, la santé est meilleure et la vie plus longue (2).

Il est aisé de voir que, longtemps après lui, Galien regardait la bile comme le résultat impur de la fermentation digestive. Suivant Galien, le foie, siége principal de la chaleur, donnait au chyle que lui envoyait l'estomac une coction finale qui en faisait un sang parfait, et cette fermentation avait pour produits : 1° des effluves légères que recevait la vésicule du fiel ; 2° un dépôt limoneux, une sorte d'excrément mélancolique, qui allait se déposer dans la rate. Ce n'était qu'après s'être ainsi dépouillé et après avoir subi, au

---

(1) Inutile aujourd'hui de relever toutes ces erreurs. Ajoutons, pour en compléter le résumé, que, aux yeux des anciens, nos divers flux intestinaux étaient tous de la bile, bile blanche, bile noire, d'où le mot *mélancolie*, etc.

(2) Il dit aussi que la cause de la longévité de certains quadrupèdes est de n'avoir pas de bile. (Voy. *Derniers analytiques*, l. 2, ch. 17, § 7.)

moyen de la chaleur native, le degré de coction convenable, que le sang montait rouge et pur dans la région supérieure du foie, d'où la veine cave, comme
un aqueduc, allait le distribuer aux parties supérieures
et inférieures du corps (1).

Les Romains s'étaient faits, sur toutes ces questions,
comme sur tant d'autres, les continuateurs des Grecs.
Ainsi la bile n'est, suivant Pline, que la bourbe du
sang et ce qu'il contient de pire, *nihil aliud quàm purgamentum pessimumque sanguinis*, et sans elle la santé
serait plus solide et la vie plus longue (2).... La bile
noire cause la folie de l'homme, et elle peut aller jusqu'à le tuer. Dire d'un homme qu'il a de la bile, c'est
accuser son caractère ; tant sont terribles les effets de
ce poison lorsqu'il se répand dans l'âme !...... Le fiel
des serpents est leur venin, etc. (3).

Mêmes idées, même reflet des théories grecques,
et sur la bile et sur le foie, dans les poëtes latins, qui
localisent dans la glande hépatique les sentiments les
plus divers. Je prends au hasard, et parmi bien d'autres,
les quelques exemples suivants :

Dans Virgile, le Tytius de Platon a changé de nom ;
comme dans Eschyle, Hésiode, etc., c'est Prométhée,
ravisseur du feu céleste ; mais le supplice est le même,
et chacun se rappelle ce beau vers :

Immortale jecur tondens, fecundaque pœnis
Viscera (4).

---

(1) *Voy.* Galien, *De usu partium*, lib. 4.
(2) Pline, l. 11, ch. 74.
(3) Id., *ibid.*, ch. 75.
(4) *Énéide*, l. 6, v. 598. Il est curieux de retrouver comme un
souvenir de ce supplice jusque dans les poëmes scandinaves

Si Horace veut nous peindre la colère, c'est le foie et la bile qu'il met en jeu :

> Fervens difficili bile tumet jecur (1).

Ici c'est l'amour qui siége dans le foie :

> Cogit amare jecur,

a dit un poëte cité par Furetière (2), et dont il ne dit pas le nom ; là c'est la miséricorde :

> Jecur fors horridum
> Flectam emerendo,

dit Sénèque le tragique (3) ; ou même la peur, d'après cet autre passage :

> Cor attonitum salit,
> Pavidumque trepidis palpitat venis jecur (4).

Ce sont enfin toutes les passions qui nous tyrannisent, et dont le point de départ n'est autre qu'un foie malade :

> Intus et in jecore ægro
> Nascuntur domini (5).

---

qui composent l'Edda. Nous voyons dans Atla-mâl, la mère d'Attila qui, pour punir Gunther, l'un des ennemis de son fils, se change en vipère, s'élance sur lui, et lui ronge le foie. (Voy. la *Revue des Deux-Mondes* du 1ᵉʳ décembre 1852, p. 871.)

(1) Liv. 1, od. 13, v. 4.
(2) *Dict. univers.*, article *Foye*.
(3) *Hercules Ætœus*, v. 574.
(4) *Ibid.*, v. 708.
(5) Perse, sat. 5, v. 129.

Ces citations me paraissent suffisantes pour démontrer le consensus dont je parlais tout à l'heure entre
les Grecs et les Romains, et pour compléter l'histoire
du foie au point de vue intellectuel.

On pourrait d'ailleurs constater, jusque dans certains usages de la vie des anciens, l'empreinte des
théories antibilieuses que la science d'alors avait po-
pularisées. Ainsi ceux qui sacrifiaient à Junon, déesse
qui présidait aux mariages, ne lui offraient pas le fiel
de la victime. « Ils l'enfouissent sous l'autel, nous dit
Plutarque, pour faire entendre que la société con-
jugale doit être sans bile et sans fiel, c'est-à-dire
exempte de colère et d'amertume (1). »

Le préjugé suivant peut être rapproché du précédent. En raison du rôle attribué au foie dans l'acte
de la digestion, cet organe était considéré comme un
émonctoire où venaient se concentrer, pour être éli-
minés sans doute avec la bile, tous les principes toxiques introduits dans notre économie. De là cet usage
approuvé par Vitruve et cité par lui comme usage
des temps reculés, de commencer, quand on voulait
bâtir ou camper dans un lieu, par immoler les animaux qui y paissaient d'ordinaire, pour examiner
leurs foies. Si ceux-ci n'étaient pas sains, on en concluait que les eaux et la nourriture y étaient mauvaises,
et on allait ailleurs (2). Une autre erreur, bien souvent
répétée par Aristote et par Pline, c'est que certains
animaux n'ont pas de bile, la colombe entre autres,
erreur provenant sans doute de l'absence chez cet
oiseau, comme chez certains autres, de la vésicule du

---

(1) Plutarque, *Fragment sur la théologie naturelle des Grecs.*
(2) Vitruve, liv. 1, ch. 4.

fiel. Or, de cette absence de bile ils tiraient la conséquence peu logique, que ces animaux ne devaient pas subir l'action des épidémies, et je vois dans Pierius Valerianus (1), que, par cette raison, en temps de peste, la chair des colombes était la seule que l'on servît aux rois. Le même auteur répète (2), après saint Cyprien, que, si le Saint-Esprit choisit la forme d'une colombe, ce fut parce que cet animal est *simplex, lœtum, non felle amarum*, etc.

Remarquons cependant que cette aversion des anciens pour la bile ne s'étendait pas jusqu'au foie qui la sécrète. Indépendamment de l'action morale que nous lui avons reconnue, le foie était un des siéges essentiels de la vie : *cerebrum, cor, pulmones, jecur, hæc enim sunt domicilia vitæ*, dit Cicéron (3) ; et puis d'ailleurs, « le foie, nous dit Plutarque, est un viscère très-doux, car toute son amertume se décharge dans la vésicule du fiel (4). » Et en effet, on sait que les foies de certains animaux étaient estimés par les gastronomes comme des mets exquis et recherchés : ainsi ceux de la lotte, du surmulet, de la torpille; ainsi les foies gras des truies et des oies, et plusieurs autres que je pourrais citer. Je dirai, à ce propos, que c'est à Scipion Metellus, homme consulaire, et suivant d'autres à Marcus Seius, chevalier romain du même temps, qu'on attribuait l'invention de l'engraissement artificiel des oies (5). Je ne veux, au reste,

---

(1) *Hieroglyphica*, p. 221.
(2) *Ibid.*, p. 219.
(3) *De nat. Deor.*, 1, ch. 35.
(4) *Symposiaq.*, liv. 1, quest. 9.
(5) Pline, l. 10. *Voy.* aussi liv. 8 et 9.

qu'indiquer en passant ce point de vue culinaire, et ne m'en faire qu'une transition vers certaines applications thérapeutiques auxquelles les anciens avaient consacré la glande hépatique. Nous allons voir qu'elles ne peuvent trouver leur raison d'être que dans la plus superstitieuse ignorance.

Ce n'est pas sans fondement, nous dit Celse lui-même, qu'on recommande contre l'asthme le foie du renard desséché, réduit en poudre et administré en potion (1). Les personnes, nous dit le même auteur, qui distinguent passablement les objets dans le jour, mais qui ne peuvent rien voir pendant la nuit, doivent faire rôtir un foie de bouc, ou de chèvre, se faire des onctions sur les yeux avec le jus qui découle pendant la cuisson, et manger ensuite le foie lui-même (2). Pline donne le même conseil relativement au foie de chèvre, en le motivant par ce fait, que les chèvres, dit-il, voient aussi clair la nuit que le jour (3). «Le foie de l'âne mangé à jeun est convenable contre le mal caduque... et on estime que le foie de chien enragé, mangé rôti par ceux qui sont mordus, les préserve de l'hydrophobie (4). »

Le fiel lui-même, malgré la répulsion qu'il inspirait, que sais-je? en raison de cette répulsion peut-être, jouissait aux yeux des anciens de propriétés curatives. « Le fiel de l'hyène et la présure du phoque,

----

(1) Liv. 4, ch. 4.
(2) Liv. 6, ch. 6.
(3) Liv. 8, ch. 50.
(4) Dioscoride, liv. 2, ch. 39. Je pourrais ajouter que le foie de certains animaux était même le prétendu remède des maladies du foie de l'homme, ainsi un foie de loup dans du vin miellé, ainsi le foie d'un âne broyé dans du miel. (*Voy.* Pline, l. 28, ch. 13.)

animaux d'ailleurs très-dangereux, ont des propriétés éprouvées pour certaines maladies (1). » « Le fiel, nous dit Pline, est utile contre les affections des yeux, *ad oculorum medicamenta utilius habetur* (2). »

Avant d'en finir avec toutes ces chimères, parlerai-je de cette croyance si ancienne, que les malades atteints d'ictère en sont guéris en regardant un loriot? Cet oiseau, suivant Plutarque, attire, dit-on, et reçoit en son corps la jaunisse qui sort et s'écoule par les yeux du malade (3). Le même auteur, tout grave qu'il est, ne craint pas d'emprunter aux Livres Ménoniens, recueil de systèmes et d'opinions d'anciens médecins composé par le médecin Ménon, disciple d'Aristote, un passage qu'on est presque honteux de répéter, à savoir, qu'un des symptômes des maladies du foie est d'épier avec soin les souris domestiques et de les poursuivre. C'est un symptôme, ajoute naïvement Plutarque, qu'on ne revoit plus aujourd'hui (4).

Parlerai-je enfin de cette pratique d'envoûtement qui consistait à faire en cire l'image de l'ennemi dont on désirait la mort, et à piquer avec une aiguille la région hépatique de cette image, pratique désignée dans ce distique d'Ovide que j'ai déjà cité :

Devovet absentes, simulacraque cerea fingit,
Et miserum tenues in jecur urget acus (5)?

Le foie jouait encore un rôle essentiel, un des prin-

---

(1) Plutarque, *Des délais de la justice divine.*
(2) Liv. 28, ch. 9.
(3) *Sympos.*, l. 5, quest. 7.
(4) *Sympos.*, l. 8, quest. 9.
(5) *Héroïd.*, epist. 6, v. 91 et 92.

cipaux rôles certainement, dans les sacrifices offerts
aux dieux, et notamment comme moyen de divination.
Pour les Grecs nous en avons la preuve dans le mot
ἡπατοσκόπος, synonyme chez eux du mot *aruspice* en
latin. Le foie appartenait d'ailleurs à ces organes situés
à droite qu'une coutume pythagoricienne réservait
aux dieux célestes, les organes du côté gauche étant
destinés aux dieux souterrains. Platon consacre cette
distinction dans ses lois (1).

Deux choses étaient, je crois, dans l'inspection du
foie, l'objet de l'attention du sacrificateur, ou mieux
de l'ἡπατοσκόπος : 1° l'état normal de cet organe et surtout la bonne configuration de ses lobes; 2° les signes
que sa surface extérieure pouvait offrir. Nous voyons
bien souvent, dans l'histoire grecque de Xénophon,
indiqué comme mauvais présage τὰ ὑστεραῖα ἄλοβα, τὰ
ἱερα ἄλοβα (2). Pyrrhus, marchant contre Argos, consulte le devin, et, le foie de la victime étant sans lobes,
le devin lui annonce qu'il va perdre un de ses proches;
bientôt en effet Ptolémée son fils est tué (3). Marcellus,
général romain, en présence de l'armée d'Annibal,
consulte une première victime : le foie s'y trouve sans
tête (on nommait ainsi la partie supérieure du foie, sa
face convexe et arrondie, et on conçoit qu'il pouvait
y avoir déchirure de cette partie, ou par le fait de la
maladresse du sacrificateur, ou par suite d'adhérence
au diaphragme); une seconde est immolée, et le foie
y présente une tête énorme. Ce second présage, si ras-
surant qu'il pût être, ne paraît pas au devin suffisant

---

(1) Liv. 4.
(2) *Voy.* par exemp., liv. 4, ch. 7.
(3) *Voy.* Plutarq., *Vie de Pyrrhus.*

pour contre-balancer le premier ; mais Marcellus ne tient pas compte de cette contre-indication, et peu de temps après, surpris dans une embuscade, il est frappé d'un coup de pique et meurt (1).

Chez les Latins, les deux lobes du foie qui devaient, comme chez les Grecs, être bien distincts l'un de l'autre, portaient dans l'art divinatoire deux noms différents. L'un se nommait *familiaris*, parce qu'il servait aux présages de la vie ordinaire, et l'autre *hostilis*, parce que c'était lui surtout que les aruspices consultaient en cas de guerre.

J'ai dit que la face externe du foie pouvait offrir certains signes. Plutarque nous rapporte, par exemple, que Sylla arrivant à Tarente voulut consulter les dieux, et que le foie de la victime présenta aux yeux la forme d'une couronne (2). Origène, dans son *Philosophumena*, traité récemment retrouvé et publié par M. Emm. Miller, nous donne le secret de cette merveille. L'aruspice, nous dit-il, avec une encre faite de noix de galle et de vinaigre, écrivait un mot sur sa main, et en appliquant celle-ci contre le foie de la victime il y décalquait, pour ainsi dire, ce mot miraculeux. Au reste, Plutarque lui-même, bien avant Origène, avait expliqué cette énigme en racontant qu'Agésilas, roi de Sparte, voulant rassurer ses soldats effrayés de leur petit nombre, écrivit sur sa main gauche le mot *victoire*, puis, ayant pris des mains du prêtre le foie de la victime, le tint dans la sienne assez longtemps pour que les caractères pussent s'y imprimer, et le montra alors à son armée (3).

---

(1) *Voy.* Plutarq., *Vie de Marcellus.*
(2) Id. *Vie de Sylla.*
(3) *Apophthegmes des Lacédémoniens.*

Divers objets à l'usage de l'homme ont, depuis les temps les plus éloignés de nous, emprunté leurs noms à certains des organes du corps humain, soit à cause de propriétés médicamenteuses attribuées à ces substances à l'égard de tel ou tel de nos organes, soit par suite de certaines analogies de couleur ou de configuration. Pour le foie, en l'envisageant sous l'un ou l'autre de ces points de vue, je puis citer l'ἡπατώριον chez les Grecs, herbe que d'autres, ainsi Oribase, ont appelée εὐπατόριον; l'*hépatites*, chez les Latins, pierre précieuse qui porte encore ce même nom, l'*hépatite*, et qui le doit, nous dit Pline, à ce que sa forme, ou mieux sa couleur, rappelle celle du foie (1). Je puis citer, chez nous-mêmes, le foie de soufre, le foie d'antimoine, etc.

C'est une curieuse étude que de chercher à suivre dans le cours des âges la trace des souvenirs traditionnels de ces idées, même erronées souvent ou superstitieuses, si vivaces néanmoins, de ces théories enfin vraies ou fausses, découvertes ou rêveries de l'esprit humain sur un point donné, de quelque mince importance que ce détail de la science humaine puisse quelquefois sembler de prime abord. Ainsi en est-il pour le foie. Nous avons vu la localisation du courage dans ce viscère survivre apparemment et comme surnager, bien loin de son point de départ, dans le mot anglais *white-livered*. Chez nous aussi, sans aucun doute, le courage eut ce même siége. Les auteurs du *Dictionnaire de Trévoux* nous disent à propos du foie : « et on tient que les *poltrons* et les goulus l'ont plus grand que les autres (2). »

---

(1) Liv. 37, ch. 11.
(2) *Dict. de Trévoux*, tome IV.

Singulier rapprochement, à ce point de vue, entre la France et l'île Tonga, dans laquelle, il est vrai, le rapport est inverse entre le courage et le volume de l'organe où il réside.

L'idée d'amour ne se montre-t-elle pas de même à nous dans cette expression de Rabelais : *Je t'ayme du bon du foye* (1)? Si cette dernière localisation qui, par tant de motifs que nous donnerons plus loin, devait être détrônée par celle du cœur, vint expirer chez nous au xvie siècle, un autre des anciens rôles du foie, ou du moins de la bile, n'est-il pas arrivé jusqu'à notre époque avec le mot *colère*, traduction du mot roman *colera*, ou *colra*, qui signifiait la bile, comme il se retrouve, non moins évidemment, dans notre expression moderne *exciter*, ou mieux *échauffer la bile* (2)?

On sait d'ailleurs que jamais le fil des connaissances humaines ne fut complétement interrompu ; on sait que les moines et les prêtres conservèrent et se transmirent de mains en mains ce précieux héritage, et, en ce qui concerne la physiologie du foie en particulier, il ne nous serait pas impossible de suivre d'âge en âge cette transmission. Qu'il nous suffise de citer le curieux traité *De la nature de l'homme*, par Némésius, évêque d'Émèse au ive siècle. On y retrouverait sans peine toutes les théories des anciens sur la bile et sur le foie (3). Notons-y, en passant, cet usage de la bile blanche de contribuer, non-seulement à la digestion et à la purification du sang, mais de plus à la chaleur

----

(1) *Pantagruel*, liv. 3, ch. 21.

(2) Les Goths disaient de même *hetlefrad*, c'est-à-dire *cui jecur calidum est*, dans le sens du mot latin *iracundus*. (Voy. *Glossarium suio-gothicum*, par J. Ihre.)

(3) *Voy.* ch. 16 et 23.

du corps, comme la force vitale. « De même que le poumon embrasse le cœur qui a besoin d'être rafraîchi ; de même, entre ses deux lobes, le foie embrasse le ventre qui a besoin d'être échauffé (1). »

Cette même idée de chaleur, avec une étymologie que j'avoue ne pas comprendre, et plusieurs des idées philosophiques de l'antiquité sur le foie, se reproduisent deux siècles plus tard dans les *Origines* du pieux et savant Isidore, évêque de Séville au viie siècle. Voici ses propres expressions : *Jecur nomen habet ex quod ignis ibi habeat sedem qui in cerebro subvolat, inde ad oculos cæterosque sensus et membra diffunditur, et calore suo ad se succum ex cibo tractum vertit in sanguinem, quem ad usum pascendi nutriendique singulis membris præbet. In jecore autem persistit voluptas et concupiscentia, juxta eos qui de physicis disputant* (2).

L'autorité si puissante et si durable d'Aristote et de Galien au moyen âge peut nous faire pressentir qu'à cette époque les théories des physiologistes sur le foie et sur la bile ne purent être que l'écho des théories d'autrefois. C'est même une chose remarquable que la ténacité avec laquelle les idées, plus hippocratiques, il est vrai, qu'aristotéliques, sur l'action de la bile dans notre économie, résistèrent au choc des différents systèmes, et quelquefois même aux attaques franchement dirigées contre elles. Ainsi, par exemple, ce fut en vain que Paracelse, son creuset à la main, prétendit détrôner Hippocrate, Galien et Avicenne. De par son creuset lui-même, les idées de fermentations morbides ne tardèrent pas à reprendre le

____

(1) *Ibid.*, ch. 28.
(2) Isid , *Orig.*, liv. 11, ch. 1.

dessus, et dans toutes les rêveries de l'iatro-chimisme on devine sans peine quelle place dut tenir la bile. En vain Vésale, Van Helmont, Azelli, et surtout Bartholin, cherchèrent-ils à atténuer ou même à annihiler les fonctions du foie ; ce viscère, que Bartholin se flattait d'avoir enterré, survécut à cette inhumation, et la bile n'en fut pas moins réhabilitée plus tard dans nos cadres nosologiques par les Huxam, les Stoll, etc., qui lui prêtèrent, dans la fièvre dite bilieuse, une importance que de nos jours encore bien des praticiens s'accordent à lui reconnaître. Aujourd'hui même, n'entendons-nous pas toujours par *homme bilieux*, par *tempérament bilieux*, exactement ou à peu près ce qu'entendaient les anciens ?

Les limites et l'esprit de ce travail m'obligent à me contenter de ces indications, qu'il me serait facile de développer. Elles me suffisent pour montrer cette longue fixité de l'esprit humain, ou du moins cette lenteur de progression, sur le terrain qui nous occupe, dans la voie ouverte par les anciens. L'avouerai-je même ? les rêveries les plus extravagantes de celles qu'ils avaient consacrées ne cessèrent point de s'accréditer et de se perpétuer, avec une singulière vitalité. Ainsi je vois dans Pic de la Mirandole, que les chasseurs de son temps, à l'inspection du foie malade des lièvres, *vitiato leporum jecinore inspecto*, annoncent qu'une épidémie ne manquera pas de sévir sur les brebis qui se nourrissent des mêmes herbages (1). Je vois, d'après Rabelais, que *le cueur et le foye de quelque draco* figurent parmi les moyens de sorcellerie

---

(1) *De prænotione*, l. 3, ch. 8.

qui font deviner l'avenir (1) ; et je ne dis rien des
théories astrologiques qui placent notre foie sous l'action de Saturne, chez les Arabes ; ailleurs, et le plus
ordinairement, sous l'influence de Jupiter, de Mars, ou
de Vénus (2). Villon, le poëte populaire du xv° siècle,
voulant peindre énergiquement ce qui se passe d'affreux chez l'homme qui meurt, emprunte à l'horreur
et au dégoût que lui inspire la bile cette hideuse
image :

> Son fiel se crève sur son cueur (3).

Le traducteur de Dioscoride nous raconte que les médecins de son temps usent, *comme d'une chose divine*,
du foie de loup pulvérisé, pour les flux hépatiques et
les hydropisies (4); et on peut lire dans le *Dictionnaire
des sciences médicales*, à l'article *Foie* rédigé par Fourcroy, l'énumération des propriétés médicamenteuses
attribuées, encore alors, aux foies du cerf, de la belette, du renard, de la fouine, du pigeon, de la carpe,
du brochet, et à celui du bœuf, spécifique contre la
nyctalopie, etc. Quant aux fonctions physiologiques
du foie, depuis que les radicules de la veine porte eurent été dépossédées de l'absorption des sucs alimentaires, au profit des vaisseaux chylifères découverts
par Azelli, elles ne consistèrent plus pour tous les expérimentateurs que dans la sécrétion de la bile ; et pour
rencontrer enfin des idées plus neuves et plus vraies,
il nous faut arriver jusqu'à la science contemporaine.

---

(1) *Pantagruel*, l. 3, ch. 25.
(2) Voy. *la Philosophie occulte* d'Agrippa, l. 1, ch. 22, et Pierius Valerianus.
(3) Villon, *Le grand Testament*, huit. XL.
(4) *Notes* au liv. 2, ch. 39.

M. Magendie, sans aller jusqu'à voir autre chose dans les fonctions du foie que le rôle d'un filtre, que le sang de la veine porte traverse, en s'y mêlant aux sucs alimentaires qu'il charrie avec lui, avait démontré en effet que, tandis que le chyle absorbé par les vaisseaux chylifères est conduit dans le canal thoracique, les autres liquides contenus dans l'estomac et l'intestin y sont absorbés par les radicules des veines, et portés avec le sang veineux, qui leur sert de véhicule, dans le tronc de la veine porte, et par celui-ci dans le foie (1). MM. Tiedemann et Gmelin, avançant de quelques pas encore, avaient prouvé de leur côté que le foie, par une action qui lui est propre, modifie les aliments, et qu'il les rapproche de la composition du sang (2). M. Claude Bernard devait aller plus loin encore : il devait nous dévoiler la part complète qui revient au foie dans ce grand acte de la digestion ; il devait, en confirmant à cet égard sous certains rapports les vues anticipées de Galien, mais surtout en les rectifiant et les épurant au flambeau de l'expérimentation moderne, nous montrer que la glande hépatique n'est pas moins considérable dans notre économie par la nature et la variété de ses fonctions, que par l'importance de son volume.

Tous les médecins savent aujourd'hui, grâce aux découvertes que je cite en ce moment (3), que le foie sécrète, non-seulement la bile, mais encore du sucre

---

(1) *Précis de physiolog.*, t. II, p. 258 à 260.

(2) *Recherches sur la route que prennent diverses substances pour passer de l'estomac et de l'intestin dans le sang*, trad. de l'allemand, par Haller ; Paris, 1821.

(3) Voy. *Mém. de la Soc. de biologie*, 1849, et dans *l'Union médic.*, de juillet à septembre, 1850, *passim*.

et des matières grasses ; qu'il transforme en fibrine
l'albumine digestive , et qu'enfin le sang qui sort du
foie, après y avoir été reconstitué, présente une température plus élevée qu'en y arrivant d'au moins un
degré; que le foie est, par conséquent, une des sources
principales de la chaleur animale. Quant à la bile, en
se mêlant aux liquides pancréatique et gastrique,
elle devient le dissolvant par excellence de toutes les
matières alimentaires. Antiputride essentiellement,
elle réglemente les réactions chimiques qui se passent
pendant la digestion, elle empêche la fermentation et
le développement des gaz intestinaux. Chose curieuse,
cette bile, que les anciens nous ont toujours représentée comme un principe de fermentations putrides,
est chargée au contraire de fonctions précisément in-
verses.

Le foie est donc un puissant organe de sanguifi-
cation : il ajoute au sang le sucre, la graisse, la fibrine,
qui doivent entrer dans sa composition ; de plus, il
en extrait, pour les déposer dans la bile, certains
principes, et spécialement son carbone, qui peuvent
être en excès dans le sang, de manière à purifier ainsi
par avance, et comme par anticipation à l'oxygéna-
tion pulmonaire, la portion de ce liquide qui, du foie,
passe au poumon par le cœur. Remarquons, en effet,
que, grâce à une disposition anatomique dont la découverte appartient à M. Bernard, il y a des moments
où une autre portion du sang va directement des veines sus-hépatiques dans la veine cave inférieure, pour
se déverser ainsi dans les veines rénales, sans avoir
traversé le cœur.

Admirable mécanisme, qui nous montre de merveil-
leuses corrélations, au point de vue fonctionnel, entre

le foie et le poumon, entre le foie et l'estomac, entre
le foie et le cœur.

Si, chez le fœtus, le foie est aussi remarquable par
son volume, c'est qu'à cette époque de la vie le poumon encore inactif ne laisse d'autre moyen au sang
d'éliminer son carbone que la sécretion biliaire, source
du méconium ; si, plus tard, la bile est claire et assez
pâle dans l'enfance, épaisse et foncée dans les âges
suivants, c'est que la respiration est plus fréquente,
et chasse par conséquent plus d'acide carbonique au
dehors, chez l'enfant que chez l'adulte. Qu'une température élevée, raréfiant l'air, atténue ainsi et appauvrisse
le modificateur que met en jeu le travail respiratoire ;
qu'une existence trop sédentaire, que le peu de volume ou d'action des poumons, etc, amoindrissent le
rôle de cet oxygène qui doit transformer en acide
carbonique et en eau, et éliminer ainsi de notre économie, le carbone et l'hydrogène dont notre sang s'est
chargé en traversant le foie, aussitôt le travail du foie
redouble, et l'excès de la bile sécrétée et des matières
grasses déposées dans nos tissus compense cette éli-
mination en défaut. De là, cette utilité de la marche et
de tout ce qui active la respiration, après les repas,
quand on veut prévenir un embonpoint exagéré ;
de là, chez les animaux inférieurs, comme chez le fœtus, ce rapport inverse, pour le développement, entre
le poumon et le foie. « Le foie, dit Liébig, est comme
le magasin des substances destinées à la respiration...
Le foie est petit, quand le poumon est plus développé ;
plus la consommation du combustible est rapide et
parfaite, moins le magasin est encombré (1). »

____

(1) *Nouvelles lettres sur la chimie*, 1852.

Mais je ne fais qu'indiquer ces divers points de contact. Je veux dans ces belles recherches, si fécondes en déductions physiologiques et même pathologiques, prendre surtout ce qui nous intéresse ici au point de vue historique.

Comment, par exemple, n'être pas frappé des affinités plus ou moins lointaines, et comme des liens de famille plus ou moins intimes, entre plusieurs de ces conquêtes de la physiologie moderne et certains aperçus de la physiologie ancienne? Qui ne rec·nnaît comme un pressentiment inspiré de certains détails de cette collaboration du foie, auxiliaire des fonctions de l'estomac, et si bien élucidée par M. Cl. Bernard, dans la coction digestive de Galien, dans cette fermentation à l'intérieur du foie, où l'écume était représentée par la bile, cette sorte de mélasse du sucre hépatique, pour employer une expression de M. Bernard lui-même? Quand l'aliment a été d'abord convenablement élaboré par l'estomac et les vaisseaux adjacents, disaient nos physiologistes du xve siècle, *le foye le transmue de rechief et en faict sang*. Ainsi s'exprimait notre confrère Rabelais (1). N'est-ce pas là comme un avant-goût de la vérité physiologique si bien établie aujourd'hui?

Ce qui me frappe encore, c'est cette sorte de consensus de tous les temps, relativement au rôle de calorification prêté au foie, consensus tel, que des étymologistes, mal inspirés il est vrai, comme nous le verrons bientôt, avaient été jusqu'à trouver un rapprochement étymologique entre les mots *foye* et *foyer*, bien avant que M. Cl. Bernard eût prouvé

---

(1) *Pantagruel*, l. 3, ch. 4.

que le foie est réellement un des principaux foyers
de notre économie. Il y avait sous ce rapport, dans
la pensée des anciens, une analogie fonctionnelle
entre le foie et le cœur, cette autre source, plus importante suivant eux, de la chaleur humaine. Cette
analogie, nous l'avons signalée aussi, à propos des
rôles intellectuels ou moraux qu'ils prêtaient au cœur
et au foie. Nous la retrouvons dans la circulation
hépatico-rénale de M. Cl. Bernard, qui fait du foie
une sorte de cœur abdominal; comme nous retrouverions une corrélation sympathique de ces deux
organes, dans ces palpitations du cœur, dont le point
de départ est au foie, dans ces engorgements du foie,
dont le point de départ est au cœur; comme nous
retrouverions enfin des points de contact entre eux
jusque dans leur histoire embryologique, jusque
dans cette loi d'équilibration des organismes établie
par M. Serres, qui emprunte précisément une de ses
preuves les plus convaincantes à l'antagonisme de
développement du centre circulatoire et de la glande
hépatique (1).

Puisque j'ai nommé M. Serres, je citerai encore, à
propos du foie, une vue ingénieuse de ce savant professeur. Suivant lui, un autre rapport inverse peut
être institué : c'est entre le développement abdominal
et le développement intellectuel. Les hommes à ventre
énorme, les grands mangeurs, sont, en général, peu
intelligents. Or on comprend que la situation du foie
varie en raison de ce développement de l'abdomen.
Dès lors la position de l'ombilic, en nous donnant le

---

(1) *Voy.* Serres, *Anatom. transcend.*, tome I, p. 224 à 231.

degré d'élévation ou d'abaissement du foie, ne pourrait-elle pas devenir, en anthropologie comparée, un caractère de quelque valeur? Chez l'enfant qui vient de naître, l'ombilic est situé plus bas que chez l'adulte. Peut-être cette infériorité relative persiste-t-elle chez quelques tribus sauvages; peut-être, dans les différentes familles humaines, l'ombilic, examiné relativement à une même ligne horizontale, nous donnerait-il, jusqu'à un certain point, la mesure du développement intellectuel dans ces diverses familles, par son plus ou moins d'élévation au-dessus de cette ligne (1).

Une autre considération, ethnographique encore, et, je crois, moins contestable, se rattache aussi à l'étude du foie. On sait que les températures tour à tour très-chaudes et très-froides paraissent influencer la coloration de la peau de l'homme. Les nations nomades de cette Asie centrale, non moins remarquable par l'ardeur de ses étés que par la rigueur de ses hivers, nous en fournissent un exemple. On s'est demandé si, au sein de cet immense continent, si accidenté, si hérissé de montagnes abruptes et glacées, si profondément sillonné de vallées brûlantes, la peau des hommes de type mongol qui habitent ces contrées ne devait pas la coloration jaune et comme ictérique qui la caractérise, à une certaine prédominance d'action de la part du foie sur tout le reste de l'organisme (2). Pour ma part, en présence de la couleur

---

(1) *Voy.* dans les *Comptes rendus de l'Institut*, tome XXXV, n° 3, les instructions rédigées par M. Serres pour M. Deville, jeune voyageur, mort si malheureusement de la fièvre jaune au début de son voyage.

(2) *Voy.* Hollard, *De l'homme et des races humaines*, p. 277.

souvent en effet presque bilieuse de certaines variétés
de cette famille humaine, cette question que j'éten-
drai même à d'autres variétés plus ou moins limitrophes, quoique d'un type différent, ainsi aux Hindous,
me paraît parfaitement légitime.

Ces aperçus ethnographiques m'amènent à envisager maintenant le foie sous le point de vue de la
philologie comparée, point de vue étrange de prime
abord, et qui pourtant se rattache par plus d'un lien
à ceux que nous venons d'énumérer.

L'ethnographie a dans ces derniers temps reçu, on
peut le dire, d'éminents services de la philologie comparée. Sans doute, dans cette branche des connaissances humaines si neuve encore, puisque, réellement,
la philologie comparée ne date que des premières
années de ce siècle, les considérations grammaticales
tiennent une place importante, et, isolée de celles-ci,
l'étude des mots est souvent d'une mince valeur. Que
sera-ce, si l'on cherche à tirer quelques déductions
utiles d'un mot unique? Voyons pourtant si, malgré
l'exiguïté d'un pareil cadre, exiguïté déjà confessée
à l'occasion du cœur, si, sur ce terrain dont nous ne
prétendons nullement nous dissimuler l'étroitesse,
quelques données curieuses ne s'offriront pas à nous.

Et d'abord, ainsi que nous l'avons avoué à propos
du cœur, si les diverses parties du corps humain ont
été regardées à bon droit comme essentiellement favo-
rables à l'application des recherches de philologie
comparée; si le philologue ne manque jamais de les
recommander d'une manière toute spéciale à l'attention
de nos voyageurs (1), il s'en faut bien que ce motif

____

(1) *Voy.* Balbi, *Atlas ethnographiq.*, p. XLIX, et la plupart des
philologues.

de préférence, légitime à l'égard des parties extérieures de notre corps, le soit autant pour ce qui concerne nos organes intérieurs. Ceux-ci, dans les langues
encore rudimentaires, sont fréquemment confondus
sous une dénomination commune à plusieurs d'entre
eux à la fois. Faut-il s'en étonner, quand on voit que,
parmi les parties les plus apparentes, il en est de parfaitement distinctes dans leur configuration, dans
leurs usages, et que néanmoins certains peuples ne
savent pas différencier dans leur langage ? Je rappellerai, comme exemples, le bras et la main qui, chez
plusieurs peuplades d'Afrique (ainsi les Corans), la
main même et le doigt chez d'autres (ainsi les Bosjes-
mans), s'appellent du même nom.

Dans les vocabulaires de cette même Afrique, où
l'état sauvage persiste encore presque partout avec
cette immobilité qui semble le cachet caractéristique
de la race nègre, le mot *foie* ne se rencontre, on peut
le dire, que par exception. Sauf le mot cafre *Isbihndi*,
que je trouve dans un vocabulaire de Lichtenstein,
aucun des idiomes hottentots ou cafres ne nous donne
le mot *foie*. Il manque chez les tribus du Congo ; chez
les Denkalis ; chez les Saumals, habitants de l'Afrique
méridionale. J'en dirai autant des Ashantis et autres
tribus de l'Afrique occidentale et centrale. Si nous remontons vers le nord, bien que les vocabulaires ail-
lent en se multipliant, les Ioloffs et les habitants de
Bambara sont les seuls, à ma connaissance, qui aient
donné un nom au foie, et l'on sait que ces deux peuples, surtout le premier, sont remarquables, relativement, par leur civilisation. Dans l'Afrique septentrionale proprement dite, non-seulement le nom du foie
existe, mais nous ferons observer que, pour sa part,

et dans la mesure que nous avons reconnue, il confirme, ainsi que nous l'avons vu pour le cœur, l'extrême analogie, ou mieux l'identité, de la langue berbère, langue des Kabyles d'aujourd'hui, avec le syouah, langue de l'oasis d'Ammon, c'est-à-dire l'unité primitive des populations répandues depuis cette oasis contiguë à l'Égypte, jusqu'aux limites du Maroc, et même, d'après certaines découvertes modernes, jusque dans les îles Canaries. Ce nom du foie est *thesa*, en berbère; *atesa*, ou *tsat*, en langage du Syouah.

Dans la langue copte, le foie se dit de deux manières : *ouphaki* et *slôt*. Nous voyons dans cette dualité d'expressions une preuve, si je ne me trompe, et de la richesse que sut acquérir cette langue des premiers Égyptiens, et de son ancienneté, le mot *slôt*, le mot primitif sans doute, ainsi que l'annonce son caractère monosyllabique, signifiant, d'après le dictionnaire de Peyron, non-seulement *jecora*, mais aussi *intestina*, mais aussi et plus ordinairement *renes*, *les reins*. Je me demande même, en présence de cette dernière acception, si, quand Diodore écrivit que les Égyptiens, dans leurs embaumements, laissaient en place le cœur et *les reins*, il n'emprunta pas ce renseignement à quelque rituel égyptien, où le mot *slôt* qu'il rendit par νεφρῶν, *les reins*, signifiait plutôt les principaux viscères abdominaux, et plus particulièrement le foie. Cette question me paraît d'autant mieux fondée, que l'incision cadavérique fort peu étendue que nous représentent les monuments, et que nous retrouvons sur les momies, ne nous permet guères, à mon avis, d'admettre que, par elle, on donnait issue à *tous les viscères* sauf les reins et le cœur. Le foie, à lui seul, est d'un volume disproportionné à cette ouverture. Que le mot *slôt*, par hypothèse, échange le sens que Diodore lui prête pour le sens plus large que les Hébreux attachaient eux-mêmes au mot *reins*, quand ils disaient par exemple : *Dieu sonde les reins et les cœurs*, et tout de suite nous comprendrons que les Égyptiens retiraient des cadavres les organes intérieurs, *excepté le cœur et les viscères abdominaux*, ou même *excepté le cœur et le foie;* c'est-à-dire qu'ils ne retiraient du corps, dans le mode d'embaumement indiqué par Diodore, qui du reste n'était pas le seul, que le canal intestinal, et tout au plus peut-être la rate et les reins proprement dits.

Cette observation, si elle est fondée, rétablirait, sous le point de vue du rôle moral des organes, la possibilité du rapprochement que nous n'avions pu signaler entre les Égyptiens et les Hébreux, lesquels, comme on le sait, leur firent de bien nombreux emprunts (1).

---

(1) Le mode d'embaumement indiqué par Diodore est loin d'avoir été le seul usité chez les Égyptiens. Les nombreuses citations de momies, éparses dans le savant ouvrage de Pettigrew (*History of Egyptian mummies*), nous montrent que, dans certains cas, les viscères abdominaux et les intestins eux-mêmes restaient en place. Quelquefois, à la vérité, ils avaient été préalablement retirés, enveloppés de bitume et de linge, et replacés dans le corps en plusieurs paquets distincts. D'autres fois encore ils manquent entièrement, même les reins et le cœur; on les avait sans doute déposés alors dans ces *canopes*, ou vases funéraires, dont j'ai parlé ailleurs (*voy.* ch. 5, p. 101); d'autres fois enfin, on les retrouve par fragments et embaumés, entre les jambes ou les cuisses de la momie et les bandes qui l'entourent. Quant aux intestins en particulier, il est aisé de voir, d'après les momies dont je parle, que le plus souvent ils n'ont pas été conservés; soit qu'on les ait jetés dans le Nil, ainsi que nous l'apprennent Porphyre (*De abstinent.*, l. 4.), et Plutarque

On a essayé entre le copte et la langue d'un pays très-éloigné de l'Égypte, la langue basque, quelques assimilations de mots, dont plusieurs sont assez singulières. Nous avons vu que le cœur pourrait à la rigueur figurer sur cette liste éminemment problématique. Il n'en est pas de même du foie, qui se dit, en basque, *guibelá*.

Tout au plus les philologues pourraient-ils entrevoir une analogie entre ce dernier mot et les mots *kebd, cabed,* qui signifient le foie, le premier en arabe, le second en hébreu et en chaldéen.

Un reflet moins contestable encore de ce *kebd,* ou *cabed,* des langues sémitiques, me paraît s'offrir à nous dans le *koubid* de la langue hindoustani. Outre ce mot, si manifestement arabe, l'hindoustani nous offre comme synonyme le mot *jigur,* équivalent lui-même du mot sanscrit YAKÆRT.

Les magnifiques travaux d'Eugène Burnouf ont établi dans tout son jour l'affinité qui existe entre le sanscrit et le zend. Nous ne serons donc point étonnés d'apprendre que le foie, qui se dit en sanscrit YAKÆRT, s'est dit en zend *yekeré;* puis en pehlvi, langue persane dérivée de la précedente, bien qu'à

(*De l'usage des viandes,* discours 2, et *Banquet des Sept Sages*), soit qu'on les ait fait sortir par l'anus, après les avoir ramollis sans doute, et comme détruits en partie, en injectant dans leur cavité du natron caustique, puis de l'huile de cèdre. Assez souvent l'incision du flanc gauche n'existe pas. Quand on la trouve, elle n'a pas plus de cinq pouces anglais, ou cinq pouces et un quart, d'après Pettigrew. Je le répète, cette étendue est peu conciliable avec l'extraction du foie, à moins de supposer que, de même que le cerveau, le foie était retiré par morceaux et comme en bouillie.

demi sémitique, *djeguer;* puis en persan proprement dit, *djégar,* et enfin dans la langue latine, *jecur.*

Trouverons-nous le même rapport, sous le point de vue qui nous occupe, entre le sanscrit et le grec, ces deux langues que tant d'analogies frappantes tendent à rapprocher ? Non : rien de commun entre les différents mots sanscrits exprimant le foie, et le mot ἧπαρ, ou ses synonymes. Mais est-il donc bien démontré qu'au lieu d'être issues l'une de l'autre, les langues sanscrite et grecque ne sont pas deux langues sœurs ? Le mot *foie,* si mince que puisse être cette part de démonstration, vient ajouter sa faible autorité aux arguments plus sérieux invoqués à l'appui de cette thèse.

Rien de notable pour nous, ni dans les langues du Caucase, de cette région habitée par des peuples souvent à demi barbares et de nationalités si diverses, parmi lesquelles je ne trouve pas le nom du foie ; ni dans celle des Chinois, qui le nomment *kan,* ou des autres familles que l'on rattache à la haute Asie. Je ne signalerai parmi celles-ci que les Turcs, qui empruntèrent sans doute aux Persans, en le modifiant légèrement, le nom de *djïguer* qu'ils donnent au foie.

Les Finnois, cet ancien peuple que représentent aujourd'hui principalement les Finlandais, les Lapons et les Hongrois, sont originaires eux-mêmes des plateaux de la haute Asie. Antérieurs, dans leur migration vers le nord de l'Europe, aux peuples germaniques qui, sous le nom de Scandinaves, devaient les assujettir plus tard, les dénominations diverses qu'ils appliquent au foie nous offrent bien plus évidemment le cachet de leur contact avec la grande famille germanique, que le souvenir si lointain de leur première origine. *Foie* se dit en finnois, *maxa ;* en lapon, *muekse ,* c'est le mot précédent à peine modifié , et *ribbre ;* en hongrois, *maj.* Ce dernier mot ressemble assez au *magen* de la langue allemande, qui, à la vérité, signifie l'estomac, pour qu'il me paraisse probable qu'il y a eu là, de la part des Hongrois, ce qui n'est pas rare d'ailleurs, et nous en verrons bientôt un autre exemple, emprunt chez un peuple voisin, avec altération légère et du mot emprunté et de son sens primitif. Le *ribbre* des Lapons est la traduction manifeste du vieux allemand *libera.* Reste donc le *maxa* des Finnois. Je n'affirmerai pas assurément que ce mot n'est pas primitif ; cependant je ferai observer qu'il a aussi jusqu'à un certain point son analogue dans le *milz* des Allemands. Ce *milz,* il est vrai, comme le *melsa* des langues romane et catalane, comme le *milza* des Italiens, signifie la rate, ce *foie bâtard,* ce νόθον ἧπαρ d'Aristote(1) ; mais je répondrai à cet égard par la remarque que *magen* me suggérait tout à l'heure, et d'ailleurs je puis ajouter à ces citations le *melsi* de la langue albanaise qui signifie le foie (2).

Remarquons en outre comme le nom du foie est peut-être un des mots qui attestent le mieux les liens de parenté de toutes les branches de la grande famille germanique. En vieux allemand, nous venons de le voir, c'est *libera ,* d'où l'allemand moderne *leber ;* en gothique, c'est *lefewer ;* en anglo-saxon, *lyfer,* d'où l'anglais *liver ;* en danois, c'est *lever ;* en suédois, *lefwer ;* en islandais, *lifur ;* en néerlandais, c'est-à-dire en flamand et en hollandais, *lever.*

---

(1) *De partib. animal.*, l. 3.
(2) *Voy.* pour cette dernière langue, Pouqueville, *Voyage en Grèce,* tome III.

Deux autres grandes familles humaines nous sont encore signalées par l'histoire comme bien distinctes : les Slaves et les Celtes. Le foie consacre à sa manière cette distinction ; car il se nomme *petchine* chez les Slaves, du moins chez les Russes, *ventrôba* chez les Polonais ; et *afu, avu, aou,* chez les principaux peuples celtiques, *havu* en bas-breton. Chose curieuse, je vois dans une traduction des *Tables Eugubines*, ces tables d'airain chargées d'inscriptions étrusques, et trouvées en Ombrie au xv° siècle, que le foie y est nommé *avif* ou *afis* (1). Cette analogie avec les mots celtiques que je viens de rapporter s'ajouterait elle-même aux preuves historiques qui, dans ces anciens peuples d'Italie, nous montrent des hommes d'origine celtique.

Avant d'en finir avec les temps reculés, un mot encore sur l'Amérique et sur l'Océanie.

J'ai parcouru un très-grand nombre de vocabulaires américains, depuis les vocabulaires esquimaux, jusqu'à ceux de l'Amérique méridionale, et je n'ai trouvé que très-peu de chose à noter sur le foie. Son nom y manque même bien souvent, bien plus souvent que celui du cœur. En brésilien, le même mot, le mot *pyá*, désigne ces deux organes, le cœur et le foie.

En Océanie, cette identité d'appellation est presque la règle, et le foie manque plus rarement dans les dictionnaires océaniens. Serait-ce parce que l'Océanie fut peuplée, apparemment, bien avant l'Amérique, et alors que le foie jouait encore ce rôle

---

(1) Voy. *Hist. des langues romanes*, par Bruce-White, t. I.

moral des époques primitives, dont le cœur devait le déposséder plus tard ? Autre remarque : la différence si souvent signalée, et sous tant de rapports, entre les Américains et les Océaniens, se retrouve dans les dénominations du foie. Parmi les quelques noms que l'Amérique nous a fournis, le moins éloigné des noms du foie dans les langues océaniennes est le mot *akiopkanaï* de l'un des dialectes du Brésil. On peut y entrevoir, comme radical, ce mot *ake* qui, aux îles Sandwich, signifie le cœur et le foie. On sait que, pour l'oreille du philologue, *ake* et *ate* sont identiques. C'est ce dernier radical qui, le plus ordinairement, en Océanie, s'applique à la dénomination du foie. C'est, par exemple, *ati* en malais ; *ata* en Nouvelle-Zélande et aux îles Tonga ; *adde* dans l'île des Cocos, etc. Nous avons fait, si l'on s'en souvient, la même observation pour le cœur.

Nous citions tout à l'heure un autre point de contact philologique entre le foie et la rate. Certaines langues océaniennes pourraient nous offrir des exemples analogues. Ainsi, en madécasse, le foie se dit *ate*, la rate se dit *ate-lava*, c'est-à-dire *foie allongé*. Aux îles Tonga, je retrouve, d'après Dumont d'Urville, ce mot *ate* s'appliquant aux reins, mais cette fois avec l'adjonction du mot *bili* qui désigne une sorte de lézard. Le peuple de ces îles aura voulu peut-être exprimer de la sorte la double analogie que les reins lui auront présentée apparemment : avec le foie, comme couleur ou texture, et avec un certain lézard, comme configuration, ou plutôt comme volume. Ces exemples m'ont paru intéressants; car ils nous montrent, une fois de plus, les assimilations que les langues rudimentaires ne manquent pas d'établir

entre certains organes , dès que ceux-ci présentent
entre eux quelques analogies.

Encore une dernière observation. En malais, *foie* se
dit *ati*, et de plus *limpa*. *Ati*, outre le foie , signifie
aussi le cœur, mais seulement le cœur moral, car le
cœur physique se dit *iantong*, ou *djantong*. N'y a-t-il
pas là, pour nous, comme une nouvelle indication de
ce fait , que primitivement ce fut le foie qui joua le
rôle moral , puisque, vraisemblablement, le cœur
emprunta ensuite le nom du foie, quand, plus tard,
il joua ce même rôle à son tour?

Revenons maintenant sur nos pas, et terminons
cette histoire philologique du foie par ce qui concerne les langues néolatines, et la nôtre en particulier.

La science vraie des étymologies est essentiellement
moderne. Jusqu'au siècle actuel, nous ne trouvons bien
souvent que des étymologies erronées , ou imaginaires. Nous pouvons comme exemple citer le mot
latin *jecur*. Ce mot remonte, ainsi que nous l'avons
vu , et par une filiation incontestable, jusqu'au sanscrit YAKART, ou, si l'on veut, jusqu'au zend *yekeré*.
Cette origine est aujourd'hui hors de doute. Consultons les étymologistes des siècles précédents. L'un
nous dira que *jecur* vient de *juxta cor* (*cor* signifiant
ici l'estomac), ainsi Furetière (1), etc.; un autre, de ce
que *gerit cor*, ainsi Mathias Martinius (2), etc., etc. Le
mot français *foie* n'a pas été jusqu'ici plus heureuse-
ment interprété. *Foie* vient de *foyer*, nous disent le
Père Labbe, Furetière, les auteurs du *Dictionnaire de
Trévoux*, etc. Ménage dérive le mot *foie* de *ficatum*, nom

---

(1) *Dict. universel*, article *Foye*.
(2) *Lexicon philologicum*, 1655.

de ce viscère dans la basse latinité, et, chose in‑
croyable, il dérive *ficatum* de *hepar*. On peut voir dans
son dictionnaire étymologique par quelle série de
transformations successives, et sans preuve aucune à
l'appui de chacune d'elles, il opère cette étonnante
métamorphose.

Serons-nous mieux inspiré que Ménage? Trouverons-nous une transition plus complète et plus acceptable entre le *jecur* des Latins et le *foie* des Français?
Essayons à notre tour.

Et d'abord, en effet, dans la basse latinité, *jecur*
disparaît. Il fait place à *fegatum*, écrit quelquefois
ficatum, et même *ficotum* (1). Par une coïncidence assez étrange, en même temps que se fait en latin cette
substitution, dans la langue grecque, vers cette même
époque de décadence, ἧπαρ est de son côté abandonné,
et remplacé par συκωτον. Or συκωτός signifie *engraissé
avec des figues* (de σῦκον, *figue*); d'où l'idée que la nouvelle dénomination du foie provenait de la substance
alimentaire le plus fréquemment employée dans le but
d'engraisser les foies des animaux. Même origine fut
attribuée au mot latin. Saumaise et bien d'autres ne
doutèrent pas que *ficatum* ne vînt de *ficus*, comme
συκωτον venait de σῦκον. Remarquons cependant la différence entre les deux mots : le mot grec ne pouvait signifier autre chose qu'*engraissé avec des figues*,
mais en est-il de même du mot latin? Nullement : au
lieu de ce sens qu'il n'eut jamais, les écrivains des
meilleurs temps lui en donnent un autre tout différent.
Dérivé de *fœx, fœcis, lie, dépot bourbeux*, etc., *fecatus* ou

---

(1) *Voy.* Ducange, *Glossarium mediæ et infimæ latinitatis,*
tome III.

fegatus, signifie *plein de lie*, *plein de bourbe*, d'où le *vinum fecatum* de Caton l'Ancien (1), liquide qui s'écoule du marc de raisin traité par l'eau. Est-il donc étonnant, après ce que nous avons dit des théories physiologiques des anciens sur la bile, ce *purgamentum pessimumque sanguinis*, suivant Pline, que les médecins et le peuple lui-même aient été amenés à appliquer au foie, par une appropriation toute naturelle, un mot déjà existant, et qui exprimait si bien l'idée qu'on se faisait de cet organe? N'est-il pas beaucoup plus vraisemblable d'attribuer ce changement de nom à un pareil motif, qu'à la consécration d'un raffinement gastronomique? Que les Grecs de la décadence se soient arrêtés à cette dernière interprétation, on le conçoit : mêlés aux Italiens, aux Vénitiens, aux Espagnols, et les entendant nommer le foie *fegato*, *figdo*, *higado*, ils purent croire que ces différents mots venaient du mot *figue*, qui leur est en effet fort analogue dans ces diverses langues, et ils les traduisirent par συκωτον qui, pour eux, qui, dans leur pensée, provenait bien réellement de σῦκον. Mais quant à nous, mieux placés qu'eux pour juger cette question, je le répète, nous ne saurions tomber dans une pareille méprise.

J'emprunte une partie de cette argumentation à Muratori (2). Je pense avec lui que les médecins considéraient le foie comme un *fecator*, ou *defecator*, et que de là vint le *fecatum* des Latins (3); mais je

---

(1) *De re rusticâ.*

(2) *Antiquitates italicæ medii ævi*, tome II, dissert. 33.

(3) L'étymologie vraie du latin *fecatum* avait été entrevue dès 1606 par le Dʳ Bernardo, chanoine de Cordoue, à l'occasion

m'étonne qu'après une explication si vraie du mot latin, Muratori ajoute que, pour le français *foye*, il vient de *foyer*.

Remarquons ceci en effet : tandis que ce *fegatum* des Latins était rendu par *fegato*, ou *fegado*, chez les Italiens ; *higado* chez les Espagnols ; *fegado* chez les Portugais ; les Catalans le traduisaient par *fetge*, et ce dernier mot est précisément celui que nous retrouvons dans notre langue romane :

> ..... el fege de dins la corada
> Vos trayrem mantenant tot fresc,

nous vous arracherons maintenant tout frais le foie de dedans la poitrine, lisons-nous dans saint Honorat. Par parenthèse, si les écrivains d'alors mettent le foie dans la poitrine, en revanche apparemment, ils placent quelquefois le cœur dans le ventre ; nouvel exemple de cette substitution réciproque des deux organes l'un à l'autre :

> trais li cor del ventre,

lui arracha le cœur du ventre, dit Guillaume de Cabestaing (1) ; ce qui nous explique l'expression encore usuelle de *donner du cœur au ventre*. Mais revenons au roman *fege* (prononcez *fedgé*). Je dis que c'est de ce mot que vient notre mot *foie*. Le radical de *fege*

---

de l'espagnol *higado*, ou *figado*. Voici ce qu'il en dit : « Puede tener origen de la palabra latina *fæx*, *fæcis*, hez, por quanto su materia es sangre crasa y viscosa. » (*Del origen y principio de la lengua castellana, ó romance, que oy se usa en España. 1606.*)

(1) *Lexique de Raynouard*, ut supra.

est sans contredit sa première syllabe *fe*, originaire, comme nous l'avons vu, et traduction lointaine du latin *fœx*; or, qui ne sait la fréquente permutation dans notre langue de la syllabe *é*, ou *é*, en *oi*, et réciproquement? Exemples : *santa fé* (venu lui-même de *fides*), *sainte foi*; les François devenu les Français, etc. N'est-il pas de toute évidence que *fe*, radical de *fege*, a pu devenir *foie* (1)?

On excusera, je pense, l'étendue de cette dissertation étymologique, et par l'intérêt, pour nous tout spécial, d'élucider l'origine du mot qui désigne dans notre langue le viscère objet de ce travail, et par cette autre considération : c'est que nous sommes arrivé à démontrer ainsi, que c'est à une idée toute médicale que ce mot doit sa naissance; que c'est à l'influence des vieux systèmes d'Hippocrate et de Galien, dont il porte encore l'empreinte, qu'est dû pour lui le fait de n'avoir pas, en se rajeunissant, suivi la filière et conservé le cachet des langages précédents, de ne pas remonter enfin, comme tant d'autres mots de notre langue, comme le mot *cœur*, par exemple, jusqu'au point de départ primitif, jusqu'à l'origine orientale (2).

---

(1) Je suis heureux de pouvoir ajouter qu'un de nos philologues les plus distingués, M. Guessard, a considéré cette étymologie comme parfaitement admissible. Je remercie d'ailleurs ce jeune savant des utiles conseils dont il a bien voulu m'éclairer pour cette partie de mon travail.

(2) Certains étymologistes ont fait dériver le *lefwer* de la langue gothique de *lefwa*, *vivere*, parce que le foie, nous disent-ils, était pour les anciens *fons sanguinis et vitæ*. (Voy. *Glossar.*, *suio-gothic.*, par J. Ihre, au mot *Lefwer*.) Il me semblerait beaucoup plus raisonnable de le dériver d'une autre acception de ce même mot *lefwa*, savoir : *linquo*, d'où *aflewor*, *residuæ partes*,

Remarquons aussi, pour nous faire pardonner cette longue excursion dans le domaine de la philologie, que, si peu favorable qu'un mot unique semblât d'abord à ce genre de recherches, le mot *foie* nous a fourni cependant à son tour quelques données dignes d'être notées. Les dénominations qui s'appliquent aux diverses parties du corps humain ont dû être de celles qui figurèrent les premières dans le langage de l'homme. Pas plus que d'autres néanmoins, elles ne résoudraient le problème, à bon droit délaissé, de fournir les éléments constitutifs de la langue primitive; et d'ailleurs, pour une pareille tentative, il serait doublement déraisonnable de compter sur ces organes intérieurs, sur ce foie, par exemple, dont le nom, d'utilité secondaire, ne se montre en général dans une langue, comme nous l'avons dit, qu'à une certaine époque de sa durée. Mais enfin, et malgré toutes ces contre-indications, nous avons pu voir que le foie, à son tour, n'a pas été complétement réfractaire à l'application de cette tendance toute moderne de la philologie comparée, comme de l'ethnographie elle-même mieux comprise, à faire tout converger, autant que possible, vers cette unité du point de départ depuis si longtemps enseignée par Moïse. L'importance de ce résultat, quelque disproportionné qu'il soit assurément aux efforts isolés d'un mot unique, donnera peut-être quelque prix à la faible part de collaboration que le mot *foie* nous a paru fournir dans ce même sens.

---

en allemand *aleibon*, en belge *libbe*, ou *lebbe*, *coagulum*. Cette étymologie de la dénomination du foie dans les langues germaniques, serait dès lors très-analogue à celle que nous venons d'attribuer au *fegatum* de la basse latinité et à notre mot *foie*.

J'aurais pu, dans cette dernière partie de mon travail, chercher encore quelques rapprochements de mots et d'idées, plus ou moins utiles à comparer avec certains des détails antécédents. Mais je sais, je l'ai reconnu pour le mot *cœur*, tout ce que de semblables aperçus ont quelquefois de problématique, ou de purement conjectural ; aussi ai-je cru devoir m'abstenir. Je citerai cependant le rapprochement suivant : *foie* se dit en berbère *tesa*, et, dans ce langage de l'oasis d'Ammon que l'on nomme le syouah, *atesa* ou *tsat*. En éthiopien, *feu* se dit *sat*, et dans plusieurs dialectes du Caucase *tsa, tsia*.

Dans le celto-breton, *foie* se dit *afu ; feu*, dans la même langue, se dit *afo*.

Milz, en allemand, *melsi*, en albanais, *milza*, en italien, signifient, soit la rate, soit le foie lui-même ; *mitza*, en lesghi d'Avar, un des idiomes du Caucase, signifie le feu.

YAKART, en sanscrit, désigne le foie ; *yag*, dans cette langue des bohémiens qu'aujourd'hui l'on rattache au sanscrit (1), désigne le feu.

Pia exprime le cœur et le foie en brésilien et en guarani ; *bia*, en Nouvelle-Irlande, exprime le feu.

Quand on songe au rôle de calorification attribué, dès les temps les plus anciens, au foie, comme au cœur, les rapprochements que je viens d'énumérer, si analogues à ceux que l'étude du cœur nous a offerts, n'ont-ils pas quelque chose de curieux ?

Et que d'autres de ces analogies entre le cœur et le foie n'avons-nous pas rencontrées, tant sous le point

---

(1) Voy. *Revue britanniq.*, 1846, tome IV, 6ᵉ série.

de vue de la philologie comparée, que d'abord sous les points de vue divers sous lesquels nous avons successivement envisagé ces deux organes ! Recueillons pour les mettre en regard ces traits disséminés; leur ensemble résumera pour le lecteur les éléments les plus intéressants de notre double travail.

Le mot *foie*, inférieur au mot *cœur* sous ce rapport, ne remonte pas, avons-nous vu, jusqu'au sanscrit par une généalogie non interrompue. Né du latin par un mot que cette langue enfanta dans les bas temps, c'est son prédécesseur *jecur* que nous avons pu suivre jusqu'à la souche commune, et, nouvelle différence relativement au mot *cœur*, de cette souche il ne descend pas, ainsi que lui, dans la langue grecque. Mais ici s'arrêtent les dissemblances philologiques; car, du sanscrit, le mot YAKART passe dans la langue latine, dans l'hindoustani, dans le zend, le pehlvi, le persan et le turc; nous le retrouvons dans tous les rameaux de la grande famille indo-germanique; nous le retrouvons par delà la limite où le cœur s'est dérobé à nos recherches de ce côté, c'est-à-dire jusque dans la langue des Lapons, et jusque dans celle des Étrusques, dont il consacre même la parenté avec les Celtes.

Comme le nom du cœur, le nom du foie est importé aussi par les Arabes dans la langue hindoustani, et le mot arabe, en s'y modifiant quelque peu, y devient synonyme du mot que le sanscrit a déjà légué à cette langue.

Le cœur nous avait indiqué l'identité d'origine des habitants de l'oasis d'Ammon (Syouah) et des Berbères; le foie nous l'a confirmée.

Cœur de mère et *entrailles maternelles* sont deux ex

pressions synonymes dans bien des langues. Qui pourrait douter que, sous ce mot *entrailles* (*viscera* chez les Latins, *coraille* dans notre vieux français, etc.), le foie lui-même n'ait joué dans la pensée des peuples un rôle prédominant, quand nous voyons dans les langues océaniennes, et quelque peu aussi dans les langues africaines, le même radical *at* ou *ak* s'appliquer soit au cœur, soit au foie ; quand le même mot, dans certains dialectes américains, désigne indifféremment l'un et l'autre de ces deux organes ; quand, dans la langue des Malais, le mot qui dénomme le foie dénomme aussi le cœur, mais seulement le cœur moral, parce que sans doute le foie céda son nom au cœur en lui cédant le rôle qu'il avait primitivement rempli dans le langage, et par conséquent dans les idées philosophiques, de ce peuple et de tant d'autres peuples ?

Rappelons-nous, en effet, la part d'influence intellectuelle ou morale attribuée au foie par les anciens, et celle que nous avons vue, et que, le plus souvent, nous voyons encore, affectée au cœur, et nous serons frappés bien fréquemment de l'identité complète de l'une et de l'autre, envisagée de peuple à peuple, ou d'époque à époque. Nous ne tarderons pas à nous convaincre que, sous ce premier point de vue, comme sous le plus grand nombre de ceux sous lesquels nous avons étudié les deux organes, il n'est pas de rôle qui ait été prêté à l'un des deux par un peuple, ou à une époque donnée, qui n'ait été prêté à l'autre par un peuple différent, ou quelquefois par le même peuple à une autre époque de son histoire.

L'amour est aujourd'hui localisé dans le cœur presque partout ; l'amour fut placé dans le foie par les

Hébreux, du moins le plus ordinairement; par les Hindous primitifs; par les Arméniens; par les Grecs des temps reculés, et par nous-mêmes : témoin cette expression de Rabelais : « Je t'ayme du bon du foye. »

Pour le courage, nous disons, et bien des langues donnent à cette locution le même sens que la nôtre, *un homme de cœur,* pour *un homme de courage.* Nous avons vu que, dans plus d'une langue, on dit tout autant, ou plus volontiers : *un homme de bile, un homme de foie.*

Un cœur volumineux, suivant Aristote, ne pouvait appartenir qu'à un lâche ; un foie volumineux, suivant Galien, caractérise la lâcheté. Contrairement à Aristote, chez la plupart des peuples ultérieurs, chez nous en particulier le plus habituellement, un gros cœur fut un signe de courage; chez les naturels des îles Tonga, les gros foies sont le partage des braves.

Chez nous, le cœur bat de colère, comme il palpite d'amour ; mais remarquons que, dans la pensée du plus grand nombre, le point de départ de ces battements, pour la colère, pourrait bien être ailleurs, et, que sais-je? dans la bile apparemment. Ne disons-nous pas de l'homme qui nous irrite, qu'il nous *échauffe la bile?* Les Goths, dans un sens analogue, comme nous disons une *tête chaude,* disaient un *foie chaud,* car leur mot *hetlefrad* est traduit par *cui jecur calidum est* (1). De même aussi, pour les Latins, nous avons vu que, chez l'homme irrité, *bile tumet jecur* (Horace).

Pour les Latins, il est vrai, c'était dans le foie comme

---

(1) Voy. *Glossar. suio-gothic.,* par J. Ihre.

dans le cœur, indifféremment, que siégeaient toutes
nos passions; et à cet égard les Latins copiaient les
Grecs qui, à certaines époques, ainsi du temps de
Platon, rapportaient au foie les facultés intellectuelles
et morales. Platon n'en fait-il pas l'aboutissant des
odeurs mêmes, de ces odeurs dont nous disons maintenant, dans le langage familier, qu'elles nous *ravi-
gotent le cœur?* Nous avons vu d'ailleurs que, chez
d'autres peuples d'Orient, ainsi les Persans, les Arméniens, etc., le foie et le cœur jouent indifféremment
ce même rôle intellectuel ou moral. Le cœur a toujours et partout, depuis les Égyptiens jusqu'aux Finnois, depuis les Grecs jusqu'aux Siamois, été investi
d'un rôle moral. Le plus souvent on lui a prêté l'intelligence, bien souvent aussi l'amour et le courage,
mais ces deux dernières attributions ont été postérieures à la première, car leur siége primitif est encore dans certains climats la cavité abdominale, ou,
en particulier, l'organe hépatique.

Poursuivons ce parallèle.

Le cœur, suivant Platon, est le principe des veines.
Suivant Hippocrate et Galien, l'origine des veines est
dans le foie.

Ce qui frappe le plus les anciens physiologistes,
dans les fonctions qu'ils attribuent au cœur, c'est la
calorification. Le foie, dans les idées de Galien, est
le siége principal de la chaleur humaine, et l'on sait,
sous ce point de vue, ce que nous ont appris les recherches si précises de la physiologie contemporaine.

Aristote et Galien placent l'hématose dans le foie.
Pour d'autres, et par exemple pour nos physiologistes des xv⁰ et xvi⁰ siècles, c'est le cœur qui *affine* le
sang, qui le *subtilise*.

Ne semble-t-il pas qu'il se fasse de siècle en siècle, entre les deux organes dont nous parlons, comme un mutuel échange de leurs attributions respectives, à la manière de ces déplacements alternatifs que l'embryogénie nous a montrés elle-même dans l'action formatrice, qui du cœur se porte au foie, et plus tard du foie se reporte au cœur?

Le cœur chasse le sang dans le poumon et dans le reste du corps; le foie chasse dans les reins le sang qui vient de le traverser, fonctionnant ainsi, jusqu'à un certain point, comme un cœur abdominal. Un principe vénéneux quelconque a-t-il exercé son influence sur notre économie vivante, c'est dans le cœur, suivant les uns, qu'a dû se concentrer son action; c'est dans le foie suivant les autres. Chez les gauchers, le cœur incline à gauche, nous dit un auteur que j'ai cité; chez les gauchers, le foie incline à gauche, nous dira-t-on ailleurs. On avait cru voir deux cœurs chez certaines perdrix; on a cru voir deux foies chez certains lièvres.

Réclamés l'un et l'autre et avec un même degré de confiance par la thérapeutique des temps anciens, le cœur et le foie figurent également, suivant les idées propres aux différents peuples, parmi les moyens imaginaires de doubler le courage, de deviner l'avenir; parmi les instruments de la sorcellerie; parmi les organes sur qui et par qui s'exercent les punitions et les vengeances.

Comme le nom du cœur, nous retrouvons le nom du foie parmi ceux que diverses de nos nomenclatures ont empruntés à la forme humaine.

Mais c'est assez de ces rapprochements, coup d'œil rétrospectif et bien rapide sur les jalons principaux de

la carrière que nous avions à parcourir. Heureux si
le lecteur a pu sans fatigue nous y suivre jusqu'au
terme, et s'il a pris autant d'intérêt à étudier les nombreux détails que nous venons de faire passer sous
ses yeux, que nous en avons trouvé nous-même à les
recueillir !

TABLE.

DEUXIÈME PARTIE.

LE FOIE.

Paris. — Imprimé par E. Thunot et Cⁱᵉ, 26, rue Racine.

RECHERCHES

SUR

LE CŒUR ET LE FOIE

CONSIDÉRÉS AUX POINTS DE VUE

LITTÉRAIRE, MÉDICO-HISTORIQUE, SYMBOLIQUE, ETC.

PAR

LE DOCTEUR Félix ANDRY,

ancien chef de clinique de la Faculté de médecine de Paris,
membre de la Société de médecine du département de la Seine, etc.

1858. — 1 vol. in-8 de 304 pages. — Prix : 4 fr.

A PARIS, CHEZ GERMER BAILLIÈRE,

LIBRAIRE-ÉDITEUR, 17, RUE DE L'ÉCOLE-DE-MÉDECINE.

———◦———

AVANT-PROPOS

OU

PLAN DE CET OUVRAGE.

Le travail que je soumets aujourd'hui à l'appréciation du public porte spécialement sur le cœur, et accessoirement sur le foie. Dans des publications antécédentes (1), j'ai étudié le cœur au point de vue médical proprement dit ; dans celle-ci, je l'étudie sous des points de vue dont plusieurs sont différents en apparence, et je dirai même presque insolites, et cependant ont bien droit aussi à l'attention des médecins. Quel est d'ailleurs, à vrai dire, l'objet des méditations ou des recherches de l'esprit humain, qui ne touche par quelque point au vaste domaine de l'art médical? Quel est, dans la science de l'humanité, le détail que le médecin ne soit autorisé à approfondir et à s'approprier, le médecin, qui peut si légitimement et à tant de titres se dire *ministre et interprète de la nature* (2), le médecin qui, mieux que le personnage de Térence, doit avoir pour devise :

Homo sum : humani nihil a me alienum puto (3)?

Pour mon compte, j'ai appliqué depuis plusieurs années aux principaux organes de notre économie le mode d'investigations dont le présent volume est comme le spécimen, et cette sorte d'étude rétrospective et comparée m'a plus d'une fois paru féconde en résultats utiles, autant qu'inattendus.

---

(1) *Manuel de diagnostic des maladies du cœur, précédé de recherches cliniques pour servir à l'étude de ces affections.* — *Manuel pratique de Percussion et d'Auscultation;* et divers articles dans nos journaux de médecine.
(2) Baglivi, *De praxi medicâ*, lib. 1, cap. 1.
(3) *Heautontimorumenos*, act. I, sc. I.

Puisse la sympathie de mes lecteurs encourager cet essai !

Diverses connexions entre le cœur et le foie, dignes à mon avis d'être mises en lumière, m'ont décidé à rapprocher ces deux organes, et à les envisager ainsi en quelque sorte d'un coup d'œil simultané. Ce rapprochement pourra étonner de prime abord quelques-uns de ceux qui me liront ; ils verront là comme une fantaisie littéraire, comme le caprice d'un auteur en quête de l'imprévu. Qu'ils ne prononcent à cet égard qu'après m'avoir entendu. J'espère que certaines au moins des particularités communes aux deux histoires ne tarderont point à dissiper leur impression première, et me justifieront suffisamment à leurs yeux. Voici maintenant en peu de mots le plan, ou, si l'on veut, le canevas, de cet ouvrage.

Dans mon premier chapitre, j'énumère les attributions diverses que la langue française affecte au mot *cœur*. Je constate que, sous ce rapport, elle n'est que la continuation et comme l'écho des langues latine et grecque ; qu'elle répète à son tour les idées métaphysiques accréditées relativement aux fonctions intellectuelles ou morales du cœur par les philosophes de l'antiquité, idées que transmirent jusqu'à nous les écrivains du moyen âge, et dont l'origine première avait été l'Orient, et peut-être plus particulièrement l'Égypte.

A cette occasion, je passe en revue, après les Égyptiens, les différents peuples dont le langage nous est connu, depuis les Hébreux jusqu'aux Chinois , depuis les insulaires de l'Océanie jusqu'aux Finnois et aux Scandinaves. Je montre que chez tous ces peuples, les attributions morales du cœur, quelquefois varient, changeant d'un peuple à un autre peuple ; quelquefois même manquent entièrement, usurpées alors par le foie.

Je cherche ensuite s'il n'y a pas, à certaines au moins de ces particularités, des raisons idiosyncrasiques de telle nature, que ces singularités elles-mêmes puissent devenir d'utiles indications au point de vue ethnographique.

Je termine enfin ce chapitre par quelques exemples encore d'intervention du cœur dans le langage, due aux qualités sensibles de ce viscère, plutôt qu'à ses fonctions intellectuelles ou morales.

De ces fonctions abstraites et idéales, je passe dans mon second chapitre aux fonctions physiologiques proprement dites ; des philosophes, je passe aux médecins.

Cette nouvelle revue historique déroule sous nos yeux bien des erreurs, dont le reflet nous a été offert par les vices de langage, ou de théories métaphysiques, objets de notre premier chapitre. Et cependant, du sein de cette nuit profonde et si longtemps prolongée, quelques lueurs se dégagent par intervalles, et nous prenons soin de les signaler, pâles avant-coureurs du jour lointain où la circulation enfin bien comprise dépouillera le

cœur de son rôle imaginaire, pour ne lui laisser
en propre que son rôle vrai de pompe aspirante
et foulante.

La discussion des derniers débris de son ancien
prestige, que certains physiologistes semblent
vouloir encore retenir pour le cœur; quelques
données embryologiques sur cet organe, et de
nouveaux rapprochements entre le cœur et le
foie à ce point de vue; enfin des indications
ethnographiques, notées plutôt, il est vrai, comme
des espérances que comme des faits acquis, forment la conclusion et le résumé de ce second chapitre.

Les anciens se faisaient-ils une idée plus exacte
du cœur à l'état morbide, que du cœur à l'état
normal? Cette question devait tout naturellement
faire l'objet de mon troisième chapitre; et j'y établis, dès les premières pages, en donnant ce qui
me paraît être la raison de ce fait, que les progrès
de la science allaient être ici nécessairement plus
lents encore que dans le domaine physiologique.
Je prouve cette sorte de stagnation scientifique
par un certain nombre de citations, qui me paraissent remonter toutes comme à leur point de
départ à cette assertion d'Hippocrate : *nullus morbus in corde oritur.*

Mais, à défaut d'histoire authentique, il y a ce
que nous pourrions appeler l'histoire légendaire
du cœur malade; et cette histoire, si étrangère
qu'elle puisse être à l'anatomie pathologique du

cœur sainement entendue, n'est pas sans intérêt.
Les Égyptiens nous en fournissent les premiers
éléments. Je les trouve dans ce que ceux-ci appelaient la *phthiriase* du cœur, dont les prétendus vers de ce même organe furent plus tard les
analogues. J'énumère aussi ces calculs, ces os, ces
poils du cœur, singulier témoignage aux yeux des
anciens du courage ou de l'habileté de celui qui en
était porteur, et je m'efforce de ramener toutes ces
soi-disant merveilles à leurs véritables manières
d'être.

Le volume du cœur fixe ensuite notre attention,
et je note, chose singulière, que, pour les anciens,
un cœur volumineux était plutôt l'attribut de la
lâcheté que du courage. Des écrivains ultérieurs,
la plupart se sont faits les échos de cette opinion ;
quelques-uns ont soutenu l'opinion contraire ; tous,
généralement, ont pris le cœur du lion comme type
de ce que doit être le cœur de l'individu courageux, ce qui m'amène à discuter deux choses en
passant : 1° le volume du cœur du lion ; 2° le courage de cet animal.

Pour Aristote, et par conséquent pour bien d'autres ensuite, le courage, non-seulement siégeait au
cœur, mais encore avait sa cause dans la chaleur
de ce viscère. Cette chaleur joue un bien autre
rôle dans la pathologie des anciens; car la fièvre
n'était pour eux, en général, que l'exagération de
cette chaleur. Quelle est d'ailleurs, dans la fièvre,
la part qui revient au cœur, au point de vue, soit

de sa chaleur, soit de certaines autres conditions qui lui ont été attribuées, ou qu'on lui attribue même encore? C'est ce que j'examine ensuite, en parcourant rapidement les principales théories de l'état fébrile, depuis Hippocrate jusqu'à **MM.** Broussais et Bouillaud.

Après cet historique, viennent d'autres désordres plus ou moins imaginaires : ainsi le froid du cœur, par opposition à son excès de température ; ainsi le retrait des esprits animaux qu'il doit retenir ; ainsi le renversement, la duplicité, de cet organe ; ses vices de situation, sa tendance à absorber les principes toxiques, malfaisants, qui peuvent agir sur notre économie ; et tous ces désordres sont pour nous une occasion nouvelle de rapprochements entre le cœur et le foie.

Après le cœur malade, s'offre à nous, dans un quatrième chapitre, ce que je pourrais appeler le cœur médicament ; puis même, le cœur instrument de sorcellerie ; le cœur instrument de vengeance ou de châtiment ; le cœur, enfin, moyen de divination et d'autres pratiques religieuses.

Le cœur de différents animaux, et celui du cerf particulièrement, a longtemps figuré dans nos recueils pharmaceutiques. J'énumère les principales parmi les prétendues indications de ce singulier médicament, et de cette recherche je passe bientôt, assez naturellement, à un autre emploi du cœur, à ses usages divers dans la magie et la sorcellerie. A cet égard, les peuples les plus variés, les plus sauvages, et avouons-le, même les plus civilisés, nous apportent leur contingent de formules ou de pratiques superstitieuses, pratiques le plus souvent inspirées par des idées de haine ou de vengeance.

Mais quelquefois c'est contre le cœur lui-même d'un ennemi que ce dernier sentiment va porter ses coups, ou exercer les raffinements de sa cruauté. J'en donne plusieurs exemples que je rencontre, soit dans nos historiens, soit dans nos romanciers du moyen âge, soit même dans nos légendaires religieux. Nous y voyons le cœur humain servi comme aliment, à l'insu de celui qui le mange, le cœur, celui-même des animaux, objet d'horreur pour les anciens, au point de vue alimentaire. Nous voyons le cœur arraché sur le vivant, et cela parfois en manière de châtiment juridique, et d'autres fois après la mort, comme moyen de conjurer les réapparitions posthumes.

Le cœur ne pouvait rester étranger aux cérémonies religieuses des anciens. Je passe en revue, sous ce rapport, les Hébreux, les Hindous, les Grecs, les Latins, et même certaines peuplades d'Amérique ou d'Afrique, en étudiant chez tous ces peuples, soit leurs sacrifices, soit leurs pratiques divinatoires.

Après ces cruautés, ou ces traits de barbarie superstitieuse, un sujet tout autre repose nos esprits; après les supplices et l'immolation, viennent en quelque sorte les honneurs funéraires : je veux parler de l'inhumation isolée du cœur humain. C'est l'objet de mon cinquième chapitre.

Depuis quand le cœur de l'homme a-t-il le privilége d'un culte funéraire spécial? Cet usage, aujourd'hui si répandu, existait-il dans l'antiquité proprement dite ? A quelle époque remonte, suivant nous, le premier fait d'inhumation du cœur ? Quels sont les principaux noms qui figurent sur cette liste nécrologique ; et que devons-nous penser du prétendu cœur de saint Louis, trouvé à la Sainte-Chapelle en 1843 ? Pour élucider ces questions, j'interroge nos plus anciennes annales, et je fouille avec soin, non-seulement les caveaux de nos cathédrales, mais les monographies de nos abbayes les plus célèbres, et les monuments de nos musées.

Dans cette étude historique, j'ai dû me restreindre à la France. Je termine cependant par un emprunt à l'histoire d'Écosse, qui confine, comme on pourra le voir, par un point de contact assez intime, à mon chapitre suivant.

Après la mort et l'inhumation, l'apothéose ; à côté, ou mieux à la place de ce qui est, l'ombre, l'image, le symbole ; après l'étude du cœur et de ses diverses manières d'être, l'étude du symbolisme du cœur. Et, en effet, quel emblème fréquemment figuré ! quelle forme idéale et allégorique prodiguée partout, on peut le dire ! et comme la plastique s'est faite à cet égard l'interprète trop fidèle de ces fantaisies du langage, sujet de notre premier chapitre !

En a-t-il été toujours ainsi ? Cette représentation du cœur, en tant que symbole, était-elle familière aux anciens ? Est-ce un cœur que nous présente certain amulette étrusque cité quelquefois à ce propos ? Est-ce bien un cœur que figurait la bulle transmise aux Romains par les Étrusques ? La numismatique retrouve-t-elle à bon droit cette même figure sur les médailles où elle nous la donne comme incontestable ? La science archéologique nous la signale-t-elle avec raison sur les monuments funéraires, et en particulier sur les sarcophages de nos premiers chrétiens, et ailleurs ?

Je discute tous ces points, et j'arrive à déterminer, je crois, positivement, l'époque où s'institua l'usage de figurer le cœur, et l'inspiration première de cette institution, ce qui me conduit à signaler en passant les cœurs votifs métalliques, et à chercher quel est le plus ancien exemple de cette représentation du cœur, aujourd'hui si commune.

Même recherche, à propos du blason ; et, à cette occasion, excursion dans la Frise et dans le Danemark, dont nous analysons avec soin les armoiries, sans oublier même les insignes des Goths, ancêtres des Danois, et qui, eux aussi, nous disent quelques historiens, avaient des cœurs sur leurs étendards.

A cette dissertation succède l'énumération des principales armoiries dans lesquelles figure le cœur ; le cœur, précédé dans le blason, comme ailleurs, par une figure soi-disant analogue et qui devait lui imposer la forme sous laquelle les artistes ont pris l'habitude de le travestir ; le cœur, devenu pour nous, par la date précise de son adoption, une sorte de point de repère, dans la chronologie héraldique.

Même étude ensuite pour le cœur des cartes à jouer. Depuis quand figure-t-il parmi ces emblèmes ; et le cœur de nos cartes actuelles était-il bien un cœur à l'origine ?

Nous voici au xv°, et bientôt au xvi° siècle, et à l'apogée du symbolisme en général, et du symbolisme du cœur en particulier. Les croisades ont importé d'Orient en Europe l'amour de l'allégorie ; en même temps, l'interprétation un peu forcée de nos livres saints a fait naître elle-même d'une façon toute spéciale l'abus du cœur allégorique. Cet abus, nous en trouvons alors des exemples dans les littératures profane et religieuse, dans les œuvres de la statuaire, dans les productions les plus variées de l'imagination des artistes.

Mais que dis-je, et n'allons-nous pas voir, au xvii° siècle, s'infiltrer cet abus jusque dans le domaine lui-même des pratiques religieuses ! N'allons-nous pas le voir, grâce aux hallucinations de deux pieuses filles, hallucinations évidemment déterminées par l'allégorie dominante, créer dans l'Église une fête de plus, la fête des Sacrés-Cœurs de Jésus et de Marie ?

Ceci m'amène, après avoir jeté un coup d'œil

sur la plastique religieuse du cœur, à résumer l'histoire de la fête du Sacré-Cœur, et des luttes assez vives que son institution fit éclater entre les partisans de ce nouveau culte, ou *Cordicoles*, et les antinovateurs, peinés, en raison même de son point de départ, de voir se grossir de cette nouvelle création l'antique héritage de nos cérémonies traditionnelles.

Ici aurait pu, ou peut-être aurait dû, se terminer notre étude du cœur. Et cependant, pour la parachever en quelque sorte, je consacre un dernier chapitre à l'examen comparatif des mots qui désignent le cœur dans les principaux idiomes qui ont dénommé cet organe. Je parcours à cet effet les langues asiatiques, européennes, africaines, océaniennes et américaines, et du rapprochement de tous ces mots je déduis ensuite quelques considérations relatives aux affinités des langues qui nous les ont fournis, et par conséquent à la parenté primitive des peuples qui les parlent.

Je sais que, pour un pareil objet, les analogies de constructions grammaticales sont d'une bien autre valeur que les analogies de mots; mais il me semble, tout en restreignant à ce qu'elle est réellement la portée du travail auquel nous nous livrons, qu'il n'est pas cependant sans nous avoir fait rencontrer quelques aperçus au moins curieux.

Ainsi la recherche du mot *cœur* dans les langues indo-germaniques met pour nous en relief d'une façon toute particulière l'étymologie vraie de ce mot, sur lequel, à ce point de vue, tant d'extravagances ont été débitées, dont j'énumère les principales.

Un peu plus loin, à l'occasion de l'hindoustani, du copte et de quelques autres idiomes, nous nous adressons, et nous tranchons, par une hypothèse, il est vrai, dont le lecteur appréciera le degré de vraisemblance, la question de savoir quel est le plus ancien des mots qui désignent le cœur.

Quelques autres considérations nous frappent également dans cette étude des noms du cœur, ainsi de les voir, et dans les langues modernes, et dans les langues les plus anciennes, refléter, soit par euxmêmes, soit par leurs homonymes, ou leurs analogues, les idées rapportées au cœur par les inspirations instinctives, physiologiques, ou philosophiques, des différents peuples, et par exemple les idées d'amour, de courage, de chaleur, de rougeur, etc.

Après cette étude du cœur, j'arrive à celle du foie.

A part les Égyptiens, chez tous les peuples d'Orient, généralement, dès la plus haute antiquité, on attribua au foie, soit isolément, soit concurremment avec le cœur, ce rôle moral que nous venons de voir affecté au cœur d'une façon spéciale et comme exclusive par les peuples ultérieurs. Ainsi le courage et l'amour étaient localisés dans le foie par les Hébreux, qui de plus avaient cru trouver dans la bile un médicament, et même une sorte de stupéfiant, ou d'anesthésique. Ainsi les Arméniens localisaient l'amour dans le foie, et les Persans y plaçaient le courage, comme ils y placent aujourd'hui encore nos facultés intellectuelles et morales. Chez les Hindous et les Chinois, même corrélation, bien vraisemblablement du moins pour les premiers, entre l'intelligence, ou le courage, et la glande hépatique. Chez quelques peuples d'Océanie, la bravoure est en rapport avec le volume du foie, et cet organe joue, à leurs yeux, divers autres rôles que j'énumère successivement.

Chez les Grecs aussi, le foie, avant le cœur, fut le siége du courage, de l'amour, de l'ensemble lui-même de nos facultés vitales ou intellectuelles, et son importance ne fut pas moindre au point de vue pathologique; doctrines qui toutes se continuèrent chez les Latins.

Contrairement au cœur, le foie des animaux, chez les anciens, occupa dans l'art culinaire une place dont la gastronomie moderne est loin de l'avoir dépossédé. Comme le cœur, le foie des animaux fut un moyen de médication, un moyen de magie, un moyen de divination augurale. Comme le cœur, le foie donna son nom à divers objets, dont plusieurs, ainsi la pierre précieuse nommée hépatite, l'ont conservé jusqu'à nous.

C'est au reste un fait intéressant à signaler, que la longue propagation d'âge en âge, et je dirai pres-

que la longévité sous ce rapport, de certains souvenirs, ou systèmes, traditionnels. Le foie nous
présente, au sein des théories qu'il a fait naître,
plus d'un exemple de ce fait, que j'ai pris soin de
noter, et qui m'ont été fournis par les prétendues
fonctions de cet organe, soit morales, soit physiologiques.

A la suite de ce bagage héréditaire, je rassemble
en peu de mots ce qu'ont plus laborieusement et
plus dûment acquis les recherches contemporaines ; et ceci me donne l'occasion de mettre en
lumière : 1° de nouvelles corrélations entre le foie
et le cœur ; 2° des affinités parfois assez intimes
entre ces découvertes modernes, et les premiers
aperçus de la physiologie ancienne. Puis, à propos
de quelques idées ingénieuses de M. le professeur
Serres, j'envisage le foie lui-même, comme j'ai envisagé le cœur, au point de vue ethnographique.

Je termine enfin par une étude du mot *foie* sous
le rapport philologique et comparé, qui nous révèle, si je ne m'abuse, la véritable étymologie
de ce mot, jusqu'ici mal comprise.

Cette étude philologique du foie, comme celle
du cœur, nous fait encore entrevoir cette parenté
des langues les plus diverses, et cette convergence
plus ou moins appréciable de toutes les langues
généralement vers une langue unique et primitive.
Elle nous offre aussi, par l'étymologie du mot
foie, comme par quelques-uns des mots qui dans
d'autres langues sont homonymes ou analogues

à celui-ci, une nouvelle empreinte des théories d'autrefois sur les attributions physiologiques ou morales de cet organe. Je m'arrête en passant sur ces considérations, sans m'exagérer cependant leur degré d'importance; et je finis ce long travail par un résumé rétrospectif et comparé des principaux traits communs que cette double histoire du cœur et du foie nous a mis à même de recueillir.

Paris. — Imprimé par E. Thunot et Ce, rue Racine, 26.

PARIS.—IMPRIMÉ PAR E. THUNOT ET Cⁱᵉ,
RUE RACINE, 26, PRÈS DE L'ODÉON.